2014—2015

神经外科学

学科发展报告

REPORT ON ADVANCES
IN NEUROSURGERY

中国科学技术协会　主编
中国神经科学学会　编著

中国科学技术出版社
·北　京·

图书在版编目（CIP）数据

2014—2015 神经外科学学科发展报告 / 中国科学技术协会主编；中国神经科学学会编著 . —北京：中国科学技术出版社 , 2016.2

（中国科协学科发展研究系列报告）

ISBN 978-7-5046-7072-4

I.① 2… Ⅱ.①中… ②中… Ⅲ.①神经外科学—学科发展—研究报告—中国— 2014—2015　Ⅳ.① R651–12

中国版本图书馆 CIP 数据核字（2016）第 025870 号

策划编辑	吕建华　许　慧
责任编辑	李双北　许　慧
装帧设计	中文天地
责任校对	何士如
责任印制	张建农

出　　版	中国科学技术出版社
发　　行	科学普及出版社发行部
地　　址	北京市海淀区中关村南大街 16 号
邮　　编	100081
发行电话	010-62103130
传　　真	010-62179148
网　　址	http://www.cspbooks.com.cn

开　　本	787mm×1092mm　1/16
字　　数	257 千字
印　　张	11.75
版　　次	2016年4月第1版
印　　次	2016年4月第1次印刷
印　　刷	北京盛通印刷股份有限公司
书　　号	ISBN 978-7-5046-7072-4 / R·1875
定　　价	48.00 元

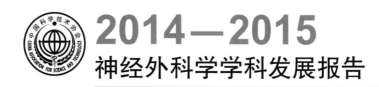

2014—2015
神经外科学学科发展报告

顾 问	段树民
首席科学家	赵继宗　周良辅　周定标
主 编	赵继宗

专家组成员（按姓氏笔画排序）

马 杰　　王 硕　　王大明　　王任直　　王运杰

王茂德　　王学廉　　王振宇　　毛 颖　　叶 迅

冯 华　　兰 青　　朱 涛　　朱宏伟　　刘建民

江 涛　　江基尧　　孙 涛　　李勇杰　　李新钢

杨岸超　　佟献增　　余新光　　张 凯　　张力伟

张亚卓　　张庆俊　　张建宁　　张建民　　张建国

张洪钿　　林 森　　周定标　　赵世光　　赵继宗

胡永生　　侯立军　　费 舟　　姚红新　　徐如祥

高国一　　高国栋　　陶 蔚　　黄清海　　康德智

蒋宇钢　　傅先明　　游 潮　　雷 霆　　漆松涛

魏祥品

学术秘书　　赵 萌　　徐贝贝　　韩 雪

　　党的十八届五中全会提出要发挥科技创新在全面创新中的引领作用，推动战略前沿领域创新突破，为经济社会发展提供持久动力。国家"十三五"规划也对科技创新进行了战略部署。

　　要在科技创新中赢得先机，明确科技发展的重点领域和方向，培育具有竞争新优势的战略支点和突破口十分重要。从 2006 年开始，中国科协所属全国学会发挥自身优势，聚集全国高质量学术资源和优秀人才队伍，持续开展学科发展研究，通过对相关学科在发展态势、学术影响、代表性成果、国际合作、人才队伍建设等方面的最新进展的梳理和分析以及与国外相关学科的比较，总结学科研究热点与重要进展，提出各学科领域的发展趋势和发展策略，引导学科结构优化调整，推动完善学科布局，促进学科交叉融合和均衡发展。至 2013 年，共有 104 个全国学会开展了 186 项学科发展研究，编辑出版系列学科发展报告 186 卷，先后有 1.8 万名专家学者参与了学科发展研讨，有 7000 余位专家执笔撰写学科发展报告。学科发展研究逐步得到国内外科学界的广泛关注，得到国家有关决策部门的高度重视，为国家超前规划科技创新战略布局、抢占科技发展制高点提供了重要参考。

　　2014 年，中国科协组织 33 个全国学会，分别就其相关学科或领域的发展状况进行系统研究，编写了 33 卷学科发展报告（2014—2015）以及 1 卷学科发展报告综合卷。从本次出版的学科发展报告可以看出，近几年来，我国在基础研究、应用研究和交叉学科研究方面取得了突出性的科研成果，国家科研投入不断增加，科研队伍不断优化和成长，学科结构正在逐步改善，学科的国际合作与交流加强，科技实力和水平不断提升。同时本次学科发展报告也揭示出我国学科发展存在一些问题，包括基础研究薄弱，缺乏重大原创性科研成果；公众理解科学程度不够，给科学决策和学科建设带来负面影响；科研成果转化存在体制机制障碍，创新资源配置碎片化和效率不高；学科制度的设计不能很好地满足学科多样性发展的需求；等等。急切需要从人才、经费、制度、平台、机制等多方面采取措施加以改善，以推动学科建设和科学研究的持续发展。

　　中国科协所属全国学会是我国科技团体的中坚力量，学科类别齐全，学术资源丰富，汇聚了跨学科、跨行业、跨地域的高层次科技人才。近年来，中国科协通过组织全国学会开展学科发展研究，逐步形成了相对稳定的研究、编撰和服务管理团队，具有开展学科发展研究的组织和人才优势。2014—2015学科发展研究报告凝聚着1200多位专家学者的心血。在这里我衷心感谢各有关学会的大力支持，衷心感谢各学科专家的积极参与，衷心感谢付出辛勤劳动的全体人员！同时希望中国科协及其所属全国学会紧紧围绕科技创新要求和国家经济社会发展需要，坚持不懈地开展学科研究，继续提高学科发展报告的质量，建立起我国学科发展研究的支撑体系，出成果、出思想、出人才，为我国科技创新夯实基础。

2016 年 3 月

　　《2014—2015 神经外科学学科发展报告》由中国科学技术协会委托中国神经科学学会负责编撰，赵继宗院士、周良辅院士和周定标教授三位国内著名神经外科专家担任首席科学家，国内 50 位神经外科各领域的医师负责各分报告撰写，并特别邀请中国神经科学学会理事长段树民院士担任顾问。

　　《2014—2015 神经外科学学科发展报告》由两部分组成。第一部分"综合报告"主要介绍国内外神经外科学发展历史，中华医学会神经外科专科委员会推进学科发展所取得的成绩和在国际神经外科的地位以及神经外科发展的前景。

　　1919 年，伴随着神经生理及脑功能定位认识的不断深入，逐步形成一门独立的临床专业学科——神经外科学。20 世纪 30 年代，北京协和医院外科临床逐渐形成普通外科、神经外科、肿瘤外科、胸外科等 7 个专业，神经外科由关颂韬（1896—1980）教授主持。新中国成立后，我国的神经外科学科不断壮大，1986 年成立了中华医学会神经外科分会，专业委员会在学科发展中发挥了重要作用。近年来，神经外科取得了重要科技成果，巨大脑动脉瘤和动静脉畸形的外科治疗、微创手术技术治疗神经外科疾病、脑干病变的手术治疗、重型颅脑创伤救治等获得国家科技进步奖。

　　神经外科领域未来 3 ~ 5 年，以影像多模态技术为主的多种先进影像引导手术室（Advanced Multi-Modality Image Guided OR，AMIGO），亦称为杂交手术室（Hybrid OR）整合开颅手术、血管内介入治疗脑血管病和重症监护，推进与心脑血管内、外科合作，实现"脑心同治"，基于分子病理分型的脑胶质瘤靶向治疗以及微创手术理念在神经外科各领域的应用将取得进展，特别是在一些跨学科领域，包括心脑血管同因性疾病发病机制的深入研究及其预防、中枢神经系统恶性肿瘤的免疫治疗、脊柱脊髓疾病的微创手术、先天性神经系统疾病的早期诊断和治疗等。

　　《2014—2015 神经外科学学科发展报告》第二部分为专题报告，包括颅脑创伤外科学、脑血管神经外科学、颅脑肿瘤外科学、功能神经外科学、脊髓脊柱神经外科学、小儿及老年神经外科学、微创神经外科学、神经外科新技术、神经外科在脑研究中的作用以及神经外科专科医师培训等 10 个专题报告。撰写各专题的专家分别对神经外科各领域学科发展进行回顾和展望，特别是各个专题的标志性成果和短时间内可能取得重大突破的创新研究方向，如 3D 打印技术、脑机接口、大数据在神经系统疾病的研究应用等。

  本书的编撰为中国科学技术协会"建立学术建设发布制度"系列计划的工作之一。这项工作旨在促进学术交流，系统总结学科发展成果，研究学科发展规律，预测学科发展趋势，推动交叉学科的渗透与融合。希望本书能够供国内广大神经外科医生及相关学科临床工作者和神经科学基础研究人员参考借鉴，对推动神经外科整体学科发展有所裨益。

中国神经科学学会

2015 年 11 月

>>>> 目录

序 / 韩启德
前言 / 中国神经科学学会

综合报告

神经外科学学科发展研究 / 3
    一、引言 / 3
    二、学会对学科发展的贡献 / 7
    三、神经外科学国内外研究进展比较 / 11
    四、神经外科学发展趋势与展望 / 13
    参考文献 / 16

专题报告

颅脑创伤外科学 / 19
脑血管神经外科学 / 28
颅脑肿瘤外科学 / 55
功能神经外科学 / 73
脊髓脊柱神经外科学 / 95
小儿及老年神经外科学 / 104
微创神经外科学 / 108
神经外科新技术 / 117
神经外科在脑研究中的作用 / 127
神经外科专科医师培训 / 133

ABSTRACTS IN ENGLISH

Comprehensive Report / 151

    Advances in Neurosurgery / 151

Reports on Special Topics / 167

    Advances in Traumatic Neurosurgery / 167

    Advances in Cerebrovascular Surgery / 167

    Advances in Brain Tumor Surgery / 168

    Advances in Functional Neurosurgery / 169

    Advances in Spinal Surgery / 169

    Advances in Pediatric Neurosurgery and Geriatric Neurosurgery / 170

    Advances in Minimally Invasive Neurosurgery / 171

    New Technique in Neurosurgery / 172

    Neurosurgery in Brain Project / 173

    Neurosurgeon Training / 173

索引 / 175

综合报告

神经外科学学科发展研究

神经外科学（Neurosurgery）属外科学分支，是以手术为主要治疗手段，研究脑、脊髓和周围神经系统疾病发病机制，探索新的诊断和治疗方法的学科。神经外科学的范畴包括神经系统先天性发育异常、损伤、感染、肿瘤、血管病变、神经退行性病和遗传代谢障碍等疾病。

一、引言

（一）百年神经外科学历史

神经外科学是伴随神经生理及脑功能定位认识的不断深入，逐步形成的一门独立临床专业学科。20 世纪初期，经典神经外科学（Classical Neurosurgery）诞生，经过 20 世纪 50 ~ 70 年代显微神经外科学（Microneurosurgery）阶段，步入当今微创神经外科学（Minimally Invasive Neurosurgery）时代，百年神经外科史展现了神经科学基础研究和技术发明驱动神经外科学发展的历程。

1. 经典神经外科学阶段

19 世纪后叶，神经外科处于萌芽状态，许多欧美外科医师开始从事颅内肿瘤、脑脓肿、癫痫、脊髓压迫症及三叉神经痛等疾病治疗。1870 年，弗里奇（G. Fritsch，1838—1897）及希齐格（E. Hitzig，1838—1907）首先证明顶叶脑皮质功能定位；此后，弗莱克西希（P. E. Flechsig，1847—1929）绘图标出人脑运动、感觉和视觉的功能区，这些新发现推动脑外科手术开展。1919 年，由美国外科医师库兴（H. Cushing，1869—1939）发起建立神经外科学，至 20 世纪 50 年代进入经典神经外科学阶段。在此阶段，手术前根据神经功能缺损、气脑造影术（Pneumoence-phalography）与颈动脉造影术（Angiography）影像学资料定位脑和脊髓病灶，颅脑手术以脑叶头部投影为基础设计手术切口，大骨瓣开颅探查寻找脑内病灶，为了解除患者的颅内压增高症状，常需去除颅骨骨瓣或切除脑叶[1,2]。

2. 显微神经外科学阶段

20 世纪 50 年代到 20 世纪末，神经外科逐步进入显微神经外科学阶段。CT 和 MRI 的临床应用为早期发现、准确定位颅内病变提供了可靠的影像学保证。围绕支撑显微手术技术的显微手术器械（材），如高性能手术显微镜、开颅动力装置高速颅钻、可控手术床和头架、自动牵开器、超声吸引器、双极电凝等，解决了困惑神经外科手术照明、术野狭小和有别于其他外科的止血问题。为满足颅脑手术需要，脑显微解剖研修培训班应运而生，探索出经过脑外抵达病灶的翼点、岩骨和额眶颧等手术入路，减少牵拉和损伤脑组织，形成了以病灶为中心的显微神经外科学理念。

20 世纪 60 年代，国际神经外科进入显微神经外科时代。1965 年臧人和（1928—2011）医师赴新疆医学院创建神经外科，1976 年首先在国内开展颅外 – 内动脉吻合手术，随后脑血管吻合手术开启了国内显微神经外科技术[3]。1978 年全国科学大会的召开迎来了"科学的春天"，神经外科也得到迅速发展，引进 CT、MR、伽玛刀等大型诊断和手术设备，显微神经外科学的理念得到逐步落实。至 20 世纪 90 年代，全国基本普及了显微神经外科技术。

3. 微创神经外科学阶段

20 世纪后期，新型诊断技术正电子发射计算机断层显像（PET-CT）、功能磁共振（fMR）和脑磁图（MEG），可准确定位人脑认知功能区，为建立微创神经外科学奠定了基础。微创神经外科应用影像引导系统（Image Guided System）定位脑认知功能区，准确发现病灶，避免神经功能损伤。手术中同时采用脑血流、神经电生理监测及神经内镜辅助技术，使手术更安全有效。神经外科学理念从神经解剖结构保护提升到神经功能保护的新高度。

微创神经外科技术平台包括：①影像引导神经外科学（Image Guided Neurosurgery）；②微骨窗手术入路（Keyhole Approach）；③神经内镜（Neuroendoscopy）辅助手术；④血管内介入治疗（Endovascular Interventional Therapy）；⑤立体放射外科（Stereotaxic Radiosurgery）；⑥分子神经外科学（神经干细胞和基因治疗等技术）。

微创神经外科学借助生理学、生物学、心理学、物理学、计算机科学和信息学等多学科的通力合作，成为神经科学基础研究与神经外科临床转化的平台[4]。

（二）百年神经外科学发展史的启示

1. 神经外科学源于脑功能发现

百年神经外科学发展史是一部由脑功能发现不断推动发展的历史。

1861 年，法国外科医师、神经病学家布罗卡（P. P. Broca，1824—1880）治疗一例脑外伤后失去语言功能的患者，患者去世后经尸检发现左侧大脑半球额下回损伤。布罗卡将此部位定为运动性言语中枢。10 年后，法国人韦尼克（C. Wernick，1824—1880）见到一例左侧大脑半球损伤患者无法理解他人语言，即"感觉性失语"症状，发现左侧大脑半球颞上回后部为听觉中枢。1890年，英国外科医师霍斯利（V. Horsley，1857—1916）等通过电刺激猩猩大脑半球中央区，绘制了大脑皮层肢体运动定位图。1909年，德国神经科医师布罗德曼（K. Brodmann，1868—1918）根据大脑皮层不同区域的细胞筑构，将人脑皮质分为52区，现仍被广为采用。1931年，加拿大神经外科医师潘菲尔德（W. G. Penfied，1891—1976）在癫痫患者颅脑手术中采用电刺激脑皮层方法研究颞叶功能，并于1950年与拉斯穆森（T. B. Rasmussen，1910—2002）共同绘制出人体感觉区和运动区大脑皮质机能定位图。20世纪前半叶，脑功能的发现为神经外科学的建立奠定了理论基础。

20世纪下半叶，脑功能成像技术为探索人脑功能开拓了新途径。应用血氧水平提供脑功能磁共振、磁共振频谱技术（MRS）以及正电子发射计算机断层显像、单光子发射计算机断层成像术（Single-Photon Emission Computed Tomography，SPECT）等活体人脑功能成像应运而生，影像形式由平面到断层、由静态到动态、由单纯的解剖形态到形态与功能融合影像逐步发展。通过测量和分析脑高级活动时多个激活脑区时空特性，获得人脑活动许多新认识，脑功能研究跳出神经生理或某一学科范畴。在神经外科开颅手术中，应用大脑中文语言区研究的新发现，不仅更好地保护了患者语言功能，同时在人体进一步验证了这些新发现。

2. 技术发明推进神经外科学发展

技术发明是神经外科学发展的推手。1895年伦琴（W. C. Röntgen）发现X线，临床应用X线技术标志着以人体解剖结构和形态学为基础的医学影像技术诞生。1919年美国神经外科医生丹迪（W. E. Dandy）发明气脑造影，1927年葡萄牙神经外科医师莫尼兹（E. Moniz）发明颈动脉血管造影，并于1929年发明脑电图等，成为经典神经外科时期脑和脊髓疾患的重要诊断手段。

1967年Housfield发明CT，连同1980年磁共振扫描技术，成为20世纪医学领域划时代的里程碑，为包括神经外科学在内的医学发展做出了卓越贡献。

在一系列脑认知发现和技术发明的推进下，百年神经外科学从经典阶段、显微阶段进入微创阶段，实现了从脑解剖结构保护到脑功能保护的飞跃。没有科学发明和技术进步，就没有今天的神经外科学。

（三）中国神经外科发展历史

1. 新中国成立前

20世纪30年代，北京协和医院外科临床逐渐形成普通外科、神经外科、肿瘤外科和胸外科等七个专业，神经外科由关颂韬教授主持。关颂韬师从弗雷泽（C.H.Frazier，1870—1936），1930年回国后在协和医院治疗颅脑外伤、脑肿瘤、三叉神经痛、脊髓疾患等神经外科疾患。1932年在中华医学杂志英文版发表了我国第一篇神经外科关于三叉神经痛治疗的专业论文[5，6]。北京协和医院由关颂韬医师作为领军人物的神经外科梯队，与许英魁、魏毓麟等医师领导的神经内科合作，成为北方地区一支雄厚的技术力量。

1939 年冯传宜医师（1918—2009）考入协和医学院。1949 年起冯传宜医师在协和医院神经外科工作，1952 年开展第一例小脑星形细胞瘤切除术成功。协和医学院的医学资料因日本入侵一度关闭流失，据已知资料，北京协和医院神经外科在新中国成立前 20 余年中，施行颅脑和脊髓手术 50 例，包括垂体腺瘤，急性硬脑膜外血肿等，也包括开颅探查和椎管探查术等，在《中华医学杂志》发表论文 16 篇。

1928 年张同和（1902—1966）毕业于协和医学院，抗日战争期间曾被秘密转到西安为八路军伤员治疗，1946 年赴美留学，1947 年回国后在国立西北大学医学院开展脑外伤手术，成为中国神经外科的创始人之一。沈阳小河沿医学院张查理（1895—1970）1918 年留英归国后，开展手术切除三叉神经节肿瘤，刊登在 1938 年《中华医学杂志》英文版。20 世纪 30 ~ 40 年代，沈克非医师（1898—1972）、裘法祖医师（1914—2008）都曾做过脑部手术。上述诸位专家是开创我国神经外科的先驱[8-10]。

2. 新中国成立后[11-16]

新中国成立后，中央卫生部做出两个决定：① 1951 年开始派年轻医生到苏联学习神经外科；②天津医学院市立总医院组建脑科，承办"全国第一届脑外科进修班"，为我国建立神经外科专科起到重要作用。1952 年 4 月赵以成医师等在天津总医院创立神经外科，并举办了第一期全国神经外科进修班，正式学员 23 名，旁听生和参观学习各 2 名。1954 年卫生部邀请苏联基辅神经外科研究所阿鲁秋诺夫和赵以成，在北京医学院附属医院举办中国神经外科医生培训班，1955 年 2 月迁至同仁医院。

1951 年 8 月国家派出第一批留学生到苏联，涂通今医师（1914—）学习神经外科，1956 年在第四军医大学组建神经外科，协和医院冯传宜任主任、曾广义任副主任，还有尹昭炎和王茂山等。

1950 年 12 月 20 日上海中山医院沈克非和史玉泉在建国后成功切除第一例右额胶质瘤手术，在他们的推动下，上海第一医学院在国内首先创建了神经外科。

20 世纪 50 年代末期，北京、天津、上海和解放军相继成立神经外科专科。1958 年成立全军神经外科专业组，段国升医师（1919—2012）任组长，曾广义为副组长。1960 年成立北京神经外科研究所，赵以成任所长并兼任宣武医院院长。1981 年薛庆澄组建天津市神经病学研究所，20 世纪 80 年代史玉泉医师和张源昌医师共同组建上海第一医学院神经病研究所。

抗美援朝期间，段国升、王忠诚（1925—2012）、史玉泉和蒋大介、杨德泰等先后到长春市第 18 军医院和牡丹江第 35 陆军医院治疗头部外伤后遗症的志愿军伤员。1954 年刘承基被派到辽宁的"抗美援朝晚期战伤医疗研究组"，组长吴英恺（1910—2003），神经外科主任冯传宜（1918—2009，协和），副主任有沈阳军区总医院段国升，医生有尹昭炎（协和）、赵崇智（沈阳）等。

二、学会对学科发展的贡献

（一）中华医学会神经外科分会

1986 年中华医学会神经外科分会在北京成立。

第一届名誉主任委员涂通今，名誉顾问冯传宜，主任委员王忠诚，副主任委员史玉泉、薛庆澄和段国升，委员 35 名。1983 年创办《中华神经外科杂志》，王忠诚担任主编，始为季刊，1993 年改为双月刊。

第二届中华医学会神经外科分会（1991—1996）主任委员王忠诚，副主任委员薛庆澄、史玉泉和段国升，委员 37 名。

第三届中华医学会神经外科分会（1996—2004）主任委员王忠诚，副主任委员易声禹，罗其中、赵继宗、只达石，委员 39 名。

第四届中华医学会神经外科分会（2004—2007），名誉主任委员王忠诚，主任委员赵继宗，副主任委员周良辅只达石周定标，委员 41 名。

第五届中华医学会神经外科分会（2008—2011），名誉主任委员王忠诚，主任委员赵继宗，候任主任委员周定标，副主任委员周良辅张建宁，王硕。委员 43 名。

第六届中华医学会神经外科分会（2012—2014），名誉主任委员王忠诚，周良辅，前任主任委员赵继宗，主任委员周定标，副主任委员王硕、张建宁、李新钢、黄峰平。委员 71 名。

2004 年第四届中华医学会神经外科分会成立后，全国神经外科医师空前团结，学术水平不断提高，成立了第一届中青年委员会。2005 年 9 月出版全国神经外科医生名录，完成登记和发证工作。2006 年后建成颅脑肿瘤、脑血管病、脊髓脊柱、颅脑损伤、功能、介入和小儿神经外科 7 个学组，建立了全国神经外科医生数据库。截至 2005 年 4 月，共收到全国各省市自治区 6362 份登记表，并于 2005 年 9 月出版了全国神经外科医生名录，目前有神经外科医师 1.3 万余名。

2006 年将每 4 年一次的学术会议改为每年一次，参会代表逐年增多，已达到 5 千余名，论文逾千篇。2010 年中华医学会神经外科分会被第 24 届中华医学会会员代表大会评为"先进学科分会"。2011 年 6 月 16 日在南昌年会成立女神经外科医师学组，并举办首届女神经外科医师研讨会。

2014 年经国家新闻出版广电总局批准，中华神经外科学杂志英文版 Chinese Neurosurgical Journal（CN10-1275/R）于 2015 年创刊出版发行。

（二）中国神经科学学会神经外科分会

1995 年成立中国神经科学学会神经外科专业委员会，2007 年中国神经科学学会神经外科专业委员会变更为神经外科基础与临床分会，2011 年又成立了神经外科损伤修复分会。2005 年在重庆举办的中国神经科学学会第六届全国学术会议暨中国神经科学学会成立十周年庆祝大会上，神经外科基础与临床分会主持神经外科学会专场，在以后的中国神经科学学会的年会组织"脑认知"和"微创神经外科"等专场研讨会，全国神经科学、神经内科、神经外科专业人员参与研讨，加强了神经科学基础研究与临床学科的沟通，为转化医学提供交流的机会。2011 年由首都医科大学主办的教育部继续教育项目"转化神经科学研究生暑期班"，100 余名全国神经科学临床和基础研究生，陈霖院士的报告"脑认知科学"，赵继宗医师的报告"转化神经外科学"受到研究生好评。

（三）进入国际神经外科联盟

1981 年，王忠诚、薛庆澄、段国升、黄克清和易声禹 5 位参加了在德国慕尼黑举办的世界神经外科联盟（World Federation of Neurological Societies，WFNS）大会。1982 年天坛医院和上海华山医院被世界卫生组织（WHO）定为神经科学研究协作与培训中心。

由于种种原因，2002 年中华医学会神经外科分会被世界神经外科联盟（WFNS）除名。2004 年在中华医学会领导下，神经外科分会与卫生部国际司、中华医学会外联部领导经过与 WFNS 主席 Brochi 和执委一行 9 人在北京会谈，恢复了中华医学会神经外科分会资格，赵继宗和周良辅担任 WFNS 执委。2007 年 3 月世界神经外科协会联盟将列名方法，由按照国家列名，改为国家与地区按英文字母顺序列名。2009 年 WFNS 大会，赵继宗当选为 WFNS 提名委员会委员。2012 年周定标担任国际神经外科联盟（WFNS）宪章委员会（Constitution and Bylaws）委员。2008 年赵继宗撰文 "*The Status Quo of Neurosurgery in China*"，发表在 *NEUROSURGERY* 杂志，介绍我国神经外科成就及年轻神经外科医师培养，增加国际间了解介绍中国的神经外科[17]。

（四）国际交流

2012 年 10 月 9 日中华医学会神经外科学分会与 Walter E.Dandy 神经外科学会学术研讨会首次在中国（杭州）举办。中华医学会神经外科学分会与 Walter E.Dandy 神经外科学会各推荐 10 名神经外科医生大会交流。赵继宗医师荣获美国 Walter E.Dandy 神经外科学会奖。

2005 年组织全国 90 名神经外科医师参加十三届世界神经外科大会（摩洛哥），大会报告论文 30 余篇。中华医学会神经外科学会在 2016 年和 2010 年分别与德国神经外科学会和韩国神经外科学会建立学会关系，开展学术交流。2006 年 1 月在印度召开的第六届亚洲神经外科会议，申办第七届亚洲神经外科会议（2008）获得成功。2007 年 6 月 22～24 日在北京举办第七届亚洲神经外科大会，参会代表 800 余名，其中来自亚洲 30 多个国家和地区代表 390 余名。

2007 年 11 月近百名神经外科医生参加日本名古屋第 12 届亚澳神经外科大会，10 余名中国医师应邀报告或担任大会主持。2009 年 8 月组织 200 名神经外科医师参加第十四届（波士顿）世界神经外科大会，是除美国外参加大会代表最多的国家，投稿 134 篇，会议报告 40 篇，特邀发言 16 篇。

与德国、韩国神经外科学会建立友好联系。多次应邀参加德国和韩国的神经外科年会，访问德国慕尼黑、纽伦堡等城市，参观当地医院，开展学术交流。2007 年 11 月 12～14 日，第七届国际微创神经外科大会（MIN），在苏州召开。来自美国、德国、奥地利、日本、韩国、印度、澳大利亚、南美洲等国家和地区微创神经外科领域的国际著名专家及国内学者 400 余人出席了为期 3 天的会议并做专题研讨。2008 年 11 月 13 日与香港外科学会共同举办第二届亚洲神经再生研讨会。

赵继宗教授应（WFNS）邀请参加世界神经外科联盟继续教育项目，在莫斯科和约旦授课。1999 年到 2014 年发表论文，逐年增多（图 1，图 2）。

中华医学会神经外科分会成为杂志 *Neurosurgery*、*Neurosurgical Review*、*Child Nervous System* 和 *Surgical Neurology* 等 7 种国际专科杂志编委单位，并与 *Surgical Neurology* 杂志合作出版两期中国专刊。

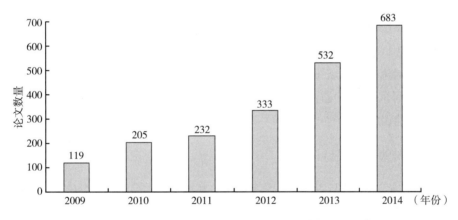

图 1　2009—2014 年 SCI 收录中国神经外科发表论文数量

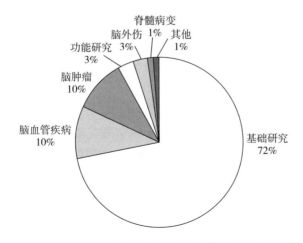

图 2　2009—2014 年 SCI 收录神经外科论文各领域比例

（五）编写"神经外科诊疗指南"和"技术操作规范"

2007 年中华医学会神经外科学分会负责编撰的《临床诊疗指南　神经外科学分册》和《临床技术操作规范　神经外科学分册》分别由人民卫生出版社和人民军医出版社出版。2013 年《神经外科疾病诊疗指南》由人民卫生出版社再版。2007 年开始，中华医学会神经外科学分会先后在青岛、昆明、延安、宜宾和新疆等地举办"诊疗指南"和"操作规范"推广学习班 10 余次，累计参加培训的神经外科医生 2000 余名。

（六）专科医师培养

我国神经外科专科医师培训与欧美等国家不同，实施的住院医师规范化培训设置与临床实际需要有距离。2013 年 12 月 3 日根据卫计委科教部的安排，建议神经外科作为二级学科开展住院医师规范化培训，主要参考美国神经外科学会制订的神经外科住院医师培训计划，提出我国神经外科住院医师规范化培训计划，培训时限为 6 年，分为 2 个阶段：

第一阶段：第 1 ～ 3 年，神经外科住院医师培训阶段；第二阶段：第 4 ～ 6 年神经外科专科医师培训阶段。完成培训后，通过考核后成为能独立工作的全职神经外科医生。

1976 年中国人民解放军总后勤部卫生部组织专家出版"实用神经外科学"140 万字，为新中国成立后第一部神经外科专著。

为培养专科医师和研究生，由赵继宗主编《神经外科学》教材 2008 年由人民卫生出版社出，2014 年第 3 版《神经外科学》出版发行，成为培养专科医师和研究生实用教材。

（七）专科医师会员认证

根据 2004 年 9 月 16 日卫生部医学考试中心和中华医学会联合召开的专科医师会员资格考核认证试点工作启动的会议精神，中华医学会和国家医学考试中心承担的"专科医师会员资格考核认证"课题要求，中华医学会神经外科学分会作为首批试点的专业学会之一，2005 年神经外科专科医师会员的资格认定和考核工作。成立了"专科医师会员资格考核认证"委员会由九人组成：组长赵继宗，周良辅，周定标，按照"老人老办法"原则，对国内三甲医院具有副主任医师（副医师）资格的神经外科医师，经审核后直接发放神经外科专科医师会员资格证书，截至 2005 年 9 月向符合条件神经外科医师颁发资格证书 1912 份。

2004 年 6 月中华医学会神经外科分会作为试点，在北京举行首次专科医师资格考核试点工作，全国 40 多位专家组成考核委员会，87 名考生参加考核，81 位通过考核获得"神经外科专科医师资格"证书。2007 年 7 月、2007 年 10 月和 2009 年 8 月分别在华山医院、华西医大附院和哈医大一院先后组织 4 次、268 名医生的考核。

（八）继续教育

2006 年获卫生部科技司科技成果向西部推广计划项目，几年来在广西、昆明、四川和新疆举办微创神经外科技术学习班和世界神经外科联盟继续教育项目,义诊、示范手术,参加人员 3000 余人次。神经外科分会又与中华医学会音像出版社合作,邀请国内 6 名专家,按照颅脑外伤、颅脑肿瘤、脑血管病和功能神经外科等专题,录制出版了"神经外科疾病诊疗指南和技术操作规范"光盘,向全国发行。

（九）科普工作

出版科普读物《颅脑外伤防治指导》和《走进"人体司令部"轻松面对脑肿瘤》。积极参加国际脑卒中日等各类公益活动,发表专题报告"脑血管病防治"。发表"体检查出脑动脉瘤怎么办?"(《大众健康》2013 年 12 期 40 页)和"脑动脉瘤不都是定时炸弹("家庭医生"《生命时报》2013 年 11 月 12 日 15 版)等科普文章。多次在中央电视台和北京电视台健康教育节目,介绍帕金森、老年痴呆等疾病科普知识。2014 年 9 月赵继宗教授等赴拉萨义诊、手术,发放有关颅脑损伤和颅脑肿瘤等科普读物。

（十）承办政府委托的工作

2006 年和 2007 年参加卫生部和中华医学会组织的"手术戒毒"和"手术治疗精神性疾病"讨论,规范了手术适应证和禁忌证,提出临床研究的规范要求。

2008 年以来,完成卫生部"全国医疗服务价格规范""三级综合医院神经外科专业设置基本标准""临床入径"修订,参编《抗肿瘤药物临床应用指导原则》(2011 年 2 月 14 日出版)和《国家抗微生物治疗指南》神经外科部分(2012 年 11 月出版)制订和编写。

2010 年制定国家临床重点专科神经外科评估试点评分标准,2011 年组织评审全国 77 家医院申报重点神经外科专科。

三、神经外科学国内外研究进展比较

（一）21 世纪微创神经外科学

影像引导下的微创神经外科起步于 20 世纪 90 年代初期,2005 年美国 NIH 委托 Bringham & Women's Hospital 建立美国影像引导治疗中心。微创神经外科学理念是指在诊断和治疗神经外科疾患时,以最小的创伤操作,最大限度地保护、恢复脑神经功能,减少医源性损伤。

磁共振脑功能成像能显示脑功能快速变化过程,被称为"思维阅读器"。磁共振脑功能影像不仅可以清晰展现神经系统解剖结构,同时可直观显示认知功能区和神经传导纤维。利用功能磁共振、弥散张量成像传导束(Diffusion Tensor Imaging, DTI)影像、术中 B 超、血管造影、电生理监测等和神经导航系统结合,在术前制订手术计划,术中在多模态影像引导下实施手术。由脑解剖定位系统和脑功能监测系统组成的微创神经外科技术平台，改变了传统颅脑手术模式，将神经科学基础研究成果应用在神经外科颅脑手术中保护脑功能。

（二）我国微创神经外科学进展

1996 年 3 月，刘承基创办《中国微侵袭神经外科杂志》，将微创神经外科学理念引进国内。2001 年以来，中华医学会神经外科分会通过举办微创、导航学习班和示范手术，在全国推广微创神经外科技术和理念，取得显著临床效果。

2005 年，首都医科大学附属北京天坛医院与中国科学院生物物理所认知中心密切合作，探索利用微创神经外科技术平台，将脑认知科学基础研究成果应用于临床并取得成果。手术前为患者进行生理、心理和语言学检测和 fMRI 扫描，定位肢体、视力和汉语语言功能区，确定脑内病变和纤维束的关系，在 fMRI 图像和神经导航系统的融合下进行微创手术，设计手术入路，最大限度地保护运动、语言和基本视觉功能，减少手术并发症，改善患者术后生活质量。2009 年赵继宗等"颅脑手术中脑认知功能保护的微创神经外科学基础研究与临床应用"和周良辅等"建立外科新技术治疗颅内难治部位的病变"分别获得国家科学技术进步二等奖。2009 年，华山医院、301 医院和天津总医院等先后引进术中磁共振。21 世纪我国微创神经外科学已跨入国际先进行列。

（三）国内神经外科现状

1. 国内神经外科基本状况

目前我国县一级医院已经建立独立的神经外科病房，配备 CT 和神经外科手术设备，有些县医院还配备了磁共振，完全具备诊断治疗颅脑损伤和脑出血等神经外科常见病的条件。省级医院设有神经外科专科，胜任颅脑肿瘤、脑血管病、脊髓脊柱、功能神经外科等疾患诊治。2011 年原卫生部组织评审全国 77 家医院申报重点神经外科。据不完全统计，我国拥有 1.3 万余名神经外科医师。

颅脑外伤外科治疗是神经外科的主要临床工作，我国县级医院完全可以胜任颅脑损伤的救治。

（1）血管神经外科

我国脑出血外科治疗已在全国普及。"九五"期间国家科技攻关项目"颅内巨大动脉瘤巨大动静脉畸形外科治疗深入研究"与国外同步开展脑动脉瘤外科开颅夹闭动脉瘤手术，应用现代吲哚菁绿荧光造影技术，以神经内镜为辅助开展床突段、巨大等复杂颅内动脉瘤手术治疗。发现手术切除巨大脑动静脉畸形发生正常灌注压突破时间窗，并一期手术切除病灶，手术效果达到国际先进水平。"十五"期间国家科技攻关项目"脑卒中规范化外科治疗技术推广"，"十一五"科技部支撑项目"脑卒中外科综合治疗技术体系研究"，在全国 30 个省、市自治区 135 家医院神经外科参加多中心单盲临床对照试验，应用显微和碎吸顶技术治疗出血性脑卒中，术后的长期随访研究，赵继宗在 2009 年 5 月美国神经外科大会做"2464 例高血压脑出血的外科治疗"报告，获国际论文摘要奖[18]。"十一五"期间，为探索早期发现烟雾病、早期阶段标准、颞浅动脉 – 大脑中动脉脑动脉搭桥手术中脑血流的测定，中国成人患者既往无卒中发作烟雾病的特点，推动我国烟雾病发展。2006年周定标医师"颈动脉粥样硬化性狭窄的诊断和相关基础研究"获军队医疗成果二等奖。近 10 年，血管内介入治疗颅内硬脑膜动静脉瘘、夹层动脉瘤、颈动脉海绵窦漏、脑血管畸形等在国内得到普及发展。

（2）颅脑肿瘤

国内三级甲等医院可以完成各类颅脑肿瘤手术、神经内镜经蝶治疗垂体腺瘤。与国际同步，开展神经分子病理指导下的脑胶质瘤个体化以化学、放射、基因治疗、靶向等胶质瘤综合治疗。2013 年天坛医院与中科院微生物所合作启动"胶质母细胞瘤热休克蛋白gp96 靶向免疫治疗研究"。

（3）神经功能神经外科

以脑深部电刺激（DBS）为代表的神经调控技术是当前国际上最活跃的领域。天坛医院与清华大学合作开发国产脑起搏器，已经完成治疗帕金森氏病临床试验，取得了预期效果。2012 年，获得国家教育部和发改委批准"神经调控技术国家工作实验室"。

（4）脊髓脊柱神经外科

我国脊柱疾患患者多在骨科接受治疗，近年神经外科采用神经内镜技术开展脊柱疾患手术。后颅窝小骨窗减压合并自体筋膜枕大池重建术治疗 Chiari 畸形临床效果满意，具有国际领先水平。

2. 国内神经外科存在的问题

缺乏原始创新和前瞻性临床研究。多数临床研究是在引进国外新设备技术基础上对中国病例数的回顾性总结，成为国外医疗器材、试剂、模型动物大市场。

我国沿海与西部地区神经外科发展不平衡。西部地区三级医院的条件与沿海地区差异不大，完全可以满足临床需要，主要问题是缺乏神经外科专业人才，形成医疗水平的差距，神经外科诊疗指南推广还需进一步普及。

虽然国内拥有丰富的神经性疾病临床资源，以循证医学为基础的神经外科诊疗指南和共识较少，缺乏在国际神经外科领域话语权。

四、神经外科学发展趋势与展望

（一）神经外科学发展新契机——脑科学研究[19-24]

神经外科学发展史证明，神经外科学发展依赖于基础科学、脑认知发现和技术进步，脑科学研究将是推动神经外科前行的源动力。

人类大脑是自然界最复杂的系统之一。智力、思维、意识的产生是人类认识自然与认识自身的终极疆域；脑卒中、癫痫、帕金森氏病和老年痴呆等成为社会负担最重的慢性非传染性疾病。脑机接口和人机智能交互等技术开辟了神经外科学新的前沿领域。2013年美国和欧盟相继启动 "通过推动创新型神经技术开展大脑研究"（Brain Research through Advancing Innovative Neurotechnologies，BRAIN）和 "人脑计划"（Human Brain Project，HBP）计划。脑研究计划是继国际人类基因组计划完成后，更具有挑战性计划，我国的脑研究计划将成为神经外科新的发展机遇。

我国神经科学领域在血流供应和大脑功能拓扑结构关系、人造神经网络、智障相关蛋白 CDKL15 在兴奋性突触发育中的作用、胼胝体等位投射、脑特定功能区域内神经元微环路和产生气味选择性的信息转换机制、黑腹果蝇识别其他物种果蝇的生物学机制、亨廷顿病的发生机制、IL-17 诱导的实验性自身免疫性脑脊髓炎的发病机制、钙调蛋白激酶家族成员 β CaMK Ⅱ 在抑郁核心症状的形成中的作用、大脑皮质抑郁性神经元起源和同步化脑状态下快速视觉处理的级联放大机制等研究中取得重大进展。

脑研究在过去几十年中有了长足进展，但是由于脑结构、功能的复杂性，研究方法的局限性和脑部的难以进入性，脑研究依然面临巨大的挑战。神经外科颅脑手术直接面对患者大脑，优势在于可采用磁共振、脑电图和脑磁图等手段研究人脑认知功能；开颅手术中印证并保护新发现的脑功能区，对研究脑重大疾病的发生发展机制和治疗都将发挥重要作用，为多学科合作研究和转化医学提供不可或缺的技术平台，也为促进神经外科发展带来新的契机。

（二）神经外科发展必由之路——转化医学

随着前沿技术快速发展，人类基因组序列的解码，二代测序技术的普及，以及诸如蛋白组学和表观基因组学等分子生物技术的发展，生物医学研究正发生深刻变化。以个人基因组信息为基础，结合蛋白组学及代谢组学等相关内环境信息，为患者设计出最佳治疗方案，以期达到治疗效果的最大化和副作用的最小化的新的医疗模式——精准医学（Precision Medicine）正在兴起，转化医学（Thranslation Meidice）为实现精准医学的必由之路。

我国在神经元发育分子机制，视觉感知机制，胶质细胞新功能，学习记忆等神经、精神重大疾病相关环路可塑性，脑静息态成像，DBS 技术和脑机接口等方面取得了一批国际先进水平的成果，这些成果的转化向临床神经科学，将面临诞生 5 个新研究领域。

（1）大规模、标准化研究队列和中国脑重大疾病遗传信息、资源数据库和生物标本库，为脑疾病的早期诊断和干预提供新策略。

（2）针对幼年脑发育性疾病、老年退行性疾病等疾病的脑成像图谱，研究活体脑成像新技术和重大脑疾病影像标志物。

（3）颅脑损伤大数据开发研究，为国家行业及公众服务提供信息。

（4）利用 3D 打印技术建立脑血管病和脑肿瘤的 3D 模型，为临床治疗提供新途径。

（5）脑机接口研究，为脑中风、脊髓及肢体神经损伤、肌萎缩侧索硬化（渐冻人）及其他神经肌肉退化患者的康复开发新途径。

（三）神经外科学创新发展新体制求索

1. 创新临床神经科学体系

我国拥有世界最多的人口及神经疾病患者，但是我国高水平的研究成果很少，究其原因，目前临床神经科学学科设置与学理相悖，基础研究与临床实践脱节问题比较突出，如何实践转化研究还未达成共识。

神经科学领域包括神经科学基础和临床两部分，二者息息相关，相互促进发展。但是当前临床神经科学分为神经内科、神经外科、精神科、神经影像和神经康复等科室，同一脑疾病分别在不同的科室诊断治疗，这种人为科室设置、基础与临床割裂，成为深入研究重大脑疾病的障碍。为深入开展人类脑重大疾病防治研究，需要还原临床医学和科研本质关系，努力跨越基础研究与临床应用鸿沟，组建多学科交叉融合的研究团队、基地和协同创新体系，利用神经外科临床优势，跨出门槛与自然科学（数理、计算机、信息、材料等多学科）合作。逐渐消除神经内、外科、精神科等医学专业之间界限，使不同专业领域关注焦点相互连接，发现凝练临床问题。合作开展复杂性脑血管病、胶质瘤、药物依赖、神经损伤修复、阿尔兹海默病（Alzheimer Disease，AD）、帕金森病（Parkinsons disease，PD）、植物人微意识及精神分裂症等疾病的转化医学（translational medicine）研究，以临床神经科学体制创新驱动神经外科学发展，将我国神经外科学带入国际卓越水平。

创新建立 5 个临床神经科学中心：

以急诊、外科、骨科、理疗康复科等科室为基础，整合神经创伤急救与康复中心。

以癫痫、帕金森、老年痴呆、神经变性疾病为基础，整合功能神经内、外科、神经心理和精神科组成神经功能障碍疾患中心。

以影像多模态技术的多种先进影像引导手术室（Advanced Multi-Modality Image Guided OR，AMIGO），亦称为杂交手术室（Hybrid OR）整合开颅手术、血管内介入治疗脑血管病和重症监护，推进与心脑血管内、外科合作，实现"脑心同治"。

以神经病、生理和神经外科、放射治疗、化疗一体化治疗，组建胶质瘤等常见神经肿瘤中心。

以呼吸科、耳科、神经内科、心理和认知学科组建睡眠障碍中心。

2. 国家神经性疾病临床医学研究中心

国家神经性疾病临床医学研究中心为推进临床神经科学（神经内、外科）创新发展提供了契机。2014 年 1 月，国家神经性疾病临床医学研究中心在北京天坛医院建立，根据国家科技部、卫生计生委和总后勤卫生部三部委要求，临床医学研究中心应"加强医学科学创新体系建设，提升临床研究能力，打造一批临床医学与转化研究的高地，以新的组织模式和运行机制加快推进疾病防治技术发展"。国家神经性疾病临床研究中心将建立覆盖全国的核心与网络单位，形成国际领先水平的脑科学研究与转化应用基地，充分利用我国丰富疾病样本资源优势，建立脑重大疾病前瞻性研究队列，在神经性疾病的循证医学研究中统一收集医疗资料，建立新的分子病理分型，找到新的血清或基因生物学标记物等（如胶质瘤、烟雾病新分型），解决脑重大疾病的机理前沿问题；开展脑发育障碍性疾病、神经退行性疾病机理研究，揭示疾病相关的遗传基础、新信号途径、生物标记物和治疗新靶点，为脑重大疾病的早期诊断和早期干预研究提供坚实基础，为重大科研成果转化提供体制与机制保证。

总之，抓住脑研究和精准医学契机，探索创新神经外科学体制，以脑健康相关的感知运动、情感情绪和学习记忆神经环路的结构与功能解析为基础，以建立神经外科研究数据平台、开发神经外科新技术和脑重大疾病机制研究为重要内容，开展跨学科、跨单位、多学科的系统研究，开创我国神经外科学发展新局面。

── 参考文献 ──

［1］ Arturo Castiglioni . 医学史［M］. 程之范，译. 广西：广西师范大学出版社，2003：768，805，923，964.

［2］ 樊代明. 医学发展考［M］. 西安：第四军医大学出版社，2013：483–499.

［3］ 藏人和，刘文耀，舞健. 颅外 – 颅内动脉吻合治疗闭塞性脑血管［J］. 中华外科杂志，1978（1）：19–21.

［4］ 赵继宗. 促进我国微创神经外科健康发展［J］. 中华医学杂志，2005，85（4）：217.

［5］ Filho J S R，Netto M R，Sluminsky B G，et al. Oligodendroglioma: a pathological and clinical study of 15 cases［J］. Arquivos de neuro–psiquiatria，1999，57（2A）：249–254.

［6］ Kwan S T. Trigeminal Neuralgia［J］，Chinese Med.Jour，1932，46：260–276.

［7］ 任祖渊，苏长保. 深切缅怀冯传宜医师［J］. 中华神经外科杂志，2009（5）：480.

［8］ 政协北京市委员会文史资料研究委员会. 话说老协和［M］. 北京：中国文史出版社，1987：46，52.

［9］ 宗树杰. 世界医药卫生 100 年［M］. 北京：航空工业出版社，2006.

［10］ 涂通今. 涂通今医学文集［M］. 人民军医出版社，2001：98.

［11］ 刘泉开. 寻找中国神经外科的源头［Z］. 江西：江西省医学会神经外科专业委员会，2006.

［12］ 史玉泉. 史玉泉医学生涯［M］. 上海：上海科技教育出版社，2007：27，22.

［13］ Zhao J Z，Zhou L F，Zhou D B. The Status Quo of Neurosurgery in China［J］. Neurosurgery，2008，62：516–520.

［14］ Zhao J Z，Zhou L F，Zhou D B，et al. Comparison of CT–guided aspiration to key hole craniotomy in the surgical treatment of spontaneous putaminal hemorrhage: a prospective randomized study［J］. Frontiers of Medicine in China，2007，1（2）：142–146.

［15］ 韩济生. 神经科学（第三版）［M］. 北京：北京大学医学出版社，2009.

［16］ 杨雄里. 中国科学院院士谈 21 世纪科学技术［M］. 上海：三联书店上海分店，1997.

［17］ 中国科学院. 香山会议 "我国脑科学研究发展战略研究" 会议纪要［C］. 北京：(出版者不详)，2004.

［18］ 李小文. 卷首语［J］. 科学导报，2014，32（18）.

［19］ 中国科学院上海交叉学科研究中心. 个性化医学：进展与挑战——第五届中德前沿探索圆桌会议综述［J］. 中国科学院院刊，2015，30（1）：110–114.

［20］ 科学技术部. 2014 中国生物技术与产业发展报告［M］. 北京：科学出版社，2014，31–34.

撰稿人：赵继宗

专题报告

颅脑创伤外科学

一、引言

颅脑创伤是神经外科最常见伤病，具有病情复杂、变化快、死残率高的特点，特别是重型颅脑创伤患者死亡率高达 30% 左右、重残和植物生存率 30% 左右。CT 无创快速诊断技术、NICU 监护技术、规范化诊治流程的推广普及，使得重型颅脑创伤患者死残率有所下降。

二、国内外研究进展

（一）中国颅脑创伤资料库和预后预测模型的建立

早在 20 世纪 70 年代，欧美国家就建立了比较完整的颅脑创伤资料库，为防治颅脑创伤提供了基本数据。2008 年，中国卫生部批准立项"严重颅脑创伤救治技术"，收集到 16 个省市 47 家医院收治的 11937 例急性颅脑创伤患者资料。通过统计学分析患者的性别、年龄、致伤原因、GCS 评分、ICP 和脑疝对患者病死率及不良预后率（死亡、植物生存、重残）的影响，发现除男性与女性病死率无明显统计学差异外，患者年龄、致伤原因、GCS 评分和颅内压值与病死率和预后不良率均有明显统计学差异。初步建立了我国第一个颅脑创伤资料库，为客观了解我国颅脑创伤治疗现状、提高我国颅脑创伤救治水平提供了客观依据。资料库结果表明：颅高压、低血压、高热、低血压、低氧血症、高血糖与颅脑创伤患者预后密切相关，降低颅高压、维持血压和脑灌注压、降温、控制血糖、保持有效供氧仍然是提高颅脑创伤患者恢复效果的有效手段。

建立急性颅脑创伤患者预测模型是结合多种危险因素预测预后的统计模型，能辅助和改善颅脑创伤患者预后的预测，比临床医师凭自身经验的预测更加准确。通过收集 1016

例中重度脑外伤患者临床资料，建立了预测模型数据，系统分析了入院相关危险因素与预后（死亡率及 6 个月预后不良率）关系。研究发现，高龄、瞳孔对光反射消失、运动 GCS 评分下降、异常 CT 特征和异常常规实验室检查是脑外伤患者预后不良的独立危险因素。基于入院危险因素建立的预测模型性能良好。内部验证表明模型无过度乐观，外部验证证实预测模型外部适用性强。基于外部验证性能优越的预测模型，进一步开发了脑外伤患者预后预测工具。国内首次建立并验证了基于大样本量数据库的颅脑创伤患者预后预测模型，开发了方便临床广泛应用的预测工具。预测模型的建立使得颅脑创伤患者预后的预判从传统意义上医生的个体预言上升到现在具有循证医学依据的预后预测。

（二）制订发布《中国颅脑创伤救治指南》和《专家共识》

中华医学会神经外科分会参加卫计委医政司编写的《临床路径》[1] 中包括颅脑创伤患者救治路径，已经在全国医院临床推广。中国神经外科医师协会神经创伤专业委员会、中华神经外科学会神经创伤专业组和中华创伤学会神经创伤专业组积极组织专家认真汲取美国重型颅脑创伤救治指南的经验，结合中国颅脑创伤病因、伤情及救治条件的特征，逐步形成了操作性强的中国颅脑创伤救治指南。制订发布了第一版《中国颅脑创伤外科手术指南》（《中华神经外科杂志》，2009），规范了我国颅脑创伤患者外科手术指证、手术时机和手术方法；《中国颅脑创伤患者脑保护药物治疗指南》（《中华神经外科杂志》，2008），以指导我国神经外科医生正确使用脑保护药物治疗颅脑创伤患者，减轻脑功能障碍，促进脑功能恢复，减少不良反应，提高治疗效果，减轻医疗负担；《中国颅脑创伤颅内压监测专家共识》（《中华神经外科杂志》，2012），明确了颅内压监测技术的适应证、方法和禁忌证；《颅脑创伤去骨瓣减压中国专家共识》（《中华神经外科杂志》，2013），明确了去骨瓣的适应证、方法和禁忌证；《颅脑创伤脑积水诊治中国专家共识》（《中华神经外科杂志》，2014），提出了外伤性脑积水的诊断标准、手术指证和方法、并发症防治等。颅脑创伤相关指南及专家共识的制订发布，极大提高了我国颅脑创伤救治技术和方法的规范化和科学性，通过中华神经外科学会、中华创伤学会和中国神经外科医师协会等组织的积极推广，逐步成为广大基层神经外科医师的临床指南。

（三）颅脑创伤患者临床监测技术

除了临床意识、瞳孔、神经体征和生命体征监测外，重型颅脑创伤患者的辅助监测技术有了长足进步。

1. 颅内压监测

研究表明，重型颅脑损伤患者的颅内压增高发生率为 40% ~ 80%，是引起脑灌注压降低和脑血流量减少的主要原因。虽然 2012 年 Chesnut 研究对临床颅内压监测（ICP）价值提出疑问[2]，但也有众多学者对其结果提出了不同意见：梁玉敏、江基尧等认为，ICP 监测目前不仅不应该摒弃，还应对其循证医学研究持积极态度。2011 年，江基尧等撰写的《中国颅脑创伤颅内压监测专家共识》指出，对于 CT 显示颅内血肿、脑挫裂伤、脑水肿等重型颅脑损伤患者应尽量进行有创颅内压监测，以帮助临床诊断、治疗和预后判断[3]。

2. 二次脑损伤因素监测

二次脑损伤（SBI），即在原发脑损伤后，导致血压、体温、颅内压（ICP）、脑血流（CBF）及脑灌注压（CPP）等指标的异常改变，造成第二次脑损害，加重原发脑损伤和创伤性脑水肿，费舟等研究表明，二次脑损伤的发生率为 44.5%，与单纯颅脑外伤相比较，合并低血压或高热等的二次脑损伤患者死亡率与致残率相对较高，提示在对颅脑创伤的评估与救治时，必须考虑二次脑损伤因素对伤情的影响。在此基础上，制定了新的颅脑创伤后继发性脑损害评估标准及体系，可对临床患者的继发性脑损害程度进行实时评估，并根据评估结果对患者预后做出准确预测，为临床治疗提供指导[4]。

3. 影像学监测

目前移动 CT 等床旁影像学监测方法已在国内部分医院应用[5]，采用 CT、MRI 等影像学方法可监测、预警颅脑外伤脑水肿、颅内血肿等。

4. 神经电生理监测

（1）脑电图监测

颅脑损伤患者的脑电图监测，除了对脑皮质功能状态的判定有很大意义之外，还可对外伤性癫痫的防治起到积极的指导作用。对有癫痫发作或有脑缺血者行 24h 脑电图连续监测，可发现某些采用常规脑电图检查难以发现的异常变化。对危重患者鉴定或确认脑死亡，脑电图的变化也有肯定的价值。临床试验还证实，对持续昏迷或植物状态的伤患者，连续床旁脑电监测对于预后评估具有重要的临床意义[6]。

（2）诱发电位监测

徐伟伟等通过记录重型颅脑损伤后意识障碍超过 1 周患者的躯体感觉诱发电位（SEP）表现，建立了 SEP 对于重型颅脑损伤后患者清醒预测的分级标准，认为可客观、准确地反映脑功能损伤程度和清醒的几率；并分析了该类型患者的生存质量与 SEP 分级的关系，验证了该分级可作为重型 TBI 后长期意识障碍患者的预后及脑功能状态的评价指标[7]。

（3）电阻抗技术（EIT）监测

费舟等进行的前期动物实验研究已经证实，采用电阻抗技术（EIT）可以实现脑水肿实时动态监测，有望成为颅脑外伤脑水肿监护及预警的新方法。董秀珍等研制的 EIT 成像设备样机于 2012 年通过国家医疗器械注册，其研究首次观察到脑水肿患者单次脱水治疗过程中的颅脑电阻抗的变化，对脑水肿治疗效果进行实时评价，可有效降低脑水肿临床风险；首次发现重度脑水肿引起脑疝发生的颅脑电阻抗变化，其提示早于临床脑疝体征出现 1 小时[8]。

5. 生物标志物监测

有关颅脑损伤生物标志物的研究很多，涉及多种分子基因等。费舟等的研究发现，

Homer 是创伤性脑水肿因素 mGluR1a、Ca^{2+} 的重要调控分子，它通过调控细胞内 Ca^{2+}，可直接或间接地与多种蛋白分子相互作用，广泛参与细胞毒性脑水肿。目前通过在继发性脑损害病例的脑脊液标本中检测和分析这些关键分子标志物的表达情况，证实与脑损害程度相关[9, 10]。

（四）颅脑创伤长期昏迷催醒治疗

长期昏迷是重度脑损伤的并发症。尽管我国颅脑创伤救治措施逐渐规范，但目前仍有高达 14% ~ 20% 的严重颅脑伤患者仍处于长期昏迷状态[11]，成为家庭和社会的沉重负担。近年来，神经外科临床医生对长期昏迷患者的评估与治疗积累了许多重要成果，主要包括如下方面。

（1）引入功能磁共振、神经电生理等辅助检查手段，对长期昏迷患者残存脑功能激活进行观察并证实意识存在，对长期昏迷患者的临床特征及预后预测进行了客观深入的临床评价[12]。

（2）我国高压氧治疗设备分布广泛，多数颅脑伤昏迷患者可以接受高压氧治疗[13]，同时使用多巴胺类似物及阿片受体拮抗剂等促醒药物，结合我国传统医学中针灸、中药、穴位按摩等手段，建立了具备中国特点的促醒治疗综合性方案[14]。

（3）开展神经调控对长期昏迷患者的临床干预，积累了技术经验，验证了脊髓电刺激对改善脑血液循环和氧供、促进脑细胞康复、再生和苏醒，提高脑内多巴胺浓度，激活脑干网状结构的作用，初步判定脑深部电刺激与脊髓电刺激均具备治疗效果[15]。

（4）强调在创伤昏迷早期进行意识障碍的干预，开展了利用右正中神经电刺激技术进行昏迷促醒的大样本临床疗效观察[16]，证明经皮右正中神经电刺激技术具备简便、安全、有效的特点，可以在颅脑创伤昏迷早期进行促醒干预，其主要生效机制在于改善脑血流灌注[17]，并对相应的 microRNA 相关昏迷生物标志物进行了筛选，构建了昏迷分子生物学的研究基础[18]。

上述研究成果表明，我国颅脑伤昏迷催醒工作，不但在基础研究上紧跟国际进展，而且构建了适应中国颅脑伤昏迷疾病特征和治疗设备特点的临床治疗体系，在右正中神经电刺激催醒工作领域，取得了领先于国际同行的工作经验。

颅脑创伤后长期昏迷及催醒工作需要基础研究和临床研究的共同关注，未来的工作方向主要集中在如下方面：①构建覆盖院前急救—重症监护早期促醒治疗—社区及家庭康复的全流程医疗模式，集中公共卫生、急救、临床、康复等多方面力量，提高我国颅脑创伤昏迷的救治水平；②开展适合我国颅脑伤昏迷患者群体特点的疗效比较研究，获取右正中神经电刺激昏迷催醒临床疗效的高级别循证医学证据；③通过颅脑伤昏迷生物标志物研究，分析意识障碍相关单核苷酸多态性，从源头探究昏迷的人群基因易感性及可能干预途径；④结合电干预的生物学效应研究，研发国产化具备专享知识产权的用于昏迷促醒的右正中神经电刺激设备。

（五）中国神经重症管理的发展

神经外科重症管理（Neurocritical Intensive Care）是一门新兴的神经外科分支学科，其治疗对象是伴有严重神经系统疾患或严重全身性并发症的神经外科急危重症患者。

20世纪80年代，北京、上海、天津、成都等地相继成立了初具规模的神经重症监护病房和神经外科急救中心，成为国内最早进行神经外科重症监护探索的专门治疗护理单元。随着神经外科学学科的发展和重症医学理念与技术的进步，神经外科重症管理进入了快速发展的轨道，神经外科重症病房的数量、重症监护专门人才队伍建设、神经外科重症管理理念、监测与治疗技术等方面均取得了很大进步。目前在不少省、市级三甲医院的神经外科中心，甚至部分经济发达地区的县级医院都已建成独立的神经外科重症监护病房。在神经外科重症监护单元（NICU）的设置上，主要有封闭式（配备专门的神经外科重症医师主管诊疗）和开放式（以神经外科医师为主、重症医学科医师辅助）两种模式。近年来，神经重症相关专家共识和指南相继推出，为重症管理知识理念的普及和诊疗行为的规范提供了参照。神经外科重症管理已成为一门特殊的亚专业学科，日益受到重视。

神经外科重症监测既涵盖重症医学监护的项目，如动脉血压、中心静脉压、血气分析、呼吸功能、血浆渗透压、血糖、电解质和酸碱状态等内容，又包括各种神经外科专科监测技术。CT和MRI等影像设备的普及，以及多种先进影像学技术，如三维CTA、DTI、功能磁共振、PET等与神经外科重症研究的结合与应用，使神经外科重症疾病的基础与临床研究获得显著进展。有创颅内压（ICP）监测技术在国内逐渐得到普及。在ICP监测基础上发展起来的持续脑灌注压（CPP）监测，也得到越来越多的关注和研究，在临床上应用日益增多。经颅多普勒（TCD）、热弥散脑血流测定、近红外波谱分析和激光多普勒等脑血流监测技术为研究神经外科重症患者的病理生理改变和指导诊疗提供了实用工具，部分方法如TCD监测，已在临床上广泛开展并获得肯定。部分神经外科中心也逐渐开展了脑组织脑氧（$PbtO_2$）、颈静脉氧饱和度、微透析等监测技术的应用研究，并取得了一定研究成果。脑电监测技术（包括持续脑电监测、体感诱发电位、运动诱发电位及脑干诱发电位等技术）也逐渐应用于临床，并显示出其价值。各种诊断和监测技术的进步和应用，以及监测理念的普及和推广，为神经外科重症管理的发展提供了保障。

近年来，随着重症诊疗技术和理念的发展，神经外科重症患者的救治效果也进一步提高。以ICP为导向的综合诊疗、阶梯式降颅压等治疗理念的推广，实现了对重症患者的精确化、个体化、规范化降颅压治疗。与此同时，对CPP的监测管理的相关理论和实践日益受到重视。对疼痛、烦躁程度和镇静深度的评估，以及进行适度的镇静和镇痛也成为NICU的标准流程之一。现代营养治疗理论、新型营养配方和技术的发展，使营养支持上升到治疗的角度。综合诊疗理念如整体化、全程化、平衡原则等的提出和实践，治疗药物（如新型抑酸药、低分子肝素等）和诊疗技术（如内镜等）的应用和发展，良好的多学科协作，使对重症患者全身系统并发症的控制和总体诊疗效果得到提高。面对日益突出的医院获得性感染问题，在卫生行政管理部门的监管下，抗菌药物的使用进一步规范，多重耐药菌感染得到一定的控制。

近年来，我国在护理团队建设、人员培训、神经重症护理学理论和临床研究均得到了重视和发展，重症优质护理、专科护理等模式逐渐在全国展开，医护之间的沟通合作也得到加强，整体上促进了神经外科重症患者诊疗效果的提高。

随着法律和医学伦理学的逐步完善，对因脑功能损害而导致决策能力丧失的神经外科重症患者或委托人知情同意权的保护日益受到重视，对紧急情况下或没有委托人时重症患者的监护和治疗的决定权做了明确的法律规定，对涉及人体研究的临床试验也建立了相关的伦理和法律保障体系。在部分地区，对神经外科重症终末期患者，已开始尝试进行放弃生命支持的相关探索和实践。神经重症患者的脑死亡和器官捐献等问题也逐渐得到关注，并从国家层面上开始进行相关的规范工作。

（六）颅脑创伤临床研究

1. 颅底创伤的手术指征、手术时机和微创手术关键技术

颅底创伤主要包括脑神经损伤、颅底血管损伤和颅颈交界区损伤。传统颅底创伤手术风险高、创伤大、并发症相对较多，寻求更为安全有效的手术方法一直是世界神经外科医生的追求和挑战。随着神经内镜技术、颅底外科技术和神经导航技术的发展，使颅底创伤的微创外科治疗成为可能。

研究内容：①解剖学研究，通过显微外科和神经内镜的比较解剖学研究，明确内镜手术解剖标志；②手术技术研究，利用内镜解剖标志和脑组织自然间隙，确定手术通道；③应用神经内镜和神经导航开展颅底创伤微创手术的临床应用研究。

2. 颅脑创伤及其合并伤救治的新理念和新技术研究

颅脑创伤及其合并伤是指以颅脑创伤为主的多发伤，占全部颅脑损伤的30%以上。伤因以高速高能为主，多伴有"远达效应"和"空腔效应"等全身反应。与单纯的颅脑创伤相比，颅内血肿和脑疝发病率高，伤势危重；常伴有颅底创伤，伤情隐匿；常伴有胸腹、四肢和脊髓等其他部位损伤，伤类复杂。

研究内容：①颅脑创伤合并脊髓损伤的手术时机、手术指征及救治关键技术；②颅脑损伤合并胸部损伤的救治关键技术；③颅脑损伤合并骨盆及四肢骨折的救治关键技术，骨折外固定和内固定的时机与手术指征；④颅脑损伤合并泌尿系统损伤的救治关键技术；⑤颅脑损伤合并腹部损伤的救治关键技术，腹内压力与颅内压力的关系等。

三、国内外研究进展比较

随着我国整体医疗水平的提高，以及国际颅脑创伤救治规范和标准的普及，我国颅脑创伤救治水平与发达国家的差距越来越小。但是，现有的临床救治指南和救治规范中，对颅脑创伤及其合并伤的救治存在诸多盲点和薄弱环节，且颅脑创伤及其合并伤的临床救治需要多学科协作，而学科之间往往诊疗规范不一，甚至相悖。因此，我国迫切需要将颅脑创伤及其合并伤作为一个整体进行系统研究，以进一步提高我国颅脑创伤整体救治水平。

2013 年欧盟启动全球颅脑创伤合作研究计划（CENTER-TBI），将以欧盟统一病例收集标准，建立欧洲、美国和中国 3 个颅脑创伤资料库。将有力促进全球颅脑创伤资料库建立和分享，比较欧美和中国颅脑创伤流行病学和临床疗效等相关数据，寻找提高各国颅脑创伤救治效果的有效途径。目前，由于中国缺乏全国性颅脑创伤流行病学调查资料，无法得出中国颅脑创伤发生率。

发达国家在 20 世纪 90 年代就建立了《颅脑创伤救治指南》和《颅脑创伤外科手术指南》，对全球颅脑创伤患者救治发挥了巨大指导作用。2004 年为了规范我国医疗、护理工作，在卫生部和财政部的支持下，由中华医学会等学会，组织 50 多名专科分会医学专家编写《临床诊疗指南》。在中华医学会的统一领导下，中华医学会神经外科分会常务委员会组织 53 名国内神经外科医师开始编撰我国首部《神经外科指南》和《临床技术操作规范》，并于 2006 年由人民卫生出版社出版《临床诊疗指南（神经外科分册）》，2007 年由人民军医出版社出版《临床技术操作规范（神经外科分册）》。《神经外科指南》和《临床技术操作规范》的出版，对规范我国包括颅脑损伤等神经外科疾病的诊断与治疗起到有力推动作用。2013 年中华医学会神经外科分会组织专家对第一版《临床诊疗指南（神经外科分册）》修订和补充，《临床诊疗指南（神经外科分册）》[19]由人民卫生出版社再版。

神经重症管理是近 20 年来在欧美国家迅速发展的新兴学科，在时间上，我国神经外科重症管理的发展基本与国际同步，特别在设备、技术和建制方面，部分神经外科中心已达到或接近国际水平。但是，我国的神经外科重症管理发展仍欠平衡，不同地区之间的水平存在差距，临床诊疗欠规范、专业人员不足等问题也较为突出。虽然我国的病例数超过国外，但高水平的基础和临床研究论文仍较少，在成果转化方面亦较欠缺。在团队建设和培训教育方面，国内各地区的水平也参差不齐，尚没有全国统一的培训和认证制度。在部分地区，对于涉及重症患者的相关伦理学问题仍没有引起足够重视，关于放弃生命支持、脑死亡和器官捐献的相关立法和规范也尚待完善。

四、趋势与展望

（1）进一步加强和推进神经外科颅脑创伤的专科建设，特别是人才队伍建设，在规范 NICU 建制的同时，建立一支稳定、协调、高效的临床与研究团队。越来越多的国内外神经外科医师已经认识到，按照循证医学证据、积极开展颅脑创伤临床规范化治疗能显著提高救治成功率，探索并建立符合我国国情的神经外伤重症医师教育、培训、认证制度。

（2）继续发展和推广有应用价值的神经外科重症监测技术，同时积极探索并发展多模态监测（Multimodal Monitoring）技术，并将大数据技术应用于其中。鼓励创新性研究，并加强研究成果的临床转化。

（3）进一步推广神经外科重症管理理念与技术，规范诊疗行为，缩小地区差距，提升我国神经外科重症管理的总体水平。

（4）提高对神经外科重症相关伦理问题的关注度，开展符合我国实际的放弃生命支持、脑死亡和器官捐献等相关规范的研究工作。

（5）鼓励和发展跨学科和多中心协作，发挥我国病例数多的特点，建立临床数据库，针对重点和难点问题，开展高质量的临床研究，并重视加强国际合作交流。中国尚缺乏临床循证医学研究证据，编写出具有中国知识产权的指南和专家共识具有重要意义。2013年，上海交通大学医学院附属仁济医院神经外科已经在美国 NIH 临床研究网注册（www.clinicaltrial.org）成功注册了中国长时程低温治疗重型颅脑创伤患者临床前瞻性多中心对照研究，14 家医院完成伦理学论证开始入住病例。天津医科大学总医院注册慢性硬脑膜下血肿 RCT 研究。作为中国和亚洲唯一单位（全球 38 家单位）参加欧盟组织的全球颅脑创伤多中心研究论证会和研究启动会（CENTER-TBI），将开展全球 RCT 研究和 CER 研究。期待更多的中国神经外科医师积极开展和参加国际多中心临床循证医学研究，注册自己的循证医学研究，以提升我国神经外科重症管理的综合实力、国际地位与影响力。

参考文献

［1］赵继宗，卫生部医政司. 神经外科临床路径［M］. 北京：人民卫生出版社，2012.

［2］Chesnut R M, Temkin N, Carney N, et al. A trial of intracranial- pressure monitoring in traumatic brain injury［J］. New England Journal of Medicine, 2012, 367（26）：1-3.

［3］中国医师协会神经外科医师分会，中国神经创伤专家委员会. 中国颅脑创伤颅内压监测专家共识［J］. 中华神经外科杂志，2011，27（10）：1073-1074.

［4］Fei Z, Zhang X, Bai H M, et al. Posttraumatic secondary brain insults exacerbates neuronal injury by altering Metabotropic Glutamate Receptors［J］. Bmc Neuroscience, 2007, 8（1）：96.

［5］刘丽娟，魏群，徐如祥，等. 移动式床旁 CT 的初步临床应用［J］. 中华神经医学杂志，2011，10（2）：197-199.

［6］冷汝溥，王勇. 床旁连续脑电监测评价重症颅脑外伤患者预后的研究［J］. 山西医药杂志，2012，41（10）：964-965.

［7］王向宇，姜晓丹，柯以铨，等. 重型颅脑损伤后长期意识障碍患者体感诱发电位分级与生存质量的关系［J］. 中华创伤杂志，2010，26（4）：314-317.

［8］费舟，李兵，付峰，等. 创伤性脑水肿甘露醇脱水治疗电阻抗断层成像实时监测的研究［J］. 临床神经外科杂志，2010，7（1）：3-6.

［9］Chao X D, Fei Z, Qu Y, et al. Up-regulation of Heme oxygenase-1 attenuates brain damage after cerebral ischemia via simultaneous inhibition of superoxide production and preservation of NO bioavailability［J］. Experimental Neurology, 2013, 239（1）：163-169.

［10］Zhao Y B, Poon W S, Fei Z, et al. Interactions between SIRT1 and MAPK/ERK regulate neuronal apoptosis induced by traumatic brain injury in vitro and in vivo［J］. Experimental Neurology，2012，237：489-498.

［11］ Jiang J Y. Head trauma in China［J］. Injury-international Journal of the Care of the Injured，2013，44（11）：1453-1457.

［12］ 谢秋幼，虞容豪，何艳斌，等. 功能磁共振成像在植物状态研究中的应用［J］. 中华神经医学杂志，2011，10（10）：1078-1080.

［13］ 胡胜利，杜晓芹，张杨，等. 高压氧治疗颅脑创伤疗效及机制分析［J］. 中华神经外科杂志，2011，27（3）：232-235.

［14］ 张海涛，罗杰坤. 持续电针联合溴隐亭、美多芭促醒治疗持续性植物状态的临床观察［J］. 海南医学，2014，25（4）：489-491.

［15］ 何江弘，杨艺，焦辉，等. 持续性植物状态的神经调控治疗［J］. 中华神经医学杂志，2013，12（12）：1197-1200.

［16］ 高国一，包映晖，梁玉敏，等. 右正中神经电刺激早期干预对颅脑损伤昏迷患者的临床疗效观察［J］. 中华创伤杂志，2012，28（3）：200-204.

［17］ 雷晋，高国一，宋绍莉，等. 右正中神经电刺激对颅脑创伤昏迷患者脑血流灌注的影响：SPECT-CT 显像观察［J］. 中华神经外科杂志，2012，28（2）：112-115.

［18］ 丁圣豪，高国一，曹铖，等. 颅脑创伤后昏迷患者脑脊液 microRNA 相关生物标志物的初步筛选［J］. 中华神经外科杂志，2013，29（2）：125-128.

［19］ 中华医学会. 临床诊疗指南（神经外科分册）（第二版）［M］. 北京：人民卫生出版社，2013.

撰稿人：江基尧　高国一　侯立军　康德智　费　舟

脑血管神经外科学

一、国内外最新研究进展

（一）脑出血治疗

脑出血（Intracerebral Hemorrhage，ICH）是神经科最常见的难治性疾病之一，亚洲国家脑出血占卒中患者的 25% ~ 55%，而欧美国家脑出血仅占卒中患者的 10% ~ 15%。脑出血患者 1 个月内死亡率高达 35% ~ 52%，6 个月末仍有 80% 左右的存活患者遗留残疾，是中国居民死亡和残疾的主要原因之一。近年来，脑出血的治疗有了很大的进展，国内外均进行了大量的研究，取得了一定的研究成果，主要集中在手术治疗及降压治疗方面。

1. 脑出血的手术治疗

20 世纪 50 年代，国内已开始手术治疗脑出血，历经半个多世纪，手术治疗脑出血的理念已深入各级医疗机构、医生甚至百姓心中。从术式上来说，有骨瓣开颅、骨窗开颅、内镜、锥颅穿刺等多种方式；从开展科室来讲，涉及神经外科、神经内科、急诊、介入治疗等。综上，我国的脑出血手术治疗存在以下三大问题：一是与欧美不接轨、国内外观点不一致甚至对立；二是手术指征缺乏统一标准；三是手术术式及诊治科室比较混乱。

"十五"到"十二五"期间，国家科技支撑计划将脑出血外科治疗列在其中。"十一五"期间，科技部支撑项目"脑卒中外科综合治疗技术体系研究"，在全国 30 个省、市自治区 135 家医院神经外科参加多中心单盲临床对照试验，采用显微和碎吸顶技术治疗出血性脑卒中，经过术后的长期随访研究，降低了手术死亡率和医疗费用。2009 年 5 月，赵继宗在美国神经外科大会做"2464 例高血压脑出血的外科治疗"报告，获国际论文摘要奖[1]。

"十二五"国家科技支撑计划"出血性卒中病因学评价与微创治疗技术研究"着重探讨各种术式治疗脑出血的疗效。该研究是一项随机、对照、平行分组的多中心临床研究，其目的是考察神经导航下显微神经外科治疗技术、神经内镜微创治疗技术及 CT 立体定向骨孔直视下（改良微创椎颅术）血肿碎吸术治疗技术治疗高血压性脑出血的有效性和安全性，检验三种治疗方案的优劣，优化高血压性脑出血的治疗方案。该研究初步结果显示，手术治疗可降低严重颅内高压患者的死亡率，进一步结果还需要大样本 RCT 验证。

美国目前在研项目有 CLEAR III 研究[2] 和 MISTIE III 研究[3]。CLEAR 研究用于评估联合重组组织型纤维蛋白酶原激活剂和血凝块切除对脑室内出血吸收是否有促进作用；MISTIE III 研究用于评估联合微创治疗方案和重组组织型纤维蛋白酶原激活剂对脑出血患者的疗效。

因此，继续进行跨学科的研究对于在脑出血患者中制定基于证据的治疗指南是十分重要的，在未来通过协作能将现有的证据转为临床实践，并且这些研究也会对脑出血患者入院治疗指征和总体治疗方案提供切实的证据。

2. 脑出血的血压管理

血肿量是影响自发性脑出血预后的一个决定性因素，约 1/3 的患者在起病 24 小时内出现血肿量扩大，提示预后不佳。有研究认为，血压升高，尤其是收缩压升高是血肿扩大的重要危险因素。然而，也有研究认为血压升高与血肿扩大并无关系。早期神经功能恶化也是影响脑出血患者预后的重要因素，观察研究表明，收缩压升高及波动与早期神经功能恶化及预后较差有关。另一方面，大多数脑出血患者具有高血压病史，脑组织长期处于高灌注压之下，并且脑出血后血肿及周围组织水肿的占位效应使颅内压增高，若采用过于激进的降压方式，将导致脑灌注压不足。然而近期研究发现，脑出血后血肿周围脑组织的血流灌注会下降，但快速的降压并不会进一步降低血流灌注。关于脑出血患者血压管理的观点一直在进步，但脑出血患者最佳的血压管理方式及目标血压目前尚无定论。1999 年 AHA/ASA 发表的脑出血指南提出，对于有高血压病史的 ICH 患者，平均动脉压应控制于 130mmHg 以下（证据等级：V 级，推荐级别：C 级）；对于安置颅内压监护的患者，脑灌注压（平均动脉压—颅内压）应当维持在 70mmHg 以上（证据等级：V 级，推荐级别：C 级）；若平均动脉压低于 90mmHg，应当给予升压治疗。2007 年 AHA/ASA 脑出血指南指出，在目前进行的临床试验完成之前，根据目前不完整的证据，应当视患者的当前血压状况对其进行血压管理（推荐级别：IIb，证据等级：C 级）。而 2010 年 AHA/ASA 脑出血指南在 2007 版基础上新增一条推荐：对于收缩压在 150 ~ 220mmHg 范围内的 ICH 患者，快速将收缩压降至 140mmHg 以下或许是安全的（推荐级别：IIa，证据等级：B）。2014 年欧洲卒中协会发布的脑出血指南指出，脑出血发病 6 小时以内强化降压（1 小时内使收缩压降至 140mmHg 以下）是安全的，并且可能优于传统的降压方式（收缩压控制于 180mmHg 以下）；无特别推荐的药物（证据等级：中，推荐强度：弱）[4]。从指南推荐意见不难看出，早期强化降压是目前脑出血血压管理的一个研究热点。2005 年，Quershi 等报道了一项纳入了 27 名患者的前瞻性观察试验，研究发现早期强化降压可以降低血肿扩大及神经功能恶化的风险。随后有 4 项证据级别较高的随机对照试验先后发表，分别简述如下：

Rapid Blood Pressure Reduction in Acute Intracerebral Hemorrhage 试验：该试验由 Koch 等于 2008 年报道，实验将 42 名发病 8 小时内、凝血功能正常的自发性脑出血患者，随机分为两组，平均动脉压（MAP）管理目标分别为 110mmHg 以下和 110 ~ 130mmHg（根据患者的情况以及临床经验选择降压药物）。该研究发现对于脑出血患者，早期将平均动脉压降至 110mmHg 以下，并未增加患者神经功能恶化的风险，但是也并未降低血肿、水肿扩大的风险。

Interact I 试验（Intensive Blood Pressure Reduction in Acute Cerebral Hemorrhage Trial：a Randomized Pilot Trial）：该试验将来自 3 个国家、44 个中心的 404 名发病 6 小时内、收缩压在 150 ~ 220mmHg 的自发性脑出血患者，随机分至强化降压组（目标收缩压＜ 140mmHg）和保守降压组（目标收缩压＜ 180mmHg）。研究证实了强化降压的安全性和可行性，并且发现早期强化降压可以减少血肿量的增加。

ATACH（Antihypertensive Treatment of Acute Cerebral Hemorrhage，2010）试验：该试验将 60 名发病 6 小时内、收缩压在 170mmHg 以上的非手术自发性脑出血患者，随机分至 3 个治疗组，采用静脉泵入尼卡地平分别将收缩压控制于 110 ~ 140mmHg，140 ~ 170mmHg 和 170 ~ 200mmHg 范围内。研究结果同样证实了强化降压的安全性和可行性。

Interact II 试验（2013）：在 Interact I 研究基础上，Anderson 等于 2013 年发表了第二阶段的研究结果。Interact II 试验对来自 21 个国家、144 个中心的 2839 名自发性脑出血患者进行观察，延续了 Interact I 试验的纳入排除标准以及降压目标。研究发现早期强化降压并不能降低患者的 3 月死亡率及残疾率（P=0.06），但是在序列分析中，强化降压组的患者的 mRS 评分更倾向于分布在较低的分数（向高 mRS 评分偏移的 OR 值 0.87，CI 0.77 ~ 1.00，P=0.04）。研究结果提示强化降压可以改善脑出血患者 3 个月内神经功能状况。此外，该研究进一步证实了在脑出血患者急性期将血压降至 140mmHg 以下是安全可行的。值得注意的是，Interact 系列研究排除了收缩压高于 220mmHg 的患者，对于这一部分患者，快速将血压降至 140mmHg 以下是否安全需要进一步的研究来证明。此外，该试验仅纳入了 154 名（5.42%）接受手术的脑出血患者，并且未进行分层比较，因此强化降压是否适用于手术患者也需要设计严谨的试验来证实。

除前述试验外，目前尚在进行中的随机对照试验还有 ATACH II（NCT01176565）。国内的研究人员针对手术后的脑出血患者的血压管理提出了新的研究设计——"针对原发性脑出血手术患者围术期血压管理的随机对照试验 PATICH（ChiCTR-TRC-13004304）"，该研究有望为脑出血术后患者的血压管理提供证据支持。

综上所述，国内外在脑出血的治疗上均进行了大量的研究，研究结果有望进一步为脑出血治疗提供新的证据支持和指导。

（二）动脉瘤

颅内动脉瘤是严重危害人们健康的一种疾患，在健康人群中的发生率可高达 4% ~

6%，尽管在诊断和治疗方面已经有了很大进步，但其致残率、死亡率仍然很高，该病总死亡率为 40%～50%。因此，动脉瘤的早发现、早治疗应成为全民保健的重要内容。

世界首例动脉瘤夹闭术由美国 Dandy 医师在 1937 年完成；1973 年，我国杜子威和周岱医师完成了国内首例动脉瘤夹闭术。随着神经影像技术的飞速发展，颅内动脉瘤的发现率日趋增加，动脉瘤的手术技巧不断提高，围手术期处理理念也有了很大变化。

1. 诊断技术

数字减影血管造影术（DSA）仍是诊断颅内动脉瘤的金标准。目前，CT 血管造影（Computed Tomography Angiography，CTA）在颅内动脉瘤的术前诊断、术后评估的应用越来越广泛。CTA 可以有效地显示动脉瘤的大小、载瘤动脉的狭窄及血管的痉挛，同时可了解颅内出血、动脉瘤血栓、颅底与血管关系、颅内压力及脑组织受损情况等。CTA 作为一种无创技术可作为动脉瘤初筛及术后评估手段，其诊断准确率高于二维 DSA，但尚达不到三维 DSA 的水平。Massachusetts 总医院采用 3D-CTA 替代 DSA 作为诊断颅内动脉瘤首选方法，对 223 例疑诊动脉瘤患者进行 3D-CTA 检查，结果诊断率为 100%，因此可以认为 3D-CTA 是一种有效的动脉瘤诊断方法。

2. 手术时机

动脉瘤破裂后手术时机曾聚焦于应该早期（出血后 3 天内）手术，还是延期（出血 10～14 天后）手术。早期手术的优点是可以防止再出血；延期手术的优点是出血后病情稳定，脑肿胀减轻，手术难度及风险均较小，手术病死率低，但再出血几率增加。传统观点认为，动脉瘤破裂后第 4 天内至 2 周内可发生脑血管痉挛，手术可加重脑血管痉挛，造成不良后果。很多动脉瘤破裂患者在等待手术期间，动脉瘤再出血预后不良。近年研究表明，显微手术夹闭动脉瘤时，清除血性脑脊液，可防止脑血管痉挛发展。因此，动脉瘤破裂后早期手术已成为共识，对 Hunt-Hess 评级 I-Ⅲ 级的动脉瘤，应及时手术，无需受时间限制，这样可明显降低患者等待手术期间的死亡率。

对于未破裂动脉瘤，大多认为直径＜ 5mm 的动脉瘤，建议保守观察；而对直径＞ 10mm 者，因破裂出血风险高，应采取积极治疗。

3. 复杂性动脉瘤外科治疗

经过"九五"期间国家科技攻关项目"颅内巨大动脉瘤巨大动静脉畸形外科治疗深入研究"，与国外同步开展脑动脉瘤外科开颅夹闭动脉瘤手术，应用吲哚菁绿荧光造影（Indocyanine Green Fluorescence Angiography，ICG）技术，神经内镜辅助，床突段、巨大等复杂颅内动脉瘤手术治疗。

4. 微骨窗入路

Yaşargil 提出的翼点入路是动脉瘤经典的显微手术入路。但经典的翼点手术入路，从头皮切口、手术骨瓣、硬脑膜切口、侧裂打开范围至手术有效操作空间依次减小，存在着无效的脑暴露。大范围脑组织暴露有利于术中按需改变手术入路，增加从不同方向进行手术操作的自由度，以及对病灶区高光亮度观察。如今对病灶可进行精确术前定位，熟练显微手术技术下，对深部病灶可进行大范围的轴向操作；电磁锁控制的手术显微镜可根据病灶部位随时调整方向观察，不再需要大范围暴露脑组织。翼点入路手术切口已从最初20cm长，逐步经各种改良切口缩短至4cm，开颅骨窗也日益微小化。

微骨窗手术入路（Keyhole Approach）由 Wilson 于 1971 年首先提出，他认为锁孔可以满足显微神经外科手术要求，倡导改进传统开颅手术方法，进一步发挥显微神经外科的优越性。1991 年 Fukushima 首次采用 3cm 直径的骨窗，经纵裂微骨窗入路夹闭前交通动脉瘤。1999 年德国美因兹大学 Perneczky 出版有关锁孔神经外科手术概念的专著，标志该项技术走向成熟。锁孔显微手术的宗旨在于根据个体解剖及病灶特点设计手术入路，充分利用有限的空间，去除不必要的结构暴露或破坏，凭借精湛的显微手术技术，以最小的创伤取得最好的手术疗效。

微骨窗入路适合动脉瘤破裂的各个时期，无需去骨瓣减压者均可采用。锁孔手术适合于绝大多数动脉瘤急性期手术及多发动脉瘤、巨大动脉瘤、床突上段动脉瘤、后循环动脉瘤夹闭术。对基底动脉大动脉瘤手术，为在狭小的深部间隙中随时调整入路方向，大骨瓣开颅手术更为适合。

5. 动脉瘤夹闭辅助搭桥手术

尽管搭桥术在治疗脑缺血方面因种种原因不尽如人意，但在颅内动脉瘤治疗中得到了较快发展。对于难以夹闭或介入治疗的复杂动脉瘤，采用颅内 – 外动脉搭桥术重建脑侧支循环联合闭塞载瘤动脉或动脉瘤孤立术，是一种有效选择。

移植血管和搭桥方式的选择：根据搭桥血管提供的血流量多少可分为低流量、中流量和高流量搭桥。正常大脑中动脉（MCA）平均血流量为 120mL/min，颈内动脉为 330mL/min。低流量搭桥可获得侧支循环血流量 20 ~ 40mL/min，包括单支颞浅动脉（STA）–MCA、脑膜中动脉（MMA）–MCA 的端侧吻合、枕动脉（OA）– 小脑后下动脉（PICA）端侧吻合等，适用于 MCA M2 段、PICA 等部位动脉瘤；中流量搭桥可获得侧支循环血流量 40 ~ 100mL/min，包括双支 STA–MCA、颈外动脉（ECA）– 桡动脉 –MCA 等，适用于 MCA Ml 段、有部分代偿的颈内动脉（ICA）动脉瘤；高流量搭桥可获得侧支循环血流量 > 100mL/min，ECA– 大隐静脉 –M2 和 M3 段搭桥、ICA– 大隐静脉 –ICA、ECA– 大隐静脉（桡动脉）–PCA 的吻合等，适用于代偿差的 ICA 和 PICA 动脉瘤[5]。

MCA M2 段后支常选择作为受体血管。此处穿支血管少，且供血范围主要为颞叶、颞枕部和角回等部位，对于缺血有较好的耐受性。STA–MCA 搭桥通常用于术前球囊闭塞试验提示颅内供血动脉临时闭塞后有轻度血流动力学障碍者，对有显著血流动力学障碍者需用桡动脉或大隐静脉进行高流量搭桥。

6. 术中监测

Raabe 等于 2003 年首次报道术中吲哚菁绿荧光造影（ICG）应用于脑动脉瘤、颅内及脊髓硬脑膜动静脉瘘手术。ICGA 是以吲哚菁绿为荧光造影剂，显影血管表面需避免动脉瘤夹、血液、脑组织等遮掩。静脉 ICG 造影可以对瘤颈夹闭是否完全、载瘤动脉以及穿支血管是否通畅进行评估，对微小穿支血管通畅性评估准确性可达 89.1% ~ 92.3%。最新型的手术显微镜均配备了术中荧光显像的功能模块，可在数分钟内完成脑血管的荧光造影检查[6, 7]。

1979 年 Nomes 等首先报道了在颅内动脉瘤和脑动静脉畸形手术中应用脉冲多普勒超声。经不断改进发展出术中微血管多普勒（MDU），能分别探测动脉瘤、载瘤动脉、穿支血管血流速度，评价动脉血管有无痉挛、狭窄或闭塞，动脉瘤是否完全夹闭等。

术中电生理监测是一种无创性术中监测手段，已应用于神经外科手术近 30 年，主要包括体感诱发电位、运动诱发电位和脑电图。体感诱发电位监测可反映大脑中动脉及大脑前动脉区域的血流变化，运动诱发电位可检测锥体束功能，针对深部穿支血管，如豆纹动脉及脉络膜前动脉所支配的皮质下区域的血流情况，可有效防止不可逆性锥体束损伤，弥补多普勒超声及吲哚菁绿荧光造影观察远端血流代偿情况的不足。康德智于 2012 年提出了体感诱发电位耐受比（Ischemia Tolerance Ratios of Sensoryevoked Potentials，ITR）的概念[8]，术中将 ITR 控制在 50% 以下，可有效预防术后缺血性卒中发生。

神经内镜用于内镜控制下的动脉瘤夹闭术，主要用于手术显微镜盲区了解动脉瘤夹闭是否完全，载瘤血管是否通畅等，减少对脑组织牵拉。

7. 动脉瘤夹闭器械的改进

动脉瘤夹的持夹器由原有双翼型改进为单杆型，杆状持夹器通常设计为 360° 可旋转，头端可塑形弯曲，以适应不同指向瘤体及瘤颈，使动脉瘤夹闭时操作角度更为便利，动脉瘤破裂几率也有所降低。

动脉瘤夹形式也日趋多样：枪形夹可改善夹子本身对前端的视野阻挡；跨血管夹可用于载瘤血管的塑形；微型夹可用于微小动脉瘤夹闭及少许动脉瘤残留时的补充夹闭；加强夹可用于动脉瘤夹远端夹闭力的加强，减少对较大动脉瘤夹闭不全的可能；内撑型夹可进一步减少手术器械对视野显露的影响。

8. 术后复查及随访

尽管动脉瘤手术夹闭完全率极高，可达 95% ~ 99%，术后仍需进行脑血管造影进行确认，防止不全夹闭的出现，并进行相应处理。颅内动脉瘤术后 5 年，约有 8% 的患者会产生新发动脉瘤，因此术后常规进行随访并及时进行处理非常必要。

（三）脑动静脉畸形外科治疗进展

1. 脑动静脉畸形出血风险评估

脑动静脉畸形（AVMs）是青壮年出血性脑卒中的首要危险因素。1983 年，Graf 等对 191 例患者进行平均 3.6 年随访发现，直径 < 3cm、右侧病变的女性患者初次症状表现为出血的几率较高。1990 年，Ondra 等对 166 例未经治疗的 AVMs 进行了 24 年随访，发现未经治疗的 AVMs 复发出血的年发生率为 4%，年死亡率为 1%。2006 年，Stapf 等报道了对 622 例 AVMs 患者的前瞻性随访研究，得出结论：出血病史、年龄增加、部位深在以及

仅有深部静脉引流是 AVMs 出血的独立危险因素。2008 年 Hernesniemi 等对 238 例 AVMs 患者出血风险的评估，结论与先前的研究相似：AVMs 破裂病史、幕下及深部 AVM 最容易有再发出血风险。2009 年，da Costa 对 678 例患者随访，结果显示，AVMs 出血病史、深部静脉引流或者合并动脉瘤者再出血的几率将增加 2 倍。国内有研究发现，AVMs 畸形血管团的大小、引流静脉的数量以及伴有动脉瘤是 AVM 出血的独立危险因素。白杰等研究发现，AVMs 出血与供血动脉的类型、病变的大小和部位、引流静脉的类型以及伴有动脉瘤有关，而与引流静脉的数量却没有相关性。王嵘等研究发现血管构筑特征如引流静脉的数目与血管壁的病理结构之间存在相关性，可能是 AVMs 破裂原因。詹仁雅等研究发现，对幕上 AVMs，伴有穿支动脉供血及深部静脉引流者出血风险较高，与以往研究结果不同的是，研究人员发现 AVMs 部位与出血没有明显相关性，并认为部位深在的 AVMs 出血的原因可能是伴有穿支动脉供血以及深部静脉引流，而部位本身并非出血的危险因素。

随着有关 AVMs 自然病史资料的增加，对 AVMs 血流动力学的复杂性和病变的生物学特性的研究需要也在增加。有些证据显示解剖学因素如静脉狭窄以及伴有相关动脉瘤（子动脉瘤）可能影响 AVMs 的自然病史；也有证据显示生物学因素如基质金属蛋白酶（MMP）和白介素 –6（IL–6）可能参与调节 AVMs 自然发展病史。除了了解未治疗 AVMs 的自然病史之外，神经外科医生应当了解经其他治疗方法治疗的 AVMs 的自然病史。

2. AVMs 的生物学和血流动力学研究

1987 年，Yaşargil 首次提出 AVMs 在本质上是动态的。1996 年，Müllan 提出 AVMs 在孕早期可能会发展，但是国内刘兴炬等分析北京天坛医院 979 例孕龄女性动脉静脉畸形，发现其中 12 例患者发生妊娠期脑动静脉畸形破裂，其中 75% 出血发生在妊娠中晚期，但和一般女性的动脉畸形破裂风险相比，整个妊娠期动静脉畸形破裂风险并未明显增加。因此，对女性动静脉畸形患者，可以正常妊娠，但是在妊娠中后期需要密切观察，避免动静脉畸形破裂的诱发因素[9]。

1997 年，Lasjaunias 提出对 AVMs 新的描述：静脉 – 毛细血管连接的生物功能障碍，这可能是继发于缺血或出血的血管形成机制。2009 年，Kim 等的研究显示，基质金属蛋白酶以及抗原性和炎症因子等生物因素参与动静脉畸形破裂机制。近些年国内研究也聚焦于对 AVMs 的生物学和血流动力学认识上，如 MMP 抑制剂对原代培养脑血管畸形内皮细胞基质金属蛋白酶 –9 的影响及其机制研究、白细胞介素 –6 对人脑动静脉畸形细胞连接的影响及机制研究等。国内赵元立等[10]研究发现，AVMs 患者血管结构中胶原成分和弹性纤维的异常变化可能影响了 AVMs 完整血管结构的形成。毛颖等研究发现 MMP–9–rs9509 多态性可能与 AVMs 出血有关。2013 年，国内李雄等研究发现，AVMs 患者血浆中的 IL–6 表达水平明显升高，与 AVMs 病理组织中活化的 MMP–9 的水平存在相关性，因此认为血浆 IL–6 水平是 AVMs 患者出血风险的潜在性预测因素。国内李姝等研究发现，notch 信号通路受体与 AVMs 出血具有相关性，AVM 出血的病例，notch–1 表达水平上调[11]。白杰等研究发现，出血性 AVMs 较未出血者内皮细胞更加活跃。EphB4 及 ephrinB2 在 AVMs 新生血管形成以及动静脉分化过程中可能起重要作用，由 VEGF-A 诱导的 notch 通路可能是这一过程的主要信号通路，为 AVMs 病因和发病机制的进一步研究奠定了基础。

AVMs 血流动力学变量及其对 AVMs 自然病史和治疗的影响仍然是争论的主题。血流动力学因素如 AVMs 不同部位的血流、供血动脉的血管构筑、引流静脉以及因血流变化导致的动脉瘤，均有可能影响 AVMs 的自然病史和治疗。由于体内研究很难获得这些数据，关于这些变量之间的关系及其对 AVMs 的影响的报道几乎没有。国外研究显示，用 MRI 评估 AVMs 的血流动力学特点是一种新的有前景的方法，通过认识 AVMs 的血流动力学特点，可能有助于临床医生将 AVMs 分类为高风险和低风险病变。关于 DSA 光流法评价颅内血流情况，目前国内研究发现，DSA 光流法分析可定量显示 AVMs 颅内血流以及评价治疗效果。研究发现，时间分辨对比剂动态 MR 显影技术（TRICKs）是评估 AVMs 供血动脉、病灶本身和引流静脉的可靠的无创方法。国内于嵩林研究发现，血管编码的伪持续性动脉自旋标记（Vessel-encoded Pseudocontinuous Arterial Spin-labeling）能够准确而可靠的评估 AVMs 各供血动脉的贡献分数，与数字减影脑血管造影（DSA）相比，前者在诊断和识别供血动脉方面显示出更高的准确率[12]。

DSA 仍然是 AVMs 诊断的金标准。DSA 较其他方法具有更高的的空间和时间分辨率。近来锥形束 CT（Cone-beam CT）血管造影术以及 3D 血管造影技术的提高，增强了 DSA 在 AVMs 诊断检查中的地位和价值。国内研究发现，双血管融合技术能够重建 AVMs 病灶本身、供血动脉、引流静脉的 3D 结构，为临床医生提供了详细的解剖信息，有助于制订治疗决策。

3. AVMs 外科治疗

（1）AVMs 分级法

1986 年，Spetzler 和 Martin 首次介绍了 AVMs 分级法，依照基于病变大小、部位以及静脉引流确定的五级分级法评估手术风险。分级法建议，无症状性 4 级和 5 级的患者不建议接受手术治疗。最近，Spetzler 和 Ponce 介绍了一种简单而综合的三线分类法。将 AVMs 分为 3 类：A 类包括 Spetzler-Martin 的 I 级和 II 级；B 类包括 III 级；C 类包括 IV 级和 V 级。2010 年，Lawton 等介绍了另一种分类方法，分类方法包含了可能影响手术结果的一些参数如年龄、出血病史、病灶离散程度以及深穿支动脉供血情况，提出建立完整的多变量模型和补充模型，完整的多变量模型显示出最高的预测准确率。尽管有上述分级系统，AVMs 外科治疗的病例选择仍然是一大挑战。未来高度预测性、大宗多变量模型可能将取代目前的分级系统，以保证精确医学和个体化治疗实施。未来的分级系统可能会加入包括影像学特征等变量。

（2）术前影像学评估

AVMs 解剖学、血流动力学的特征影像学进步，逐渐增加了人们对 AVMs 认识，使其成为了 AVM 术前、术中以及术后评估无可替代的方法。

纤维束成像方法是认识 AVMs 周围脑组织的另一种 AVMs 影像学评估方法，包括连续示踪神经纤维分配算法（FACT，Fiber Assignment by Continuous Tracking），将许多三维像素中通过的特征向量连接形成流线，从而形成许多白质纤维束 3D 图像。尽管 DTI 有效，但仍然是基于模型一项技术。角分辨率高的白质纤维成像技术有显著提高，包括弥散波普成像和 Q-ball 方法，这项技术在临床上逐渐变得可行，可显示三维像素内穿行的纤维和未受累的白质纤维束的影像学结构，以及它们之间的复杂交叉关系。该技术目前应用于人脑连接组项目（Connectome Project），用于认识和绘制人脑复杂的功能连接。关于纤维束成像技术在 AVMs 患者中的应用文献仅限于病例报告和少数小样本病例，因此有待于研究来证实纤维成像技术对 AVMs 手术结果的积极影响。更好的界定和绘制受累重要纤维束，可能会改善治疗方法和治疗效果。纤维束成像技术可评价重要白质纤维束，而血氧水平依赖的功能 MRI（BOLD-fMRI）可形成 AVMs 邻近的受累脑皮质的功能成像。考虑到 AVMs 周围脑组织非常态功能组合的潜在可能性，治疗前对这些功能区如运动区、语言区的认识显得尤为重要。研究已经证实，保留皮质功能区对 AVMs 手术效果有重要意义，功能核磁共振联合术中定位有助于实现最佳手术计划以及邻近功能区皮质保留，对手术评估非常重要。随着对大脑的连接和功能网络方面的知识不断增多，功能磁共振的附加技术、DTI、弥散波普成像以及术前 q-ball 技术可能有助于优化手术策略和改善手术效果。

（3）术前处理

过去 20 年，血管内栓塞技术改善了 AVMs 显微外科手术的预后情况。对较大 AVMs 或手术暴露有困难的深部供血动脉 AVMs，分期栓塞逐渐降低血流可减少手术后出血和脑水肿风险，提高手术安全性。最近研究提示，术前放射外科治疗有助于显微外科手术切除 AVMs。

（4）术中处理

近年来神经麻醉学、神经监测、影像引导、显微手术器械等发展，使 AVMs 手术更加安全。

设计合适的皮瓣和骨瓣是显微外科切除 AVMs 非常重要的一步。影像引导使得精确设计骨瓣成为可能。吲哚菁绿血管造影（ICG）与显微镜的无缝结合，在手术切除 AVMs 各阶段应用 ICG 造影术评估 AVMs 分流情况和通过 AVMs 总运输时间。对于术中 B 超、术中导航以及术中 ICG 造影来说，虽然均能定位病变范围，但各有其优缺点，这三项技术中两项技术结合可能更有助于病变切除。Killory 等回顾性分析了 ICG 血管造影术在连续 10 例 AVMs 手术中的应用，认为术中 ICG 造影术能够发现经术中 DSA 证实的残余 AVMs 的 1/2。

4. 巨大 AVMs 手术切除

"九五"期间国家科技攻关项目"颅内巨大动脉瘤巨大动静脉畸形外科治疗深入研究"中，赵继宗等发现手术切除巨大脑动静脉畸形发生正常灌注压突破（NBBP）时间窗，并一期手术切除病灶，达到国际先进水平。

5. 杂交手术室和手术技术

AVMs 残余可能是再出血的危险因素。术后血管造影对排除 AVMs 残余具有重要意义，在空间上将高端放射科设备与手术室分开，对术后需要影像学复查 AVMs 患者来说一直是个障碍。2012 年 9 月哈佛大学附属 BWH 医院和国家影像引导治疗中心（National Center for Image Guided Therapy）建立了多种先进影像引导手术室（Advanced Multi-Modality Image Guided OR，AMIGO），又称杂交手术室（Hybrid OR）。AMIGO 手术室集磁共振室、血管造影、PET/CT 及操作室一体，可以实现多种影像数据融，合实时导航，提高手术准确度和安全性，并降低再次手术的几率。

显微手术入路和神经内镜技术对 AVMs 治疗起着重要作用。眶颧入路、各种经颞叶入路以及远外侧入路可能有助于提高深部病变暴露的安全性。

AVMs 出血急性期行手术切除治疗有助于改善预后和降低再出血风险。脑室外引流术用来处理脑室内出血和脑积水。

（1）未破裂 AVMs

因未破裂 AVMs 出血的自然病史资料少，对未破裂 AVMs 外科干预治疗争议较大。ARUBA（A Randomized Trial of Unruptured Brain AVMs）[26] 比较治疗干预与观察随访对未破裂 AVMs 一项随机研究表明，由于中期分析发现治疗干预组死亡率高于观察随访组，在 2013 年 5 月被叫停。2014 年 8 月，澳大利亚学者对 427 例未破裂 AVMs 的研究发现，对 Spetzler-Ponce A 级未破裂 AVMs，手术治疗较非手术治疗效果更好。未来对于未破裂 AVMs 治疗的研究应聚焦于治疗方法的选择，从而达到规范手术适应证的目的。

（2）高级别 AVMs 的手术适应证及手术治疗策略

S-M 分级 Ⅰ～Ⅲ级 AVMs 治疗效果较好，手术适应证争议较少。高流量、巨大 AVMs 可造成儿童心功能衰竭。然而，高级别 AVMs 手术难度大，致死率及致残率高，对症状轻微、无出血史患者是否应该积极手术治疗争议较大。一种观点认为，对这种手术危险性较高的 AVMs 应该以保守治疗为主，或处理易出血的危险因素，如合并动脉瘤、深穿支动脉供血等；另一种观点认为，应该给予积极治疗，消除畸形团才能完全避免灾难性出血的发生。对于高级别 AVMs 的出血率及危险程度报道不一，AVMs 级别并不是出血的独立危险因素之一，而与多种因素有关。

如何降低高级别 AVMs 手术后的病死率和致残率是需要解决的关键问题。造成死亡的主要原因是术中无法控制的大量出血及术后血肿、脑水肿（如正常灌注压突破）。术前血管内栓塞治疗可使术中出血量明显降低，利于手术切除。对于巨大 AVMs，其周围脑组织可能发生萎缩而使神经功能发生转移，术前功能 MRI 检查及术中电生理监测等可以帮助功能区的定位，使手术后神经功能障碍（如失语、偏盲、偏瘫等）得以部分或完全避免。位于重要功能区的畸形血管团，在保证残留部分引流通畅的前提下可以小部分残留，术后行放射外科治疗，也可取得较好疗效。对部分巨大多巢型 AVMs，尚可以采取分次手术方式，一次切除一套供血动脉—引流静脉系统，达到逐渐切除的目的。

6. 细胞和分子生物学治疗

对大多数高级别 AVMs 来说，由于目前的治疗方法可能带来较高的并发症和死亡率，目前正致力于针对放射敏感性、血管靶向性和血管重塑性的新型细胞和分子生物学治疗的研究。对 AVM 调节因子和信号通路的研究和认识增多，将有助于改变 AVMs 自然病史，并有可能通过阻断某一途径而阻止 AVMs 破裂。

研究发现 AVMs 的形成与许多基因突变有关。这些基因突变导致炎症因子、血管形成过程以及结构性蛋白的改变。在 AVMs 中 860 多个基因出现基因上调（300）或下调（560）。特异血管源性因子的单核苷酸多态性（Single Nucleotide Polymorphisms，SNPs），与散发性 AVMs 的形成并与其随后的破裂风险有关。SNPs 影响一些特异性因子表达如：转化生长因子（TGF-b），脑源性神经生长因子（Brain-derived Neurotrophic Factor，BDNF），白介素 6（IL-6），血管生成素样蛋白（Angiopoietin-like 4，ANGPTL4）。另有血管内皮生长因子（Vascular Endothelial Growth Factor，VEGF）的上调，血管生成素 2（Angiopoietin 2，ANG2）的上调等有可能共同促进 AVMs 的形成。其他包括 Notch4、ACVRL1（Activin Receptor-like Kinase 1）、整合素（Integrin aVb3）、Endoglin（ENG）等蛋白表达上调或基因突变促进 AVMs 的形成。

炎症机制和细胞外基质重构可能在 AVMs 的生长和破裂中起重要作用。AVMs 血管壁中通常会发现大量的巨噬细胞和中性粒细胞，这种炎性浸润与影像学表现上有无出血无关。中性粒细胞浸润以及巨噬细胞移动抑制因子（Macrophage Migration Inhibitory Factor，MIF）的增高可能导致 AVMs 血管的不稳定性，并导致细胞凋亡和血管破裂。MIF 的增加主要见于血管内皮和外膜，凋亡细胞主要见于平滑肌层。在 AVMs 生长和破裂中起重要作用的因子还包括基质金属蛋白酶（MMP-9，MMP-3）以及 VEGF 等。MMP-4 抑制因子 TIMP-4 以及 MMP-9 单核苷酸多态性也可能与 AVMs 破裂有关。多种机制包括炎症、重构机制以及脑内皮细胞（Brain Endothelial Cell，BEC）异常导致 AVMs 的破裂出血。

关于 AVMs 的药物治疗尚在试验阶段。AVMs 的破裂过程与局部血管重构能力有关，针对这一过程的药物性干预便成为理论上具有吸引力的治疗方法。四环素类（Tetracyclines）是有潜力阻止病理性血管重构和降低 AVMs 破裂风险的一类抗生素。研究发现，多西环素（Doxycycline）能够降低脑 MMP-9 的活性以及 VEGF 诱导的血管形成。腺病毒介导的血管内皮生长因子局部激活模型研究显示，多西环素治疗能够抑制 MMP-9mRNA 的表达。研究发现，多西环素显示出有效剂量低、耐受性好和并发症少等特点。尽管多西环素有潜在性价值，一些研究认为，由于 VEGF 在正常的血管和神经细胞的固有作用，直接针对 VEGF 的分子治疗可能无效甚至有害。血管内皮生长因子通常被认为是 AVMs 病理性形成过程中的信号分子。血小板反应素（Thrombospondin-1，TSP-1）在 AVMs 脑内皮细胞中表达较低。抑制一种 TSP-1 转录抑制因子（TSP-1 Transcription Repressor）即 DNA 结合蛋白 A 抑制剂（Inhibitor of DNA-binding Protein A，Id-1）的表达能够明显升高 TSP-1 水平。TSP-1 表达升高理论上将抑制 VEGF-A 的水平。近来研究发现，microRNA-18a（miR-18a）能够通过抑制 Id-1 从而升高 AVMs 脑内皮细胞中 TSP-1 的水平[27, 28]。在动脉血流剪切应力条件下裸 miR-18a（Naked miR-18a）明显降低了 AVMs 病变内皮细胞中 VEGF-A 和 VEGF-D 的水平而对病变外的脑内皮细胞没有影响，体现了其组织特异性。MiR-18a 使病变内脑内皮细胞的生物学行为正常化，从而减少了细胞增殖，改善了血管结构和功能。而且，miR-18a 能够成功的渗透至靶细胞而无需其他试剂（反应物），从而方便静脉内或血管内输注，这些特点使得 MiR-18a 成为有前景的治疗方法。

立体定向放射治疗（SRS）对 AVMs 行放射治疗，能够促进内皮细胞增生，最终闭塞 AVMs。最近在动物模型中利用一种脂多糖和可溶性组织因子耦合物（a Iipopoly Saccharide and Soluble Tissue Factor Conjugate，LPS/sTF）针对血管靶区的研究发现，在 SRS 和 LPS/sTF 共同作用组，AVMs 闭塞率为 58%，在单用 SRS 组为 12%，在单用 LPS/sTF 组为 43%。在任一动物模型靶区以外未发现系统性中毒或者血管内血栓形成，但人体试验仍是悬而未决的事情。

（四）脑血管病的血管内治疗

1. 颅内动脉瘤的血管内治疗

2002 年国际动脉瘤性蛛网膜下腔出血研究（Intemational Subarachnoid Aneurysm Trial，ISAT）结果发表以来，颅内动脉瘤的血管内治疗迅速发展。近年来，随着介入治疗器具的发展和介入技术的逐步提高，使血管内治疗宽颈、梭性、大型及巨大型等复杂动脉瘤成为可能。血管内治疗因其具有微创、安全等优点，已逐步成为治疗颅内动脉瘤的首选方式。

（1）颅内动脉瘤血管内治疗的循证学证据增加

作为神经介入领域标志性研究，ISAT 研究于近期发表的 5 年、10 年和 15 年的随访结果表明，术后 5 年及 10 年内，弹簧圈栓塞组的死亡率低于开颅夹闭组，10 年时无残疾存活（mRS ≤ 2）介入组高于开颅组。然而弹簧圈栓塞组再出血率相对高于开颅夹闭组，但从 Kaplan-Meier 分析来看，弹簧圈栓塞组 15 年内的累积再出血风险的绝对值依然很低（0.0216）。2013 年 BRAT 研究（Barrow Ruptured Aneurysm Trial）发表最终结果，血管内治疗组术后 3 年无残疾存活患者（mRS ≤ 2）比例高于开颅夹闭组 5.8%，但两组没有显著性差异；亚组分析显示，后循环动脉瘤血管内治疗预后优于开颅夹闭组，血管内治疗组的总体复发率高于开颅组。2015 年 BRAT 研究脑积水患者危险因素分析显示，动脉瘤性蛛网膜下出血（aSAH）后行开颅夹闭术并不能降低脑积水的发生率。我国中山大学孙逸仙纪念医院进行一项荟萃分析研究进一步证实，血管内治疗可使患者获得更好的临床预后。基于上述研究，血管内介入治疗在颅内动脉瘤地位得到进一步巩固，在美国卒中学会和心脏学会的《动脉瘤性蛛网膜下腔出血诊治指南（2012）》，中华医学会的《颅内动脉瘤血管内介入治疗中国专家共识（2013）》及国家卫计委的《中国动脉瘤性蛛网膜下腔出血诊疗指导规范（2014）》中都明确推荐，"对于从技术上既可以开颅夹闭又可行介入治疗的动脉瘤患者，推荐行血管内介入治疗"。

（2）血管内治疗颅内动脉瘤的长期疗效的改进

虽然颅内动脉瘤血管内介入治疗已经获得广泛认同，但是多项研究表明这种治疗方法的长期稳定性有待进一步改进（高复发率）。多项研究表明颅内动脉瘤介入治疗后的复发与即刻致密栓塞程度密切相关。因此，以提高即刻栓塞密度为目标的修饰弹簧圈被寄予厚望。针对目前临床常用的 3 种修饰弹簧圈分别进行的 RCT 研究均于近期发表，其研究结果不尽相同：HELPS 研究（水凝胶弹簧圈）虽然无法证实水凝胶弹簧圈能否降低动脉瘤再出血率，但却证实它可以显著提高动脉瘤的栓塞密度，显著降低动脉瘤复发率；CCT 研究（Cerecyte 弹簧圈）结果表明，Cerecyte 弹簧圈与裸圈相比并未显著降低复发率；MAPS 研究（Matrix 弹簧圈）结果显示，Matrix 弹簧圈并不能降低动脉瘤栓塞后 12 个月的复发率。因此，单纯依靠弹簧圈的改进能否提高颅内动脉瘤的长期疗效有待进一步研究。

考虑到颅内动脉瘤的病变本质是血管壁的损伤以及继发的管壁球样膨出，因此针对载瘤动脉的血管重建术（即支架辅助弹簧圈栓塞技术），近年来得到广泛推广。第二军医大学附属长海医院进行的一项荟萃分析研究表明，虽然支架辅助治疗的颅内动脉瘤往往形态复杂、栓塞困难，但采用该技术治疗颅内动脉瘤与单纯弹簧圈栓塞或球囊辅助栓塞的并发症率类似，而其应用支架后颅内动脉瘤随访复发率仅 12.9%，显著低于非支架辅助栓塞，这一研究结果也先后被 Piotin 和 Jahshan 等的研究所证实。虽然一项旨在证明支架可以改善长期预后的 RCT 研究（Stenting in the Treatment of Aneurysm Trial，STAT）仍在进行中，目前业界广泛认为支架辅助弹簧圈栓塞能够提高颅内动脉瘤血管内治疗的长期疗效。我国自 2000 年起由第二军医大学附属长海医院率先开展了第一例支架辅助弹簧圈栓塞治疗颅内动脉瘤（国际第三例），并在国际上率先提出了血管重建理念，为血管重建治疗颅内动脉瘤在国际范围内的推广起到了重要推动作用。2011 年世界颅内支架大会在上海召开，对我国在这一领域的贡献进一步表示肯定。

（3）复杂颅内动脉瘤血管内治疗的革新

颅内动脉瘤血管内治疗的另一局限性——复杂动脉瘤（包括大型和巨大型动脉瘤、复发动脉瘤、梭形动脉瘤和分叉部动脉瘤等）的治疗，近 5 年取得了突破性进展。在血管重建理念的指导下，国内外多个研究团队针对血流导向（Flow Diversion）治疗颅内动脉瘤开展了一系列深入研究：瑞士日内瓦大学和上海长海医院研究团队先后发现孔率在 60% ~ 70% 的支架可以显著地减少动脉瘤内的血流，促进动脉瘤内的自发性血栓形成；Wang 等在通过兔动脉瘤模型研究发现单纯植入低孔率血流导向装置可以治愈动脉瘤，并且对分支血流无明显影响。在上述血流动力学及分子生物学研究的基础上，多种血流导向装置先后研发成功，并开展了广泛的临床应用。目前国内外的血流导向装置主要有 5 种，包括 PED（Pipeline Embolization Device. 美国 Coviden 公司）、SFD（Silk Flow Diverting Stent，法国 Balt 公司）、Surpass（美国 Stryker 公司）、Fred（美国 Microvention 公司）以及我国自主研发的 Tubridge 装置（上海微创医疗器械有限公司）。

多项关于血流导向装置的前瞻性多中心非对照研究表明，血流导向装置治疗颅内前循环大型动脉瘤，6 个月时动脉瘤的完全闭塞率为 72% ~ 81.8%，围手术期并发症发生率为 13.8% 以下。此外，我国上海长海医院牵头联合国内 13 家单位，开展了国际上首个关于血流导向装置的 RCT 研究（PARAT），以评价血流导向装置与支架辅助弹簧圈两种疗法的疗效和安全性差异，目前已完成病例入组，正在进行临床随访。基于上述研究结果，血流导向装置现已被广泛应用于未破裂的宽颈动脉瘤、梭型动脉瘤、复发动脉瘤、大型或巨大型动脉瘤的治疗，并成为近 5 年来颅内动脉瘤治疗领域最重大的突破。最近，也有国外学者将血流导向装置用于小型动脉瘤、破裂动脉瘤及血泡样动脉瘤的治疗，但病例数有限，疗效仍有待进一步研究。与此同时，在载瘤动脉内血流导向装置的启发下，用于分叉部动脉瘤治疗的瘤内血流导向装置 WEB（美国 Sequent 公司）已被研发成功，并于欧洲率先应用于临床，初步结果表明 WEB 治疗 45 例分叉部宽颈动脉瘤的 12 个月随访有效率达到89.7%，WEB 也被广泛认为是最有希望的新型血管内治疗器具。一项旨在评价 WEB 疗效和安全性的多中心前瞻性研究 WEBCAST 正在进行中，其结果值得我们期待。此外，由微创医疗器械有限公司与上海第六人民医院联合研发的世界上首个颅内专用覆膜支架 Willis，为复杂颅内动脉瘤的血管内治疗提供了很好的补充。一项非随机试验显示，在治疗颈内动脉颅内段动脉瘤时，Willis 覆膜支架组患者术后即刻（80.9%）以及 6 个月随访时（95.1%）的动脉瘤完全闭塞率显著性高于弹簧圈栓塞组，且操作时间明显较短。对于复发动脉瘤的治疗，覆膜支架也显著优于再次弹簧圈栓塞。然而，覆膜支架仍存在内漏、远期闭塞和输送性不佳等问题，同时由于血流导向装置的应用，其临床应用受到一定限制，对于一些复杂破裂动脉瘤和假性动脉瘤，其可能存在独特的优势，但仍有待于深入研究。

（4）国产颅内动脉瘤血管内治疗器具的研发

随着神经介入的蓬勃发展，近年来国内多个高科技企业（上海微创、上海加奇、北京泰杰伟业、山东威高等）参与到颅内动脉瘤栓塞器具的研发中，从动脉瘤栓塞微导管、填塞弹簧圈到颅内支架，国内已经基本具备了完整的产品线，初步的临床经验表明，大部分患者对国产动脉瘤介入器械疗效满意。国产颅内动脉瘤介入器械也先后出口到欧洲、东南亚、南美等地区，获得了广泛的认可。国产器械的崛起，对于进一步推动我国神经介入的发展以及降低介入治疗颅内动脉瘤的费用有着重要的意义。

2. 脑血管畸形的血管内治疗

脑血管畸形是一大类脑动静脉之间异常沟通性疾病，主要包括脑动静脉畸形（Arteriovenous Malformations，AVMs）和硬脑膜动静脉瘘（Dural Arteriovenous Fistulae，DAVF）两大类。脑动静脉畸形多为先天性，表现为动静脉之间正常毛细血管网被发育幼稚畸形血管团所代替，人群发病率在 0.05%；硬脑膜动静脉瘘目前多认为为后天性疾病，可继发于静脉高压或者外伤等疾病，它是指发生在硬脑膜及其附属物上的动静脉直接短路，其发病率占颅内动静脉畸形的 10% ~ 15%，其发生部位以海绵窦、乙状窦及横窦多见。近年来在诊断分型及治疗等方面取得了一定的进展。

（1）基于 DSA 的影像学评估

脑血管畸形结构复杂，细致全面的分析和评估脑血管构筑学和血流动力学对于评估未破裂病变的出血风险、判断手术指证以及指导病变血管内治疗入路的选择至关重要。传统的 CTA 和 MRA 除有助于建立疾病的诊断外，对于脑血管构筑学分析的帮助并不大，虽然有初步研究表明 4D-MRA 在血管构筑学分析及血流动力学评估方面具有一定价值，但脑血管 DSA 造影仍然是评估脑血管畸形的金标准。近年来 DSA 设备软件的快速发展，为脑血管畸形的结构分析提供了强有力的武器。① 4D-DSA：目前 3D-DSA 已经广泛应用于脑血管病诊治，但是由于 3D-DSA 无时间分辨力，动静脉血管之间重叠严重，因此对于畸形团的真正结构显示不清。最新研发出的 4D-DSA 很好地解决了这个问题，它的时间分辨率达到 30 帧/秒，可以显示任意角度任意时间点的血管信息，这对于脑动静脉畸形的血管构筑学评估、减少 2D-DSA 造影数量和放射剂量以及指导介入手术入路等具有革命性的改进。②双容积重建技术和影像融合技术：通过双容积重建技术可以将血管信息与颅骨信息有机融合，由于颅骨与硬脑膜紧贴，因此该技术对于 DAVF 的血管构筑学分析的帮助作用更大；影像融合技术可以将脑血管信息与脑组织的信息有机融合，清晰显示，有利于病变的结构分析和临床分级，对于治疗决策具有极大的价值。③其他：彩色编码的脑血管显像（I-Flow）是根据时间剂量曲线进行的影像后处理，一定程度上反映了脑血管血流动力学的信息，然而其只能显示两维信息，且不能直接反应血流流速、压力等关键血流动力学信息，因此临床应用受到一定限制，目前 3D I-Flow 和 7D-DSA（包含流速、压力等血流动力学信息）等技术也正处于研发阶段，有望在不远的将来为我们提供更多的血流动力学信息。

（2）脑动静脉畸形血管内治疗进展

脑动静脉畸形治疗可采用开颅手术切除、血管内介入治疗和立体定向放射治疗等三种方法，三者各有利弊，互为补充。因此，目前尚无法针对三种治疗方法进行随机对照研究。血管内介入治疗对于 AVMs 和 DAVF 的治疗价值也略有不同。

对 AVMs 单纯血管内介入治疗达到病变完全治愈的比率较低，因此多数病例需要与放疗或者开颅手术相结合。近年来由于栓塞材料的改进以及可解脱微导管的出现，血管内介入治疗的安全性较以往有大幅提高，然而单独应用血管内介入治疗难以实现 AVMs 的治愈。近来多个病例报告表明，单纯采用血管内治疗方法经静脉入路可以实现动静脉畸形的治愈，2015 年最新发表的一项回顾性研究表明，采用经静脉入路治疗 21 例高级别 AVMs 一期手术完全治愈率达到 95%，结果令人震惊。这些研究表明，经静脉入路进行 AVMs 栓塞治疗的疗效需要重新审视，对某些类型 AVMs，这一方法可能显著提高疗效。此外，Travis 等回顾性研究提出 AVMs 的 Buffalo 分型与血管内介入治疗栓塞并发症发生率有关，而与 Martin-Spetzler 分级无关，这一结果也可作为血管内介入治疗 AVMs 的手术风险评估的有效工具。

3. 急性缺血性卒中的血管内治疗

"十五"期间颈内动脉内膜切除治疗缺血性脑卒中列入国家支撑计划，推进我国外科治疗缺血性脑卒中的研究进展，2006 年周定标"颈动脉粥样硬化性狭窄的诊断和相关基础研究"获军队医疗成果二等奖。

急性缺血性卒中（Acute Ischemic Stroke，AIS）溶栓治疗，首选溶栓药物为重组组织型纤溶酶原激活剂（rt-PA），然而由于 rt-PA 溶栓治疗对急性大血管闭塞（Large Vessel Occlusion，LVO）开通率极低，因此前循环大血管闭塞的急性卒中患者即使接受溶栓治疗，致死致残率仍高达 60%～80%。因此血管内治疗被认为是急性大血管闭塞性 AIS 患者最有希望的疗法。

（1）血管内治疗缺血性卒中的循证学证据

血管内治疗急性缺血性卒中指通过经皮导管系统，利用血管内操作技术使动脉闭塞后缺血的脑组织获得再灌注的治疗手段，主要包括经动脉溶栓术（Intra-arterial Thrombolysis）和取栓术（Thrombectomy）。1999 年发表于 JAMA 杂志的 PROACT II 研究证实发病 6 小时内，采用经动脉尿激酶溶栓疗法能够显著提高急性大脑中动脉闭塞患者的血管再通率和临床预后，该研究的发表一度使急性 LVO 的血管内治疗变得炙手可热。然而在接下来的 16 年时间里，虽然血管内治疗的主要手段发生显著改进，由点对点药物溶栓（尿激酶，rt-PA）衍生出超声导管动脉溶栓、急诊支架成形术、血栓抽吸、碎栓和取栓等一系列机械再通方法，许多单中心研究结果也证实血管内治疗急性 LVO 具有较好的疗效，然而 2013 年在新英格兰医学杂志公布的 3 项前瞻性随机对照试验（MR RESCUE，IMS III 和 SYNTHESIS）的结果一致表明，血管内介入治疗急性 LVO 并不优于单纯静脉溶栓疗法，2013 年可以称得上是血管内介入治疗 LVO 的冬天。然而，先前于 Lancet 发表的 SWIFT 和 TREVO 2 两项研究表明，第二代支架形取栓器比第一代取栓器（MERCI）更能够快速有效地实现血管再通，因此在吸取前述 3 项研究教训的基础上，业界紧接着开展了 4 项关于采用第二代取栓器 Solitaire 进行 LVO 的血管内开通治疗的 RCT 研究，MR CLEAN 研究结果于 2014 年 10 月第九届世界卒中大会（9th World Stroke Congress）率先发布，证实了采用第二代取栓器进行血管内治疗的疗效和安全性，随着 MR CLEAN 研究结果的发布，另外三项 AIS 的血管内治疗随机对照研究（SWIFT PRIME，ESCAPE 及 EXTEND-IA）被提前中止并进入结果分析阶段，在 2015 年初召开的国际卒中大会上（International Stroke Conference 2015）后 3 项研究先后公布其研究结果，一致显示对于急性前循环梗死伴有近段大血管闭塞的患者，血管内治疗可显著改善预后并降低死亡率。MR CLEAN、ESCAPE 及 EXTEND-IA 3 项研究的论文也在 2015 年于 NEJM 杂志先后正式发表，2015 年标志着急性 LVO 血管内治疗春天的来临。2014 年初我国由北京天坛医院牵头开展了一项多中心前瞻性非随机对照研究（EAST），目前尚无关于国人急性 LVO 的血管内治疗疗效的相关数据。

美国"跟着指南走"数据显示：2003—2012 年，为 AIS 患者提供血管内治疗的医院占登记医院的百分比由 12.9% 提高至 28.9%，血管内治疗的使用率由 0.7% 提高至 2.0%。虽然血管内治疗在 AIS 的应用不断推广，仍然仅有极少部分患者能够及时接受血管内治疗。中国国家卒中登记（China National Stroke Registry，CNSR）是同期国内一项全国性的卒中登记研究，纳入了 132 家城市地区的主要医院。其登记数据显示在符合静脉溶栓指征的患者中，仅 0.5% 使用了血管内治疗（动脉溶栓），这主要是由于国内开展血管内治疗整体较迟，各个单位开展程度和水平参差不齐。

相信随着上述四大研究成果的陆续发表，血管内治疗急性 LVO 在国内也必将蓬勃发展。与此同时，国家卫计委也于 2015 年 3 月 11 日发布《关于提升急性心脑血管疾病医疗救治能力的通知》，对我国的 AIS 患者的救治进行了宏观部署，这必将推动我国急性卒中救治的大步前进。

（2）缩短急性缺血性卒中发病—再通时间深入探索

急性大脑中动脉闭塞患者每分钟约有 200 万神经元死亡，IMS 的研究表明再通时间每延迟 30 分钟，具有良性预后患者的比例绝对值减少 11%；另一类似的 STAR 研究结果表明再通时间每延迟 1 小时，良性预后患者的比例相对减少 38%；Mazighi 等进行的一项荟萃分析进一步证实，再通每延迟 30 分钟，良好预后率相应下降 21%，死亡率增加 21%。因此，如何缩短伴有 LVO 的 AIS 患者的发病—再通时间是提高急性 LVO 患者救治疗效的关键。

4. 脑供血动脉粥样硬化性狭窄的血管内治疗

（1）颈动脉狭窄血管内治疗

颈动脉粥样硬化性狭窄是缺血性卒中的最常见病因之一。目前颈动脉狭窄的治疗主要有三种方案：内科药物治疗，颈动脉内膜剥脱术（CEA）及颈动脉支架成形术（CAS）。早期的北美症状性颈动脉内膜切除试验（NASCETE）、欧洲颈动脉手术试验（ECST）、无症状性颈动脉粥样硬化研究（ACAS）和无症状性颈动脉手术试验（ACST）等大量临床随机对照试验已经证实，无论症状性或非症状性颈动脉狭窄患者，手术联合药物治疗比单一内科药物治疗对卒中预防、降低卒中复发率及围手术期并发症等方面显著疗效。

① CEA 和 CAS 长期争执：随着科学技术的不断发展及医疗水平的不断提高，CEA 和 CAS 治疗颈动脉狭窄谁优谁劣尚无定论。早期的临床随机对照研究显示，包括内膜切除术高危患者保护性支架植入和血管成形术试验（SAPPHIRE）、内膜切除术和支架植入术在症状性严重颈动脉狭窄的对比研究（EVA-3S）、经皮颈动脉支架血管成形术与内膜切除术比较（SPACE）对于 CEA 和 CSA 安全性的结论不尽相同。

2010 年新英格兰杂志发表的颈动脉内膜剥脱和支架成形术研究（CREST），是一项前瞻性、多中心、随机对照的临床研究，主要研究比较症状性和无症状性颈动脉狭窄采用 CEA 或 CAS 治疗的结果。该研究从 2000 年开始，历时 8 年，共录入 2502 例患者，其中 CAS 组 1262 例，CEA 组 1240 例。围手术期主要终点事件率 CEA 组为 4.5%，CAS 组为 5.2%，$P=0.38$，两组没有显著差异；术后随访 4 年期间同侧卒中发生率没有显著差异，CEA 组和 CAS 组分别为 2.4% 和 2.0%，提出的结论是 CAS 疗效并不差于 CEA。CAS 组有更多的卒中事件发生（4.1%：2.3%，$P=0.01$），但大卒中事件发生率没有显著差异（0.9%：0.7%，$P=0.52$）；CEA 组有更多的心肌梗死发生（2.3%：1.1%，$P=0.03$）。随访 4 年，两组在存活率、同侧卒中发生率、血管通畅率等方面都没有显著差异。CREST 研究中 CAS 的严重并发症率（死亡和大卒中）也在逐年下降，2000—2004 年为 2.5%，2005 年为 2.5%，2006 年为 0.7%，2007 年为 0.0%，2008 年为 0.6%。同样，围手术期死亡卒中率也在逐步下降，对应为 4.4%、7%、4.6%、3.4% 和 1.8%。这对 CAS 治疗颈动脉狭窄提供了有力的循证学证据支持。2011 年美国心脏协会 / 美国卒中协会发布的颅外颈动脉狭窄治疗指南中指出：推荐颈动脉支架（CAS）作为 CEA 的候选措施（I/B）；对于颈部条件不适合手术的患者，建议首选 CAS（IIa/B）；对于血管造影提示颈动脉狭窄 60%、超声提示 70% 的无症状患者，可考虑行预防性 CAS（IIb/B）。

2012 年 Brown 等系统性分析了 16 个随机研究，共计 7572 例患者随机试验的结果，有症状的患者中，CAS 组 30 天卒中和死亡率高于 CEA 组（OR, 1.72；95%CI, 1.29 ~ 2.31），在随访期，对围术期并发症和卒中一起分析，和 CEA 相比，CAS 在死亡、任何围术期卒中和同侧卒中的风险都高于 CEA（OR，1.39；95% CI，1.10 ~ 1.75）。但需要指出的是，每个研究的入组标准存在差异，例如 CREST 研究之前的随机比照研究，都没有采用栓塞保护装置（EPD）；此外 CAS 术者的培训及经验也会对研究结果产生重要的影响。因此目前 CEA 和 CAS 的争论仍在继续，还需要更多的研究结果来说明。

②栓塞保护装置提高血管内治疗安全性：CRECT 研究是第一个大规模使用 EPD 的随机对照研究，使用率超过 95%。SPACE 研究和 EVA-3S 研究中 EPD 的使用率约为 27% 和小于 20%。CREST 研究中施行了支架成形术者 1131 例，其中有 24 例 CAS 术中没有采用 EPD，围手术期终点事件率为 20.8%，其他 1073 例采用了 EPD，围手术期终点事件率为 5.3%，而相对应的 1176 例 CEA 手术的围手术期终点事件率为 5.1%。Gaeg 对 12263 例采用 EPD 的 CAS 患者和 11198 例未采用 EPD 的患者进行比较，显示 EPD 组有明显优势，相对风险为 0.62（95% CI 0.54 ~ 0.72）。亚组分析提示不论是在症状组还是非症状组，使用 EPD 都能明显获益。

（2）颅内动脉狭窄血管内治疗

①颅内动脉狭窄的自然病史：颅内动脉粥样硬化性狭窄（ICAS）是导致卒中的重要原因之一，也是再发卒中的重要危险因素。美国 10% 的脑缺血事件（卒中或短暂性脑缺血发作）系 ICS 所致，其再发卒中率为每年 15%。ICAS 更是国人的常见病，2014 年发表的 CICAS(the Chinese Intracranial Atherosclerosis Study) 为首个在国内进行的大型、前瞻性、多中心研究，旨在明确 ICAS 在发病 7 天内的缺血性卒中患者中的发生率、临床特征及结果，研究发现在入组的 2864 例患者中，46.6% 的患者存在 ICAS（其中 20% 同时合并颅外颈动脉狭窄），随访 12 个月时，存在 ICAS 的患者累积卒中复发率高达 17%，明显高于无 ICAS 患者（3.27%）。

② SAMMPRIS 前血管内治疗的快速发展：最早使用血管成形术治疗 ICAS 病变的报道见于 20 世纪 80 年代，Wingspan 支架系统的出现最终使 FDA 于 2005 年批准了该支架用于血管内治疗。Wingspan 支架的应用使得颅内动脉狭窄的治疗进入了一个新的阶段，不论是手术治疗的技术成功率、围手术期并发症发生率都优于较早期的冠脉球扩支架或者单纯球囊扩张。美国和欧洲的 Wingspan 支架多中心注册研究结果显示，其技术成功率在 97% ~ 99%，围手术期并发症率 4.4% ~ 9.6%，再狭窄发生率为 7.5% ~ 32%。

与此同时，研究人员还在积极探索围手术期并发症及再狭窄发生的危险因素，力图通过控制危险因素进一步降低不良事件发生率。Suri 观察了 244 例支架植入患者，发现年龄大于 80 岁的患者术后 30 天内并发症是年龄小于 80 岁患者的 3 倍（73%vs.7%，P=0.11）。Groschel 等对 31 篇研究报道中的 1177 例患者进行系统分析后得出，后循环支架治疗的患者围手术期发生卒中或者死亡的风险高于相应的前循环患者（12.1%vs.6.6%，OR=1.94，95%CI：1.21 ~ 3.10，$P < 0.01$）。NIH 的 Wingspan 注册研究中，明确提示了手术例数少的医院术后 30 天内并发症发病率明显高于手术例数多的医院（17.3%vs.6.8%），这提示术者的经验对治疗效果有着重要的影响作用。

③ SAMMPRIS 研究结果使血管内治疗陷入低潮：2008 年开始的 ICAS 支架术与强化内科药物治疗预防卒中复发的随机对照研究（SAMMPRIS 研究）备受瞩目，其研究结果与 2011 年发表在新英格兰杂志上。该研究是首项在重度颅内动脉狭窄患者中，比较强化内科治疗与强化内科治疗＋介入治疗对复发卒中预防效果的前瞻性多中心随机对照试验，共有 50 个中心 451 例 TIA 或非致残性卒中后 30 天内患者纳入研究，随机分为强化内科治疗与强化内科治疗＋介入治疗两组，主要重点为入组 30 天内卒中或死亡，或靶动脉血运重建后 30 天卒中、死亡，或 30 天后靶动脉区缺血性卒中。结果提示介入治疗组 30 天卒中或死亡率较内科治疗组显著升高（14.7%vs5.8%，P=0.002）；随访 1 年介入治疗组主要终点事件发生率较内科治疗组亦显著升高（20.0%vs12.2%，P=0.009）。2014 年公布的 SAMPPRIS 长期随访结果亦没有改变，随访 32.4 个月时两组的累积终点事件率仍有有明显差别（23%vs15%，P=0.025）。这个结果的公布使得 ICAS 的支架介入治疗在不少国家和地区降至冰点。

（五）烟雾病

烟雾病（Moyamoya Desease）又称自发性基底动脉环闭塞症，是一种以颈内动脉末端及大脑前、大脑中动脉起始部动脉内膜缓慢增厚，动脉管腔逐渐狭窄以致闭塞，脑底穿通动脉代偿性扩张为特征的疾病，该病约有 1/3 的病例还累及基底动脉和大脑后动脉。因代偿扩张的血管在动脉造影时形似"烟雾"，日语为"moyamoya"，所以又称"moyamoya 病"。

"十一五"期间，科技部支撑计划将烟雾病列为国家临床研究支撑项目，探索早期发现烟雾病、早期阶段标准、颞浅动脉 - 大脑中动脉搭桥手术中脑血流的测定以及中国成年患者既往无卒中发作烟雾病的特点，推进我国烟雾病的基础研究和临床诊疗工作迅速发展和普及。

1. 烟雾病发展历程回顾

1957 年，日本学者 Takeuchi 和 Shimizu 首次在医学刊物上用"双侧颈内动脉发育不良"描述了烟雾病[13]。1963 年，在 Suzuki 等学者的建议下，日本医学委员会首次把烟雾病作为一种新的疾病定义下来。这一阶段人们逐渐认识了这个疾病的定义、血管造影表现以及一般临床症状。

1983 年，Yamashita 等对 22 例烟雾病死者进行病理尸检，发现了烟雾病患者病变部位血管的一些病理特征。这一阶段人们开始探索该病的病因，但限于技术手段的缺乏，对病因及发病机制的认识极为有限。1972 年 Yaşargil 第一次将颞浅动脉 – 大脑中动脉（Superficial Temporal Artery–Middle Cerebral Artery，STA–MCA）血管吻合术应用于烟雾病。1979 年 Matsushima 实施了第一例脑硬脑膜动脉血管融通术（Encephalo Duro Arterio Synangiosis，EDAS）治疗烟雾病。这一阶段发明了包括直接血管重建手术、间接血管重建手术等术式在内的多种术式，并且取得了较好的疗效。很多研究也进行内科治疗烟雾病探索，但疗效不够理想。

20 世纪 90 年代，随着 CT 灌注成像（CT Perfusion Imaging，CTPI）等血流动力学检查方法和正电子发射断层成像术（Positron Emission Tomography，PET）等脑代谢检查方法的发明，基于脑血流动力学和脑代谢结果评估烟雾病手术疗效的研究逐渐增多，这些研究部分揭示了烟雾病病理生理学机制。1990 年 Sakurai 等发现儿童烟雾病患者的脑血流量（Cerebral Blood Flow，CBF）低于同年龄段正常儿童，并且 CBF 的分布表现为典型的后循环优势分布。随着 MRA、TCD 等无创检查技术的应用，烟雾病的检出率迅速提高，同时脑血流动力学评估技术的发展使我们能够更好的比较各种治疗方法之间的优缺点，从而提高了治疗效果，改善了烟雾病患者的预后。

进入 21 世纪，通过微卫星标记基因组扫描研究和单核苷酸多态性（Single Nucleotide Polymorphism，SNP）标记基因组扫描研究，发现了包括 D6S441、3p24.2-26、8q23、17q25.3 等在内的多个基因位点与烟雾病发病相关。近 5 年来，随着 DNA 测序技术自动化程度和基因分型技术的不断提高，全基因组关联研究（Genome–Wide Association Study，GWAS）方法被应用到烟雾病的遗传学研究。

2. 我国烟雾病临床研究

1978 年武汉医学院杨得娟等首次报道 1 例 STA–MCA 直接吻合术治疗烟雾病。"十一五"期间，烟雾病研究列入科技部支撑项目"脑卒中外科综合治疗技术体系研究"中，探索早期发现烟雾病、早期阶段标准、颞浅动脉 – 大脑中动脉搭桥手术中脑血流的测定、中国成人患者既往无卒中发作烟雾病的特点，推动了我国烟雾病临床研究，使烟雾病外科治疗得到普及。

北京天坛医院总结 1984—2010 年连续收治的 528 例烟雾病患者[14]其中以脑出血为首发症状患者 196 例，出血型患者比例高于日本报道；发患者群分布和日本韩国报道一致，具有儿童和成人两个发病高峰；在发病年龄上，我国成人烟雾病患者集中在 36 ~ 40 岁，明显低于日本成人患者的 45 ~ 49 岁，儿童患者集中在 6 ~ 15 岁，高于日本儿童患者的 5 ~ 9 岁。在治疗方式上，从早期的单一间接血管重建术、逐渐向直接血管重建术、联合血管重建术转变。对其中 331 例患者中期随访研究表明，直接血管重建术和间接血管重建均能改善患者血流灌注，减少缺血发作事件。出血型烟雾病的治疗是目前烟雾病治疗难点和争论点，该研究对其中 97 例出血型烟雾病患者进行了平均 7 年长期随访研究[15]，结果显示脑血管重建术明显降低患者再出血风险。2014 年日本一项有关手术和保守治疗出血型烟雾病随机对照试验结果，进一步证实血管重建术能降低烟雾病患者再出血。

3. 烟雾病基础研究现状

（1）遗传学研究

烟雾病的病因尚不明确。流行病学研究显示烟雾病患者中 6% ~ 12% 有家族史，提示遗传因素在烟雾病的发病过程中起着极其重要的作用[7]。寻找与烟雾病发病相关的致病基因一直是烟雾病病因学研究的重点问题。2012 年，Miyatake S 等发现 RNF213 基因的 c14576 位点碱基对突变会导致烟雾病早期发病，病程进展迅猛。

2010 年，国内张正善等选取 208 例中国汉族烟雾病患者及 224 例对照者进行的相关性研究发现，MMP-3 基因 1171 位点的基因多态性与烟雾病密切相关，国际首次开展汉族烟雾病患者易感基因定位研究。2012 年，顾宇翔等选取 170 例汉族烟雾病患者和 507 例对照者，针对于 RNF213 基因的 SNP 位点进行的关联研究发现 RNF213 基因的 R4810K 位点突变显著增加烟雾病的患病风险，而另一个位点 A4399T 可能与出血型烟雾病相关。

（2）免疫机制研究

尽管烟雾病并不是传统意义上的自身免疫性疾病，但很多研究报道免疫介导的病理改变可能参与了烟雾病的发病过程。2010 年 Kim 等发现甲状腺自身抗体与烟雾病的发病密切相关；2011 年张正善等通过对 114 例儿童烟雾病患者的检测，得出了同样的结论。2013 年 Steinberg 等利用高通量蛋白阵列芯片对 59 例烟雾病患者检测，分析 6 种与烟雾病相关的自身抗体，分别是 β- 淀粉样蛋白 /A4 蛋白（Amyloid Beta A4 Protein，APP），G 蛋白通路抑止因子 1（G Protein Pathway Suppressor 1，GPS1），13- 维甲酸刺激因子（Stimulated by Retinoic Acid 13，STRA13），β- 连环蛋白 1（Catenin Beta 1，CTNNB1），受体酪氨酸激酶样孤儿受体 1（Receptor Tyrosine Kinase-like Orphan Receptor 1，ROR1）和 Discoidin I 样域蛋白 3（Discoidin I-like Domains 3，EDIL3），这是国际上首次应用蛋白芯片技术对烟雾病的免疫机制进行研究。近年，Maruwaka M 等发现一种新的蛋白多肽 4473Da 在脑脊液中的水平与术后患者侧支循环建立密切相关。

国内在免疫机制的研究方面也取得了很多成果。张东等发现 BFGF 在中国烟雾病患者的体内表达增强[16]，刘新峰等发现基质细胞衍生因子（Stromal Cell-Derived Factor 1α，SDF-1α）、基质细胞衍生因子受体 4（Chemokine Receptor Type 4，CXCR4）和 CD34 阳性细胞表达水平升高与烟雾病相关。2012 年苏敏等对 65 例烟雾病患者颅内血管病理切片的免疫组化研究发现，S100A4 蛋白在血管内膜及中膜平滑肌细胞中表达增强，受损的血管内弹性膜中有 IgG 等免疫复合物沉积。

（3）流行病学特征和临床研究

日本在 2004 年的全国范围调查显示，烟雾病的患病率为 6.03/10 万，年发病率为 0.54/10 万[22]。2010 年，张岩松等在南京市进行了 7 家医院的多中心调查，结果显示南京地区的患病率和年发病率分别为 3.92/10 万和 0.43/10 万。

近年，国际上几个大的医疗中心利用医疗资源的整合优势，进行了多个大样本的临床特征研究，其中包括 Steinberg 和 Kim 等的研究。2012 年，段炼等[17]针对于 2002—2010 年收治的 802 例中国烟雾病患者的临床特征分析，是至今世界范围内最大一组病例数的单中心烟雾病患者临床特征总结，该研究表明中国烟雾病患者的性别比和发病类型，与其他国家均存在一定差异。

20 世纪 90 年代开始血流动力学特征和手术疗效的评估成为烟雾病临床研究的热点问题，在近 10 年，国内在这方面的研究也已快速发展。张东[18]等应用激光多普勒评估颞浅动脉—大脑中动脉直接吻合术后早期局部脑血流量的变化，发现在术后早期手术显著提高了脑供血，但存在症状性高灌注的风险。而耿道颖等进行的计算机断层扫描灌注成像和 CT 血管成像研究发现，256 排 CT 灌注可以较好的评价烟雾病术后脑血流动力学的改变，而三维 CT 血管造影（Three-Dimensional CT Angiography，3D-CTA）有助于确定移植血管的通畅。

二、国内外研究进展比较

随着我国经济的迅猛发展，医疗技术水平也迎头赶上了国际标准，同时由于我国是一个人口大国，对颅内动脉瘤及动静脉畸形的临床手术治疗经验丰富，动脉瘤手术、动静脉畸形手术治疗效果几乎与国际同步。但原始创新仍较欠缺，无论是锁孔手术、无牵拉手术，还是术中荧光造影、术中电生理监测、术中超声影像、手术器械及动脉瘤夹的改进等均借鉴国外，杂交手术室（Hybrid OR）、集磁共振室、血管造影、PET/CT 及操作室一体，可以实现多种影像数据融合实时导航提高手术准确度和安全性，并降低重返手术室再次手术的几率。杂交手术是未来脑血管病的发展方向，目前我国已经开始应用。

（一）血管外科治疗发展趋势

外科手术仍然是 AVMs 及动脉瘤最主要的治愈性治疗方法。精确医学科学、影像技术、神经麻醉技术、康复以及预后评估科学将改善预后，并重新界定 AVMs 及动脉瘤的外科手术适应证。放射外科和血管内技术为显微外科手术治疗动脉瘤及 AVMs 创造了新的机遇，从而达到降低并发症和改善预后的目的。其发展趋势包括：

（1）研究动脉瘤及 AVMs 自然病史、发病机制以及出血机制；动脉瘤及 AVMs 的基因组学，从分子和基因水平解释动脉瘤及 AVMs 形成机制以及出血机制，进一步探索动脉瘤及 AVMs 分子生物学治疗方法。

（2）加强和提高神经外科医师在动脉瘤及 AVMs 方面基础理论水平和临床实践技能，掌握动脉瘤及 AVMs 基础和临床研究的国内国际发展动态；学习动脉瘤及 AVMs 外科相关的新技术，如 Flow 800、术中吲哚菁绿造影（ICG）、功能磁共振技术应用；进一步证实和解释 AVMs 患者功能区重构现象。

（3）尽管 ARUBA 初步结果显示，保守治疗较干预治疗更有优势，但 ARUBA 研究从研究设计、病例选择、治疗方法以及随访观察等各方面均存在争议，无法进行推广。因此需在临床实践，对未破裂 AVMs 进行大数据研究，从而制定未破裂 AVMs 治疗指南。

（4）显微外科手术完全切除动脉瘤及 AVMs 仍然是目前治疗的主要手段。尽管血管内治疗和放射外科治疗也是方法之一，但是手术治疗有着即刻最高治愈率。血管内治疗目前主要作为显微外科或者放射治疗的一种辅助治疗。放射治疗主要适用于体积小、部位深在、手术难以达到或者手术治疗可能带来严重并发症的动脉瘤及 AVMs。未来动脉瘤及 AVMs 的治疗倾向于以手术治疗为主的多种治疗方法结合的综合治疗。

（5）高级别 AVMs 治疗，尤其是功能区巨大 AVMs 治疗，仍然是神经外科医师一大挑战，缜密的术前评估、术前计划以及术前手术模拟技术、功能磁共振技术、3D 打印技术、术中导航、神经电生理技术、术中造影荧光造影技术等以及杂交手术室应用，可能实现高级别 AVMs 的安全手术切除。

（6）精准治疗动脉瘤及 AVMs。根据病变的构筑特点、大小、部位、引流情况、生物学特点以及影像动力学特点，进一步规范动脉瘤及 AVMs 的各种治疗方法的适应证，制订动脉瘤及 AVMs 的病变特异性和患者特异性的个体化治疗模式。

总之，动脉瘤及 AVM 仍然是神经外科极具挑战性的疾病，病变个体性和多变性特点决定了其治疗方法的差异性。因此，动脉瘤及 AVMs 的治疗最终将是以病变特点和患者特点为基础的个体化治疗。

（二）血管内治疗

1. 动静脉畸形

随着神经介入器材及技术的进步，尤其是 Onyx 的出现，血管内介入治疗 DAVF 已经成为可靠而有效的治疗方式。在经验丰富的治疗中心，血管内介入治疗 DAVF 治愈率可达到 90% 以上，并发症率也较开颅手术明显降低，因此 DAVF 已经成为目前首选治疗方式。此外，近年来 DAVF 血管内治疗技术的进步主要体现在各种辅助技术进步，如球囊或弹簧圈辅助的微导管超选到位技术、球囊闭塞供血动脉近端辅助 Onyx 弥散技术以及静脉窦内球囊保护下经动脉入路 Onyx 栓塞技术等，这些技术的使用进一步提高 DAVF 血管内治疗的治愈率。我国人口基数大，患者数量众多，在 DAVF 的诊治上具有丰富的经验，其疗效以及技术创新均走在国际前列。但由于 DAVF 对于血管构筑学分析理解要求较高，我国各级医院神经介入治疗水平参差不齐，一定程度上降低了 DAVF 诊治的疗效，我国正在推进的神经介入医师准入制度有望改善这一状况。

2. 急性缺血性卒中

根据目前标准救治流程，限制发病—再通时间的瓶颈主要有三个方面：①如何尽快启动静脉溶栓（平扫 CT 排除出血）；②如何尽快启动血管内取栓治疗（多模影像评估筛选合适的血管内治疗病例）；③如何尽快实现血管再通。

限制发病—再通时间的第一个瓶颈取决于多个因素，包括患者对卒中的了解程度、转运的过程是否及时、院内卒中救治团队是否及时到达以及平扫 CT 能否尽快进行及解读等。2013 年美国已有超过 50% 的溶栓患者，实现从到达急诊室到启动静脉溶栓时间（Door to Needle Time，DNT）小于 60 分钟的目标。根据北京天坛医院牵头的"中国急性缺血性卒中静脉溶栓救治研究（MOST）"数据显示（未发表数据），2014 年华东地区仅上海长海医院达到该标准。由于卒中救治是系统工程，极大地受到国情和医疗体系的限制，因此上海长海医院的卒中救治模式值得深入探讨及推广。作为国家卫计委脑卒中筛查与防治示范基地和上海市脑卒中临床救治中心，长海医院的主要做法包括：①定期培训辐射区域的下级医院医师及急救人员，建立完善的卒中救治网络，确保卒中患者在最短的时间内转运至具备救治条件的医院；②有机整合神经内外科、急诊科和放射科资源，建立协同一致的卒中救治团队，确保卒中救治小组 15 分钟内到达急诊室，30 分钟内完成平扫 CT 扫描，力争 45 分钟确保 60 分钟内完成相关评估并启动静脉溶栓治疗。最新研究表明，移动卒中单元（配有 CT、实验室检查装置及远程会诊系统的救护车）能够明显缩短从接到卒中预警到启动静脉溶栓的时间间隔，甚至可以在患者到达医院前即启动静脉溶栓治疗。因此我们有理由相信，在不远的将来移动卒中单元极有可能成为 AIS 救治的标准配置。

限制发病—再通时间的第二个瓶颈在于尽快完成多模影像评估（CTA/CTP 或 MRA/MRP）。筛选出侧支循环良好、核心脑梗死区较小的急性 LVO 患者，尽快启动血管内取栓治疗。目前，完成这一临床决策过程耗费的时间差异极大，即使对于那些组织严密的多中心研究，从完成平扫 CT 到股动脉穿刺所需的中位时间也达到 51 ~ 185 分钟。这个院内延误是重要而可控的延误来源，美国一项质量控制行动显示：在评估患者的同时通知麻醉师、介入操作室等相关部门和人员的"平行运行模式"能够有效缩短发病—股动脉穿刺时间；上海长海医院的模式与此十分类似，融合神经内、外科的脑血管病科，建立了静脉溶栓团队（神经内科医师主导）、动脉溶栓团队（神经外科医师主导）和麻醉团队（专职神经介入麻醉医师主导）有机结合的综合卒中救治团队，可疑卒中患者的到达将第一时间同时激活三个团队，这为后续治疗的顺畅连接提供了保证，尤其在夜间，这一机制发挥了至关重要的作用。除了救治模式的优化，影像设备和技术的进步可能显著缩短院内延误，这主要包括两种"一站式"卒中影像评估方案：①复合导管室的建立（传统 CT+DSA 机或传统 MRI+DSA 机）；②基于 DSA 机的 CT/CTA/CTP 技术的完善。上述两种方法都可以直接跳过急诊室将可疑卒中患者直接送入导管室开展所有救治工作，显著缩短发病—再通时间。复合导管室已经存在 10 余年，但由于需要两套系统和更大的设备安装场地，造成成本极高，目前尚未推广，应用急性卒中救治的报道也极少；基于 DSA 的 CT/CTA/CTP 技术由于只是数据采集及重建方法的创新，不需要硬件的更新，可能具有更为广阔的前景。"移动卒中单元 + 基于 DSA 设备"的一站式卒中影像评估体系将是卒中综合救治的未来。

限制发病—再通时间的第三个瓶颈在于技术上如何尽快实现血管的再通。多个研究表明采用支架型第二代取栓装置的血管再通率显著优于第一代取栓装置，同时它也能够有效缩短股动脉穿刺—首次复流及股动脉穿刺—再通时间；此外，Turk 等提出的抽吸与支架型取栓装置相结合的 ADAPT 技术能够使股动脉穿刺—再通（TICI 2b/3）时间缩短到平均 37 分钟，再通率进一步提高到 95%；Nguyen 等的研究表明，在应用支架型取栓器时采用球囊导管能够显著缩短手术时间，提高再通率，并且改善患者的临床预后。综上所述，联合采用球囊导引导管、支架型取栓器和 ADAPT 技术进行取栓，可能提高血管再通的概率，缩短血管再通的时间，改善患者的临床预后。

3. 脑供血动脉粥样硬化

尽管 SAMMPRIS 研究是目前唯一发表的关于药物治疗与支架治疗的对比研究，但就 SAMMPRIS 研究的设计而言，从开展该临床试验的时机、入选病例标准、手术医师资质、手术方案及手术时间的选择方面均存在值得改进的地方。其对临床决策有指导意义但无决定意义，进行进一步的临床研究非常必要。近期国内多家医院报道了单中心使用 Wingspan 支架治疗 ICAS 的短期疗效效果，其术后 30 天内卒中及死亡率为 1.9%～6.3%，远低于 SAMMPRIS 类似数据。目前，国内有几项针对于 ICAS 介入治疗及药物治疗疗效对比的多中心研究正在进行之中，针对 SAMMPRIS 研究设计中的薄弱环节，充分考虑侧支循环及血液动力学的影响，采用更为严格的入组筛选标准，期望能够探寻适合介入治疗的适应证。目前已有会议报道结果的"中国颅内动脉窄登记研究"结果初步显示，100 例患者 30 天内并发症发病率仅为 2%，显著低于 SAMMPRIS，这也大大增强了国内在 ICAS 研究方面的信心。

（三）烟雾病

1. 加强基础研究，寻找病因学研究突破口

遗传因素在烟雾病的发病中可能占有重要地位。但目前对烟雾病易感基因的全面系统定位研究尚无报道。烟雾病易感基因的确定是寻找烟雾病特异性生物学标记物的最重要环节。如果能寻找到特异性的突变基因：首先，有利于易感人群的筛查工作，能够实施更有针对性的预防；其次，能够利用突变基因或位点的不同更好的区分烟雾病的亚型，进行有针对性的治疗；最后，如果能够通过相关基因的结构和功能研究，明确烟雾病的发病机制，有可能为烟雾病的治疗模式带来革命性的改变。

另外，尽管多种细胞因子和自身抗体的水平变化揭示了免疫介导的病理改变可能参与了发病过程，但血管损伤部位为何局限于 Willis 环周围仍未可知。目前推测该部位特殊结构造成的流体力学改变可能与发病相关。因此基于血管形态学和管壁结构学相关的流体力学研究可能对完善烟雾病的发病机制有极大的帮助和重要的意义。

2. 重视临床研究

尽管目前国际上仍采用日本 1997 年和 2012 年的诊断标准来定义烟雾病，但越来越多的证据表明，此种基于影像学特征为基础的诊断标准并不能明确的定义烟雾病，在实际临床应用中存在着诸多问题，导致烟雾病误诊和漏诊，因此诊断标准的规范迫在眉睫。

此外，尽管目前大多数学者认为颅内外血管重建手术可以增加脑血流量，改善烟雾病

患者的低灌注状态以及临床症状。但对不同临床类型患者手术适应证和手术方式仍存在争议。各医疗单位现在均是根据个人的临床经验及体会决定治疗的方式，因此迫切需要通过多中心大样本的临床实验对烟雾病进行规范化治疗，才能进一步提高疗效、降低并发症，使广大的患者受益。

随着分子遗传学及蛋白质组学研究的发展，有望在烟雾病病因及发病机制研究中获得突破，进而引领烟雾病诊断和治疗方式的变革。

中国烟雾病发患者数高于日本、韩国和欧美，我国有条件在烟雾病的临床研究方面做出成绩，而高质量的临床研究需要多中心、大样本临床合作，通过国内神经外科同道的不懈努力，加强国际交流合作，烟雾病的诊疗和研究事业必将大步向前发展。

—— 参考文献 ——

［1］ Zhao J Z, Zhou L F, Zhou D B, et al. Comparison of CT-guided aspiration to key hole craniotomy in the surgical treatment of spontaneous putaminal hemorrhage: a prospective randomized study［J］. Frontiers of Medicine in China, 2007, 1（2）: 142-146.

［2］ Ziai W C, Tuhrim S, Awad I, et al. A multicenter, randomized, double-blinded, placebo-controlled phase iii study of clot lysis evaluation of accelerated resolution of intraventricular hemorrhage（clear iii）［J］. International journal of stroke, 2014, 9（4）: 536-542.

［3］ Morgan T, Zuccarello M, Hanley D, et al. Preliminary findings of the minimally-invasive surgery plus rtPA for intracerebral hemorrhage evacuation（MISTIE）clinical trial［J］. Acta neurochirurgica Supplement, 2008, 105: 147-151.

［4］ Steiner T, Al-Shahi S R, Beer R, et al. European Stroke Organisation（ESO）guidelines for the management of spontaneous intracerebral hemorrhage［J］. International journal of stroke: official journal of the International Stroke Society, 2014, 9（7）: 840-855.

［5］ Abla A A, Lawton M T. Anterior cerebral artery bypass for complex aneurysms: an experience with intracranial-intracranial reconstruction and review of bypass options［J］. Journal of Neurosurgery, 2014, 120（6）: 1364-1377.

［6］ Fischer G, Stadie A, Oertel J M. Near-infrared indocyanine green videoangiography versus microvascular Doppler sonography in aneurysm surgery［J］. Acta Neurochirurgica, 2010, 152（9）: 1519-1525.

［7］ Caplan J M, Sankey E, Yang W, et al. Impact of indocyanine green videoangiography on rate of clip adjustments following intraoperative angiography［J］. Neurosurgery, 2014, 75（4）: 437-444.

［8］ Kang D, Yao P, Wu Z, et al. Ischemia changes and tolerance ratio of evoked potential monitoring in intracranial aneurysm surgery［J］. Clinical Neurology & Neurosurgery, 2013, 115（5）: 552-556.

［9］ Liu X J, Kang S, Zhao J Z. Risk of cerebral arteriovenous malformation rupture during pregnancy and puerperium［J］. Neurology, 2014, 82（20）: 1798-1803.

［10］ Guo Y, Pan L, Zhao Y L. Human brain arteriovenous malformations are associated with interruptions in elastic fibers and changes in collagen content［J］. Turk Neurosurg, 2013, 23（1）: 10-15.

［11］ Li S, Duan R, Zhao J, et al. Receptors of the Notch signaling pathway are associated with hemorrhage of brain arteriovenous malformations［J］. Molecular Medicine Reports, 2014, 9（6）: 2233-2238.

［12］ Yu S L, Wang D J, Zhao J Z. Accuracy of vessel-encoded pseudocontinuous arterial spin-labeling in identification of feeding arteries in patients with intracranial arteriovenous malformations［J］. American Journal of Neuroradiology, 2014, 35（1）：65-71.

［13］ Takeuchi K，Shimizu K. Hypogenesis of bilateral internal carotid arteries［J］. No To Shinkei, 1957（9）：37-43.

［14］ Liu X J，Zhang D，Shuo W，et al. Long term outcome after conservative and surgical treatment of haemorrhagic moyamoya disease［J］. Neurol Neurosurgpsychiatry，2013，84（3）：258-265.

［15］ Liu X J，Zhang D，Wang S，et al. Clinical features and long-term outcomes of Moyamoya disease：a single-center Experience with 528 cases in China［J］Journal of Neurosurgery，2015，122（2）：392-399.

［16］ Zou D，Zhao J，Zhang D，et al. Enhancement expression of bFGF in Chinese patients with Moyamoya disease［J］. Biomedical & Environmental Sciences，2011，24（1）：74-80.

［17］ Duan L，Bao X Y，Yang W Z，et al. Moyamoya disease in China：its clinical features and outcomes［J］. Stroke，2012（43）：56-60.

［18］ Gesang D Z，Zhang D，Zhao J Z，et al. Laser Doppler flowmeter study on regional cerebral blood flow in early stage after standard superficial temporal artery-middle cerebral artery bypass surgery for moyamoya disease［J］. Chinese Medical Journal，2009（122）：2412-2418.

撰稿人：王　硕　游　潮　兰　青　刘建民　王大明　佟献增

林　森　黄清海　张　东　段　炼　刘兴炬

颅脑肿瘤外科学

一、引言

生长于神经系统的肿瘤包括原发性肿瘤和由身体其他部位转移来的继发性肿瘤。近年来神经系统肿瘤的发病率有所增高，其原因可能与以下因素有关：①环境因素的影响及老龄化社会的步入，使人群肿瘤的总体发病率升高；②医疗水平的提高使肿瘤患者的寿命得以延长，从而有足够的时间形成症状性病灶；③影像技术的改进使无症状的肿瘤检出率提高。我们可以把这些肿瘤简单分为良性和恶性两类。恶性中胶质瘤最常见，约占原发性中枢神经系统肿瘤的 32%，年发病率约为 5/10 万。其他恶性肿瘤如脑淋巴瘤、脑转移瘤、生殖细胞肿瘤等也不少见。良性肿瘤中脑膜瘤最常见，占所有颅内肿瘤的 20% ~ 32%，同时也是颅内病理亚型最多的肿瘤，其他良性肿瘤包括垂体腺瘤、听神经瘤等也是神经外科常见的疾病。各种神经系统肿瘤有不同的特点，近年来我国神经外科在肿瘤的临床诊疗和相关转化研究等领域取得十分丰硕的研究进展，为了达到国家提出的精准医疗目的，在全国范围内统一治疗模式，找到脑功能保护新手段，最终提高患者生存率，故联系国内各专家，形成脑肿瘤领域发展报告如下。

二、国内外颅脑肿瘤研究进展和趋势

（一）胶质瘤

胶质瘤（Glioma）作为最常见的颅内原发性神经系统肿瘤，具有生存期短、复发率和死亡率高等特点，尤其是恶性程度最高的胶质母细胞瘤（Glioblastoma Multiforme，GBM）。虽然自 2005 年 Stupp[1] 等提出手术结合放化疗（替莫唑胺，TMZ）的综合治疗方案以来，胶质瘤的治疗效果已经取得了一定的改善，但总体来看仍无明显突破，GBM 患者的中位生存期仅为 14.6 个月，2 年生存率不到 28%，5 年生存率不及 10%。尽管近年来免疫治疗等新型疗法逐渐兴起，但目前国际上仍公认手术为治疗胶质瘤的首选方案。欧洲的一项 III 期临床试验发现，接受肿瘤全切除的 GBM 患者的生存期长于接受部分切除的患者。大样本的资料显示，手术能缓解大多数胶质瘤患者由颅内压升高及瘤周水肿引起的症状，也可以延缓神经功能障碍的进展。2014 年 NCCN 指南也指出，最大范围安全地切除胶质瘤，效果是较为明确的。手术的最终目的，仍是提高患者的生活质量、延长患者的生存期。目前全世界的神经肿瘤学家已逐渐达成共识，即手术可以明显延长无进展生存期（Progression Free Survival，PFS）和总生存期（Overall Survival，OS）。然而在大多数情况下切除程度仅是依靠术者的主观判断，这影响了该结论的客观性。新近 Stummer[2] 等纳入了 166 例 GBM 患者，依据术后 MRI 表现专门研究肿瘤是否全切对预后的影响，他们发现术后 MRI 显示瘤区没有强化病灶残余的患者中位生存期为 23.6 个月，显著长于术后 MRI 提示肿瘤残余的患者。上述研究均说明，对于高级别胶质瘤，肿瘤肉眼全切除可改善患者的预后；同时对于低级别胶质瘤，目前尚缺乏手术切除程度对于其预后进展影响的比较权威的数据。

如何能做到安全范围内的最大切除，国内外学术界做了很多技术和理念上的改进。传统的单纯依赖显微镜、术前影像学资料、解剖学知识的手术模式已经不能满足精准切除胶质瘤的需要，各种新技术的出现正逐渐引领神经外科手术的一场变革。神经导航技术已经在全世界和国内较多医院推广，可以帮助医生更准确地对病灶定位，防止术中迷失方向。但是，神经导航主要依赖术前的影像学资料，术中的脑移位乃至手术操作均会影响其准确性，因此，术中超声多普勒以及术中 MRI 近年来也逐渐兴起，以弥补导航技术的不足。术中超声多普勒对于低级别胶质瘤的定位效果较好，而高级别胶质瘤往往伴有水肿或出血坏死，从而限制了其应用。相比之下，术中 MRI 能显著提高胶质瘤尤其是非强化部分的切除程度，目前被认为是胶质瘤定位的金标准，但是其耗时耗钱，短期内较难推广和普及。近年来，术中荧光[2] 在高级别胶质瘤手术中的应用逐渐增多，它可以为主刀医生提供肿瘤切除程度的实时反馈，更为客观地提示手术终点。目前最为常用的术中荧光为 5-ALA。一项纳入了 11 例 GBM 患者的前瞻性随机对照研究显示，5-ALA 对肿瘤和异常组织的阳性预测值分别为 0.95、0.99，灵敏度和特异度分别为 0.75、0.71，其他一些研究也证实 5-ALA 可以较好地区分正常脑组织和肿瘤组织，相较传统方法显著提高了肿瘤切除程度，从而改善患者预后。而这些研究也同时发现，使用 5-ALA 的患者尽管切除了更多肿瘤，其术后神经功能障碍的发生并未增多。较为遗憾的是，截至目前，5-ALA 尚未得到我国相关机构的批准，使得其在国内的应用受到限制。国内多家医院已经尝试将黄荧光应用于胶质瘤手术中，具体效果及经验尚待后续报道。

对于涉及功能区的胶质瘤，通过各种先进技术探索和保护脑功能是今后的趋势。当前唤醒脑手术发展较为迅猛，直接皮层刺激（DCS）、神经电生理检测、脑磁图等可用于定位运动区、语言区，被认为是胶质瘤手术保留相关功能的金标准。目前针对原有唤醒状态下神经电刺激技术定位准确率不高、定位时间过长的问题，国内以北京天坛医院和广州军区广州总医院为代表，已建立了基于静息和任务模式的术前多模态脑功能区初定位技术和基于任务模式的术中唤醒状态下神经电刺激精准定位技术，显著提高了功能区定位准确率，使定位时间缩短 29%。语言功能区是关系到患者生活质量的重要因素。基于神经损伤后可塑性修复的特性，针对语言功能区脑胶质瘤制订了择机分期切除手术策略，即对于该部分患者，提出"I 期安全切除—术后语言功能重塑—II 期完全切除"的分期切除策略，既实现了肿瘤全切，又保留了患者语言功能。联合以上技术创建了适合国人的脑胶质瘤精准手术技术体系，实施功能区脑胶质瘤手术 448 例，肿瘤全切除率达到 67%，术后长期功能障碍率降至 3.8%，达到国际先进水平，并主持制定《唤醒状态下切除脑功能区胶质瘤手术技术指南》，规范了该类患者的安全切除手术方法和技术。

以上新技术应用的最终目的仍是最大限度地保障患者安全、延长患者预后、为患者提供更多福利，作为临床医生应认识到这些技术的优点及不足，尽可能适当地应用，不滥用、不误用，更不能过分依赖新技术，而忽略了最为基本的解剖知识和显微手术技术。周良辅院士提出颅内不同大小病灶的分级诊断策略：无症状的 < 1mm^3 的可疑病灶进行短期常规核磁共振（MRI）随访；1 ～ 2mm^3 的病灶需进行并行磁共振成像（pMRI）、核磁共振波谱（MRS）和 / 或 PET 确认；> 2mm^3 的病灶建议活检。如果通过影像怀疑早期胶质瘤，建议早期进行手术切除，因为这些无症状的偶然发现的胶质瘤多为 IDH1 突变和 1p19q 共缺失，早期手术能给患者带来更大的生存益处。

由于胶质瘤呈浸润性生长或者且位于运动皮层等功能区时，全切除较为困难，研究显示，复发病灶多位于原发灶周围 2cm 的范围内，也进一步证明残留的肿瘤细胞（包括肿瘤干细胞）是导致复发的主要原因，因此，单纯手术解决不了所有问题，我们仍需要放化疗辅助的综合治疗乃至分子病理方面的探索。

随着人类基因组计划的完成及美国 TCGA 数据库和我国 CGGA 数据库的建立，生物标志物及分子病理学在胶质瘤诊治中的作用逐渐受到重视，相比于传统的病理分型，它们或许可以为胶质瘤的早期诊断、个体化治疗、预后评估提供更多的帮助。大多数弥漫星形、间变性胶质瘤和继发性 GBM 瘤携带 IDH1 或 IDH2 基因突变，这类患者的预后往往好于携带野生型 IDH1 和 IDH2 基因的患者。最新的结果也发现，对于 IDH1 突变的高级别胶质瘤，在切除强化病灶的同时尽量切除非强化病灶可以明显改善患者的预后。1p/19q 联合性缺失是少突胶质细胞瘤的特异性表现，而它常与 IDH1 突变相关联，可以提示间变性少突胶质细胞瘤的较好预后。此外，1p/19q 联合性缺失也可以预测患者对放射治疗及 PCV 化疗方案的反应。MGMT 是一类化疗耐药基因，替莫唑胺对 MGMT 启动子甲基化的 GBM 患者效果较好，新近越来越多的研究开始探究 MGMT 启动子甲基化在低级别胶质瘤中的预后价值及其与 IDH 突变、1p/19q 联合性缺失的相关性。

除了上述三种目前较为公认的分子标记物，近年来，在胶质瘤研究领域又有新的发现引人瞩目。Duke 大学的 Killela 等对 223 例胶质瘤标本进行测序，发现其中 114 例（51.1%）

出现端粒酶基因 TERT 的启动子突变，他们进一步针对 78 例 GBM 展开研究，发现这一比例高达 83%，具有这类突变的 GBM 患者中位生存期仅为 14 个月，明显短于未发生突变的患者（27 个月），而对于 WHO II 或 III 级的星形细胞瘤，仅有 10% 的患者出现 TERT 启动子突变，这说明 TERT[3] 可能在胶质瘤的恶性进展中扮演重要作用，有望作为恶性胶质瘤的分子标记物乃至治疗靶点。国内华山医院神经外科联合香港中文大学病理学科，通过近 10 年随访，发现放化疗可使携带 IDH 基因突变的胶质瘤患者获得生存益处，对于 IDH 野生型患者，TERT 启动子突变检测可用于预测放化疗疗效。并通过 IDH1+TERT 基因检测将 2～3 级胶质瘤分为预后迥异的 4 个分型。新近又有研究对 14 例脑干胶质瘤和 12 例丘脑胶质瘤进行了外显子组测序分析，发现 37.5% 具有 H3F3A 表达的脑干胶质瘤中存在 PPM1D 基因突变，PPM1D 基因编码野生型 p53 诱导的蛋白磷酸酶 1D，PPM1D 突变与 TP53 突变不同时存在于脑干胶质瘤组织中，进一步的体外研究也显示，PPM1D 突变可以抑制肿瘤组织中 p53 的活化，以及 p53 对于 DNA 损伤检验蛋白 CHK2 的激活，这可能是该类患者对放射治疗无效的关键因素，而针对 PPM1D 的化学抑制剂已经在研发中，或许将来可应用于脑干胶质瘤的靶向治疗。北京天坛医院率先发现在 GBM 的术后治疗中，microRNA-181d 高表达可以显著增加患者对替莫唑胺的敏感性，使经过替莫唑胺治疗的患者受益。相对于 microRNA-181d 低表达且接受的患者，危险比率（Hazard Ratio）仅为 0.3，此结论在美国 TCGA 数据库中的 224 例样本中得到验证。该团队继续深入研究发现，microRNA-181d 可靶向结合 MGMT 的信使 RNA（mRNA）的 3'-UTR 区，导致其降解约 50%，从而降低 MGMT 蛋白的表达。与 MGMT 启动子甲基化不同，microRNA-181d 是通过靶向降解 MGMT-mRNA 导致 MGMT 表达下降，作用于 MGMT 蛋白表达过程。而前者则是通过 MGMT 基因启动子的甲基化导致 MGMT 基因沉默，作用于转录过程。不过二者殊途同归，都是降低 MGMT 蛋白水平，从而减少 MGMT 对替莫唑胺造成的肿瘤细胞内 DNA 烷化性损伤的修复作用，增强替莫唑胺效果。此外，团队还对 272 例全级别胶质瘤进行了全转录组测序，发现了 PTPRZ1-MET（ZM）新型融合基因，并在国际上进行了首次报道。ZM 融合基因在继发性 GBM 的发生率高达 15%，并使得该部分患者的中位生存期大幅缩短至 4 个月。通过进一步功能研究发现，ZM 融合基因可以使癌基因 MET 持续性自发性激活，进而激活经典炎症通路 PI3K/AKT，促进肿瘤细胞的侵袭和迁移，从而使继发性 GBM 患者中位生存期缩短将近 50%。针对此融合基因的靶向治疗研究正在临床前期试验中，并已经取得了初步成果。通过全转录组测序技术，在国际上首次绘制了全级别脑胶质瘤融合基因图谱，发现了胶质瘤新型药物靶点，填补了国际上全级别胶质瘤融合基因图谱的空白。

在分子病理学构建的大数据时代，神经外科医生不能固守传统观念，而应从分子生物学乃至基因水平了解胶质瘤的发生和发展机制，从而为患者制订个体化的手术方案。分子标记物是个体化治疗的基础，唯有灵敏度和特异性俱佳的分子标记物才能保证治疗的精确、有效。理想的分子标记物应能明确区分目标人群和非目标人群，并经得起标准化流程的重复检验。MGMT 启动子甲基化过去曾被认为是 GBM 较准确的生物标记，但因不能满足上述标准而被越来越多的研究者所质疑。目前最有前景的胶质瘤标记可能是 EGFRvIII，未来还需要更为普及的应用并开展靶向药物的临床试验。非常可喜的是，2014 年国内学者建立了以循证医学为基础的脑胶质瘤分子检测分析体系（《中国脑胶质瘤分子诊疗指南》），描述最普遍的胶质瘤相关的分子改变、潜在的治疗靶点和生物标志物，从而用于指导临床实践并做出治疗选择。对于哪一个（类）患者或者样本需要进行检测，何时检测和如何检测，本指南中也给出了推荐。

个体化治疗方案的靶向性也不容忽视，尽管肿瘤干细胞理论争议不断，但不可否认，胶质瘤的确存在异质性，肿瘤细胞间分工也不相同，其中的一小部分细胞可能对肿瘤的生长、侵袭、复发起决定性作用。因此，个体化治疗能否精准抑制这类细胞至关重要。但目前为止，胶质瘤干细胞也缺乏非常特异的标志物，常用的 CD133、A2B5 表达于其他细胞中，因此仍存在进一步探索的空间。续于手术、放射治疗和化疗之后，生物免疫治疗是另外一个新兴的治疗方向。目前国际上已有多个 II 期免疫治疗的临床试验在 GBM 中开展，如何选择患者，何时介入，如何突破免疫微环境，如何发现和利用更多更有效的胶质瘤相关抗原，甚至如何去界定有效与否等问题都是非常值得深入探讨的。

在过去 20 年，我国神经外科迅猛发展，胶质瘤诊疗水平显著提高。神经导航技术已日益流行，许多中心也开展了唤醒脑手术、术中电生理检测等，华山医院、301 医院等建立了术中高场强 MRI 手术室，达到国际先进水平。2012 年我国成立了脑胶质瘤协作组（CGCG），历时 4 年发展，江涛和毛颖分别作为首任和继任组长，领导国内该领域专家做了大量高水平的学术交流和合作，取得了很大的学术推广作用。

然而，由于我国经济发展不平衡，不同地区、不同规模的医院之间在胶质瘤的诊疗水平、观念上仍存在较大差异，上述技术也未得到完全的普及，部分单位仍存在诊治不规范的问题。为此，我国在 2012 年公布了《中国中枢神经系统胶质瘤诊断和治疗指南》，旨在规范胶质瘤诊疗现状，普及先进理念乃至技术，改善我国胶质瘤患者预后，目前该指南处于第三版的更新。可以肯定的是胶质瘤的治疗是多学科合作的综合治疗体系，如何手术中判断肿瘤边界、如何个体化地认识肿瘤异质性、如何确定哪些是放射治疗敏感的、如何改进放射治疗技术减少损伤、如何开发更加有效的治疗药物等都是该领域需要努力的方向。

（二）其他恶性脑瘤

原发性颅内淋巴瘤（PCNSL）是指排除了系统淋巴瘤，病变局限于大脑、小脑、脑干和脑膜等中枢神经系统部位，是临床上少见的非霍奇金淋巴瘤，根据上海华山医院年手术的颅内肿瘤病例总数和病理确诊的 PCNSL 数量估算，PCNSL 占颅内肿瘤的 0.5% ~ 1.0%。其发病机制不明，由于脑内并无淋巴结等相关组织，目前对原发性脑淋巴瘤的发生存在争论，现今大多数学者认为肿瘤细胞来自血管周围的未分化多潜能间叶细胞，依据是病变区域可见瘤细胞聚集在血管周围排成血管细胞套。也有学说认为原发性脑淋巴瘤起源于多能干细胞，常离心性播散，从血管周围浸润进入相邻的脑实质，肿瘤也可侵透血管壁进入管腔内，从而造成血脑屏障的破坏。近年在基因研究方面的结果表明，染色体 6q 的缺失及 p53、BCL-6、EBER-1 均与发生有关。由于 PCNSL 临床表现无典型性、影像学表现多样性及实验室检查无特异性，与其他部位淋巴瘤不同，与颅内其他肿瘤容易混淆，既往术前诊断十分困难，往往误诊为胶质瘤、转移瘤、脑膜瘤、多发性脑脓肿、多发性硬化等。近年来随着众多学者对 PCNSL 的关注，术前正确诊断率较前有所提高。本病典型的 CT 表现为平扫时深部脑白质可见等或稍高密度结节或肿块，且密度均匀，边界清楚，周围有轻、中度水肿环。而 MRI 信号有一定的特异性，T1WI 呈等或稍低信号，T2WI 呈稍低或等信号，DWI 为高信号，增强表现为"握拳状"或"团块状"样强化，病灶周围水肿轻，占位效应小，肿瘤的占位程度与肿瘤大小不成比例，即瘤体较大，而瘤周水肿范围相对较小和占位效应较轻。近年有研究表明，磁共振波谱对于脑内占位性病变的鉴别诊断具有一定的帮助，表现为 NAA 中度降低，Cho 升高，Cr 轻度降低。新近研究指出：PCNSL 是一种乏血管的肿瘤，PWI 图像上表现为低灌注、rCBV 及 rCBF 值下降，这点对鉴别诊断非常有帮助。确诊最终依靠病理免疫组化和分子生物学的依据。目前通过立体定向穿刺活检技术获得病理诊断成为确诊的主要手段。PCNSL 的治疗方法有手术、化疗、放射治疗、免疫靶向治疗等。20 世纪八九十年代传统的治疗观点为手术 + 放射治疗 / 放射治疗 + 化疗 / 手术 + 化疗 + 放射治疗。然而通过多国多中心生存分析研究发现手术并不能给患者带来良好的生存效益，目前仅作为获取组织取得病理诊断和缓解颅内高压赢得随后的放化疗时间从而延长生存期的一种方法。由于 PCNSL 对放化疗十分敏感，目前推荐的标准治疗方案为以 HD-MTX 为基础的化疗方案 + 放射治疗，摒弃了既往先放射治疗后化疗的治疗策略。临床治疗方面，现在推荐的一线治疗是以 HD-MTX 为基础的化疗方案 + 放射治疗。利妥昔单抗（美罗华）是治疗周围性淋巴瘤常见的药物，现在国外一些研究报道在 PCNSL 中应用，效果有待确切评估。另外通过静脉或颅内动脉给药开放血－脑脊液屏障后再化疗，可提高脑内药物浓度 5 ~ 40 倍，国外报道用该疗法治疗 PCNSL 5 年生存率比一般化疗和放射治疗提 4 倍，中位生存期为 40.7 个月。研究方面，目前比较热门的为放射治疗 + 自体干细胞移植的治疗手段，不少国外学者通过临床试验得出该种治疗，给众多患者带来了希望。目前无国内相关的突破进展报道。

　　脑转移瘤是指源于中枢神经系统以外的肿瘤细胞转移到脑组织而进一步发展形成的颅内恶性肿瘤。脑转移瘤形成的相关分子机制包括肿瘤微环境学说、应激状态与肥大细胞学说以及转移干细胞学说。不同肿瘤发生脑转移率各不相同，最常见于小细胞肺癌和非小细胞肺癌、乳腺癌和恶性黑色素瘤。脑转移瘤可发生于脑的任何位置，80% 发生在大脑半球，15% 分布于小脑，只有 5% 分布于脑干。约 1/4 患者的临床症状突然出现，因转移部位不同而表现出不同的临床症状。在诊断方面，增强磁共振成像对脑转移瘤的早期诊断有至关重要的作用，由于转移瘤可引起非神经组织毛细血管增生，并保持其来源的组织特征，并且这种毛细血管无血脑屏障，因而增强磁共振扫描时可见强化，并能发现平扫下常被大片水肿掩盖的病灶。弥散加权成像（DWI）可鉴别术后急性脑梗死引起的细胞毒性脑水肿与肿瘤引起的血管性脑水肿。近年来特殊的 MRI 检查主要用于脑转移瘤的鉴别诊断（如灌注 MRI，pMRI；磁波谱图，MRS）以及指导外科手术（如功能 MRI，fMRI；弥散张量成像，DTI），一般肿瘤周边水肿带内 CHO/NAA 比值正常提示脑转移瘤，比值升高（＞2.0）提示胶质瘤浸润生长，进一步可活检。正电子断层扫描 CT（PET/CT）有助于找到原发病灶。手术治疗可以解除肿瘤对脑组织的压迫（特别是单个伴明显水肿者），减轻颅内高压，改善神经机能状态，明确肿瘤病理类型，为后续治疗创造条件，术后的治疗模式是放射治疗，同时在此基础上配合化疗，并且要兼顾原发肿瘤的治疗。许多回顾性研究证明单纯外科手术后的生存率高于单纯放射治疗，若术后结合放射治疗，则生存率明显提高。近 10 年来，化疗已逐渐成为脑转移瘤治疗的一种切实有效的手段，尤其是复发的脑转移患者。既往多数学者认为，化疗药物难于透过血脑屏障（BBB）和进入肿瘤细胞，加之脑转移灶固有的化疗耐药性等原因影响了化疗的疗效。但新的药物动力学显示，脑转移瘤在形成转移灶的过程中，并没有形成完整的血脑屏障，因此，化疗对脑部转移瘤可能有效。目前，对化疗比较敏感的转移性脑肿瘤包括乳腺癌、小细胞和非小细胞肺癌、生殖细胞肿瘤、卵巢癌，目前尚无特异的药物。一般讲，所选择的敏感药物应具有同时兼顾脑和系统肿瘤，又具有易于通过血脑屏障的特点。放射治疗是多发脑转移瘤的标准治疗方式，对脑转移瘤患者手术后全脑放射治疗可明显提高生存时间。由于全脑放射治疗的并发症较多（如急性和迟发性不良反应等），目前调强放射治疗（IMRT）是在三维适形放射治疗基础上发展起来的新技术，可以在改变束流形状的同时还能对束流强度进行调节，从而更好地把剂量集中到肿瘤靶区，最大限度地保护病灶周围的正常组织和器官。虽然手术加术后放射治疗在治疗单个脑转移瘤的效果已被肯定，但伽玛刀治疗因其创伤小、住院时间短等优点逐步被患者所接受。伽玛刀术后可能出现的主要并发症是脑水肿的加重（与容积效应和治疗剂量有关），经脱水和激素等治疗往往可以控制。射波刀（Cyber Knife）作为一种新型放射外科手段在脑转移瘤中效果亦不错。近年来，随着人们对肿瘤形成和转移的分子生物学的不断研究，已将分子靶向治疗作为恶性肿瘤的治疗策略。肿瘤分子靶向治疗是指"针对参与肿瘤发生、发展过程的细胞信号传导和其他生物学途径的治疗手段"。随着 Gefitinib、Erlotinib、Bevacizumab 以及 Lapatinib 等分子靶向药物的使用，开始有研究探索单纯靶向药物治疗非小细胞肺癌和乳腺癌脑转移的疗效，并取得较好的初步效果。国内已分别开展研究探讨 Gefitinib 联合放射治疗、Erlotinib 联合放射治疗，治疗既往多程治疗后的非小细胞肺癌脑转移患者方案，并显示出良好的治疗效果。

颅内常见良性肿瘤也存在少数的恶性分型，如脑膜瘤常呈良性，但少数呈非典型性和恶性表型。目前对非典型性和恶性脑膜瘤的分子发病机制的研究还较少，但研究表明 1 p、6 q、9 p、10 q、14 q、18 q 染色体的缺失以及 1 q、9 q、12 q、15 q、17 q、20 q 染色体的获得或扩增与脑膜瘤恶性变有关。Notch、WNT、IGF 等信号通路的活化，端粒酶表达失活或 hTERT 表达激活，都会使良性脑膜瘤向不典型转化；染色体 6q、9q、10、14q 的缺失、NDRG2 的高度甲基化、17q23 的延长，则会使肿瘤向间变转化。虽然缺少大样本的资料，一项前瞻性的研究通过荧光原位杂交（FISH）检测了 70 例脑膜瘤患者肿瘤染色体 1、9、10、11、14、15、17、22 和性染色体，发现除了患者的年龄和肿瘤的组织学分级外，染色体 14 的缺失也是预测肿瘤是否具有易复发的恶性倾向的独立因素。仅仅依靠临床症状与体征难以将恶性脑膜瘤与良性脑膜瘤鉴别开来，影像学表现有助恶性脑膜瘤诊断。恶性脑膜瘤影像学表现主要有肿瘤边界不清、脑脊液环征（或黑环征）不完整或消失、肿瘤内囊变以及蘑菇征等。同时，一些新的影像学技术在脑膜瘤的诊断中被越来越多的学者尝试，包括 MR 光谱学、弥散加权 MR 成像、正电子成像术等，但由于新技术还处在研究阶段，各种新的成像方式还需要作进一步分析。虽然恶性脑膜瘤存在术后高复发，但外科手术仍是治疗的一线手段，外科手术切除是影响恶性脑膜瘤最重要的因素。手术切除后辅助放射治疗可明显提高恶性脑膜瘤患者生存期。化疗有一些药物可以尝试，包括羟基脲、贝伐单抗等，效果有待进一步评价。

（三）垂体腺瘤

垂体腺瘤（Pituitary Tumor）是起源于垂体腺前叶的良性颅内内分泌肿瘤，发病率仅次于胶质瘤和脑膜瘤，占颅内肿瘤的 10% ~ 15%[4]。目前尚缺乏更精确的流行病学调查数据，综合几个大的医学中心统计数据，垂体腺瘤约占所有颅内手术切除病例的 20%。人群发病率约为 8.2 ~ 14.7/10 万人[5]。近 20 年来，随着神经影像学、神经内分泌学的发展，垂体腺瘤的临床病例明显增多，无症状的病例亦有增多趋势。在连续尸检中垂体腺瘤的发生率可达 27%，多数无临床相关症状。尽管在任何年龄段都可见到垂体腺瘤患者，但 30 ~ 40 岁和 60 ~ 70 岁可见到两个明显的发病高峰。在各个病理类型中，以泌乳素（Prolactin，PRL）、生长激素（Growth Hormone，GH）、促肾上腺皮质激素（Adrenocorticotropin，ACTH）及无功能垂体腺瘤最为常见。有功能的分泌性垂体腺瘤多见于年轻人，而无功能腺瘤多见于中老年人。而在儿童则不常见，仅占儿童所有颅内肿瘤的 2% 左右。根据性别来看，女性（尤其是绝经前女性）发病率明显高于男性，这可能与垂体腺瘤容易引起女性患者内分泌症状（如月经失调、溢乳）等有关。

近年来，垂体腺瘤的临床诊断水平随医学科学的发展而不断提高，为早期治疗提供了保障。在治疗方面，多种临床药物的开发使得垂体腺瘤的内科治疗逐渐普及。而显微镜下经蝶入路手术切除垂体腺瘤则日臻完善，加上神经导航、术中磁共振、内镜等高新技术的应用更扩大了手术范围，简化手术操作，增加了手术的安全性。

我国垂体腺瘤外科治疗起步较晚，新中国成立后，卫生部于 1953 年组织了全国第一届脑系外科进修班，结业 23 名学员，我国最早一批神经外科专科医师，垂体腺瘤的外科治疗自此在北京、上海、天津等地逐步开展，由于当时外科治疗术式均为开颅切除术，在简陋的条件下，患者死亡率较高，并发症较多，手术治愈率较低，因此如何改进垂体腺瘤的外科治疗方式始终是一个难题。随着 Hardy 所提出的经蝶窦入路技术（1965 年）的引进，北京协和医院的尹昭炎等于 1979 年首先开展了经口－鼻蝶显微外科手术治疗垂体肿瘤，获得了良好的治疗效果。解放军总医院（301 医院）的张纪等随即于 1981 年率先报道了一组 22 例经口－鼻蝶垂体腺瘤切除术的病例，认为该术式较开颅手术相比具有明显的优势。随后，全国各大神经外科医院均开展了经蝶手术治疗垂体腺瘤的尝试，相关病例收集及手术操作报道自此逐渐增多。2005 年上海华山医院神经外科李士其等在 *Neurosurgery* 杂志上报道了单个中心 4050 例经蝶手术治疗垂体腺瘤经验，是迄今国际上报道数量最多的一组病例。目前，临床上已认识到垂体腺瘤鞍上扩展部分常为非浸润性生长，且绝大多数垂体腺瘤组织质地脆软，有些肿瘤伴有出血、坏死、囊变等改变，容易被吸除或刮除，因而对有视神经及视交叉受压的大腺瘤亦可采用经蝶入路手术，术中尽可能切除肿瘤，并能达到视神经减压的目的。大多数文献报道其手术死亡率在 0%～1% 之间，因此经蝶入路已成为垂体腺瘤以及其他鞍区病变手术的基本方法。

近几十年来，随着科技的进步及手术理念的不断发展，多项新技术投入临床实践中，大大提高了手术治疗效果，使得垂体腺瘤的手术治疗迈向了全新的领域。自 1986 年 Roberts 发明了神经导航技术以来，神经导航外科发展迅猛。使用导航技术不仅能准确定位中线、蝶窦前壁和鞍底，而且非常迅速，可以随时定位了解手术三维位置，因而可以很好解决上述问题。对于向鞍上、鞍旁生长的大型垂体腺瘤，除了在手术入路阶段利用神经导航定位鞍底等结构外，在切除肿瘤时还可随时应用导航探头了解肿瘤切除程度。术中脑移位是影响导航精确性的主要因素，而颅底病灶如垂体腺瘤等术中脑移位轻微，因此导航准确性高。对于侵袭性生长的巨大垂体腺瘤，导航系统可以准确定位颈内动脉、海绵窦等重要结构，从而能最大限度切除肿瘤而不至于损伤重要结构。我国自 1998 年来已见报道多例开展术中神经导航辅助技术治疗垂体腺瘤，结果表明导航技术辅助相比传统术中 X 线定位更能提供术中的准确定位，有助于尽可能切除病灶，因而扩大了经蝶手术适应范围，尤其适用于以往认为手术困难者如蝶窦发育不良者、再次经蝶手术者、巨大垂体腺瘤向鞍上、鞍旁、前颅底等方向不规则生长等情况。内镜下经鼻腔蝶窦入路手术是在鼻内镜外科发展的基础上逐渐开展起来的，近年来获得了广泛应用，详见相关章节。

磁共振成像技术是 20 世纪后期神经影像学领域最重要的技术进步，它具有分辨率高、可进行多平面扫描无电离辐射等优点。近年来，高场强术中 MRI 系统逐渐成为临床应用的主流，借助于高场强术中 MRI 系统，不仅能够在术中获得高质量的解剖影像，还能够进行术中的脑功能成像，配合神经导航系统，可以在术中实时显示白质纤维束和皮层功能区，有效降低了手术致残率和死亡率，改善了手术效果。国内华山医院自 2005 年来引进 iMRI[6] 系统以来，进行了多例术中磁共振辅助神经外科手术，在早期报道中 10 例经鼻—蝶垂体腺瘤切除术中，3 例（30%）术中扫描发现有肿瘤残留，进一步切除后，再次扫描证实肿瘤均达全切除。综合起来，经 iMRI 扫描后，36.4% 的病例，需做进一步的切除，术后复查采用高场强 MRI 检查证实肿瘤切除范围，最终使肿瘤全切率从 60% 提高到 86.4%，目前国内其他省市如北京、天津、吉林、河南、福建等相继建立了一体化手术室。

现代微创神经外科要求尽量减少对神经组织的医源性干扰和损伤，最大限度地切除病灶，以获得最佳疗效。因此，对上述多种技术的联合应用是现代神经外科微创手术的基本保障。目前大型神经外科中心均采取多种技术相结合的手段治疗垂体腺瘤，以弥补上述技术的不足、取长补短，从而最大限度的切除肿瘤保护垂体功能。可以预见的是未来神经内镜手术中会将三维成像技术、立体定向技术、B 超引导术及无框架神经影像导航系统之中行高度融合，形成唯一的信息操作平台，并且可以随着手术的进程不断进行自我修正。随着 CT、CTA、MRI、MRA、DSA 影像技术的发展与融合，借助计算机工作站强大的图像处理功能，术前的手术模拟将成为可能。这种技术由立体眼镜、电子操作笔、操纵杆及计算机操作平台组成，其人机对话界面简洁清晰，操作方便，可使术者在虚拟的三维结构中进行多角度、多种方法的模拟手术操作，锻炼单手操作技巧及手眼协调能力，有助于提高手术技巧、发现手术难点、剔除不佳入路、选取最佳手术方案。

在不断引入并完善新技术、与国际领先水平逐渐接轨的同时，国内的神经外科医生也在谋求建立一个垂体腺瘤研究治疗的标准化权威性组织机构。中国垂体腺瘤协作组于 2012 年 4 月 28 日在浙江省杭州市成立，初衷是将国内从事垂体腺瘤诊疗和研究的同道们团结起来，规范垂体腺瘤诊治行为，普及垂体腺瘤相关知识，开展多中心前瞻性的临床研究，提高垂体腺瘤的诊治水平，更好地为垂体腺瘤患者服务。目前，中国垂体腺瘤协作组已汇集来自神经外科、内分泌科、放射治疗、妇科内分泌、神经影像学、神经病理科、肿瘤分子生物学、流行病学和统计学等多学科临床及科研人员共计 69 名，经过两年多的努力，协作组各项工作已逐步展开并初见成效。

2013 年全年，科研方面：协作组成员共获得国家 863 课题、国家自然科学基金、国家科技支撑计划、卫计委重大课题、各省市级课题共计 30 余项，经费 2000 余万元，获得省部级科技成果奖三项，并在 SCI 期刊发表论文 20 余篇，国内核心期刊发表论文 20 余篇；临床方面：协作组成员完成手术共计 6000 余例，其中经蝶窦入路手术占 90% 以上，内镜下经蝶窦入路手术 500 余例。并在中国健康促进基金会的协助下，开展"中国肢端肥大症生化检测调研项目"，该项目旨在践行最新指南诊疗目标，即将控制生化指标列为肢端肥大症患者的最终诊疗目标，提高临床医生对生化检测的关注度和规范临床检测[7]，项目达到预期结果。除此之外，协作组成员单位纷纷成立垂体腺瘤诊疗中心，建立多学科合作模式，共同管理患者，目前已成立的中心包括北京协和医院垂体腺瘤诊疗中心、上海市垂体腺瘤研究中心、上海交通大学医学院附属瑞金医院垂体腺瘤诊治中心、武汉同济医院垂体腺瘤诊疗中心、广州中山大学一附院垂体腺瘤诊疗中心、四川大学华西医院垂体腺瘤及相关疾病诊疗中心、重庆第三军医大学附属新桥医院垂体腺瘤中心等。

近期，上海复旦大学附属华山医院神经外科和上海交通大学合作[8, 9]，完成了针对库欣病遗传发生机制的研究，其最新成果表明：肿瘤内普遍发生的 USP8[9] 基因突变最终导致了 ACTH 过度分泌，从而引发库欣病。国际一流学术期刊 *Cell Research* 于 2015 年第 3

期对这项研究成果刊登发表并进行了封面介绍。该项研究是迄今国际上关于库欣病分子遗传学机制的最大样本量研究。另外，该团队[4]还完成了针对散发性垂体腺瘤遗传易感基因的研究，其成果发表在国际一流学术期刊 *Nature Genetics*，该项研究纳入了在华山医院神经外科接受手术治疗的垂体腺瘤患者 3313 例，以及 6408 例健康对照人群。研究者利用全基因组关联性分析，检测入选者血液样本，发现了 10p12.31、10q21.1 和 13q12.13 三个位点突变与汉族人群垂体腺瘤发病易感性密切相关。此三个位点分别涉及细胞黏附、钙黏蛋白及 CDK8 相关通路，这为之后垂体腺瘤发病的遗传机制研究提供了新的方向。该研究团队继而根据垂体腺瘤的分泌激素类型，进一步分组分析，证明了以上三个位点为各亚型垂体腺瘤共有的易感位点。该项研究是迄今国际上首个关于散发性垂体腺瘤遗传易感基因的研究。

2013 年 7 月，协作组成功修订了《中国肢端肥大症诊治指南（2013 版）》。该指南吸纳国外指南的精华，结合中国临床研究数据和中国临床诊治的实际经验，成功制订了一部更贴近中国医生的临床参考，是协作组在规范化诊疗上的重要成果。2014 年 3 月，协作组启动了《中国垂体催乳素腺瘤诊治共识》及《中国垂体腺瘤外科治疗专家共识》编写工作，并于 2014 年 8 月成功修订了《中国垂体催乳素腺瘤诊治共识（2014 版）》。

20 世纪 90 年代以来，关于垂体腺瘤发病机制的研究日趋增多，是目前垂体腺瘤基础研究的热点之一。尽管近年来对垂体腺瘤分子机理开展了大量研究工作，取得了不少新的进展，但垂体腺瘤的确切发病机制迄今仍不明朗，尚待阐明。目前认为，垂体腺瘤原发于垂体本身，为单个改变的细胞单克隆增殖所致。有多种因素共同参与垂体腺瘤的发病机制，包括原癌基因的突变激活、抑癌基因的杂合性丢失、下丘脑激素受体异常等因素，从而引起细胞过度增殖和激素的过度分泌。原癌基因是一类很保守、普遍存在于生物界的基因，对正常生长发育起调节作用。当原癌基因通过点突变等方式转变为活性癌基因时即有致癌作用。目前发现的原癌基因主要有 gsp 癌基因、ras 基因、PTTG 基因、PKC-α 等；此外，C-fos、C-myb 等核内癌基因在调节细胞增殖和分化过程中起着重要作用。抑癌基因在正常情况下抑制细胞增殖，目前发现的抑癌基因主要有 MEN-1 基因、Rb 基因、p53 基因、CDI。2015 年华山医院神经外科赵曜团队在国际上首次发现 ACTH 型垂体腺瘤中存在高频率（62.4%）的 USP8 基因突变，该基因突变通过激活下游的"EGFR-POMC"通路导致 ACTH 分泌大量增加；采用 USP8 基因沉默技术或 EGFR 抑制剂，在原代培养的 ACTH 型垂体腺瘤肿瘤细胞中，可观察到 ACTH 的产生显著减低。该项研究不仅深刻揭示了 ACTH 型垂体腺瘤的发病机制，也为今后采用靶向药物治疗该种难治性垂体腺瘤提供了理论依据。

目前关于垂体腺瘤侵袭机制的研究主要关注腺瘤细胞染色体异常、癌基因 / 抑癌基因影响以及增殖 / 侵袭性的分子标志物研究。有研究表明，在侵袭性垂体腺瘤中 7 号染色体明显增加，可能提示基因的异常活化或缺失等分子水平的变化，但目前的研究仍未能发现侵袭性及非侵袭性腺瘤间存在有统计学意义的组型差异。目前认为，与侵袭性垂体腺瘤相关的癌基因主要包括 PTTG 基因、Hst 基因、ras 基因、C-myc 基因及 PKC-α 基因，而相关的抑癌基因主要包括 Rb 基因、nm23 基因、p53 基因及 MEN-1 基因。

垂体腺瘤药物治疗的目的包括：①降低分泌性肿瘤异常升高的激素水平；②改善患者临床症状；③缩小肿瘤体积。对于垂体 PRL 腺瘤而言，溴隐亭仍是最为常用的、主流的多巴胺受体激动剂，但新型长效多巴胺受体激动剂，如卡麦角林、奎那角林等显著改善了药物疗效及耐受性。而对于垂体 GH 腺瘤而言，药物治疗种类包括生长抑素类似物、多巴胺受体激动剂以及 GH 受体拮抗剂。生长抑素类似物主要包括奥曲肽及兰瑞肽两类，是药物治疗的首选，新型生长抑素类似物如帕西瑞肽等具有更为广泛的药物作用靶点以及更高效的受体亲和性，从而显著降低了药物耐药性，改善了疗效。目前，垂体腺瘤的药物治疗研究主要集中于：①延长药物的作用时效；②提升药物的治疗效率，降低耐药性；③新型药物及治疗靶点的探索三大方面。

（四）听神经瘤

听神经瘤（Acoustic Neuroma）是起源于神经膜细胞的良性肿瘤，占颅内肿瘤的8.43%，发病高峰在 30 ~ 50 岁，多见于听神经的前庭支。极少数情况下，肿瘤直接来源于第Ⅷ对脑神经的听支。手术全切除可以获得治愈，但由于肿瘤位于桥小脑角区，该部位有许多重要的结构及神经，治疗时常面临着两难选择，既要尽可能地全切肿瘤，又要最大限度减少对患者神经功能的损害。

一个世纪以来，听神经瘤的治疗一直是神经外科领域的重点。纵观听神经瘤的治疗历史，我们可以看出神经外科专业进展的缩影。1894 年，Charles Balance 成功切除第一例听神经瘤。但是在对听神经瘤治疗的早期，患者术后具有很高的死亡率。Cushing 发明了肿瘤包膜内切除，使减轻症状成为可能，将死亡率由 40% 降到 7.7%。其弟子 Dandy 使人们的注意力转移到外科治愈方面，并把死亡率降到极低的 2.4%。经过几代人努力，目前听神经瘤的治疗取得了长足的进步[10]，该病的治疗已由原来的单一裸眼手术发展为显微手术方式、再到神经电生理监测下显微外科手术模式及分子靶向治疗技术。由原来追求高全切率、低病死率，转向现在的注重神经功能保护及患者预后生活质量的提高。

听神经瘤的解剖部位和毗邻关系决定了切除听神经瘤理想的手术方法应当具有以下特点：①肿瘤暴露充分，便于手术切除肿瘤；②脑组织损伤小；③术中便于辨认、保护面神经和听神经。然而目前 3 种经典手术入路都存在一些不足：①乙状窦后入路：术中需牵拉小脑，容易造成小脑水肿出血，甚至危及生命。另外应用该入路需要磨除内听道口后唇，方能暴露内听道内肿瘤，容易损伤后半规管和耳蜗血供，导致听力丧失。此外，对于侵犯 IAC > 1cm 的肿瘤采用此入路不能直视切除，经此入路手术，术后持续性头疼概率高，可达 46%。②经中颅窝入路：此入路暴露术野范围很小，手术操作较困难，仅适用于内听道内为主的小肿瘤（< 2.0cm 或 1.5cm，或扩展进入 CPA < 0.5cm），应用范围较小。关于乙状窦后入路、经中颅窝入路听力保存情况：肿瘤 < 2cm 为 16.7% ~ 80.0%；肿瘤 > 2cm 为

4.3% ~ 3 0.0%。Sehmerber 等认为当肿瘤 > 1.5 cm 时，术后听力保留率明显下降。Colletti 等经过统计分析，认为经中颅窝入路与经乙状窦后入路听力保存结果无显著性差异。③经迷路入路：以往的经验认为其最大缺点是因迷路切除后不能保留听力，故对于手术前患侧听力尚好的病例，认为不能采用此方法。

近年来神经内镜技术也应用于听神经瘤手术，神经内镜下乙状窦后微骨窗入路是在充分掌握神经解剖及熟练应用神经内镜的基础上，在直径 2cm 左右开颅窗中进行操作，取得高效微创的治疗效果，而神经内镜应用的优点有以下几个方面：①手术切口小，出血量少，可减少横窦乙状窦的暴露，开关颅时间短，在保证有效开颅的同时缩短手术时间。②显微镜一般需先从小脑延髓外侧池释放脑脊液，以获得进入 CPA 的空间，神经内镜可以直接解剖 CPA 蛛网膜释放脑脊液，便于术中操作，减少术后并发症。但目前应用神经内镜下乙状窦后微骨窗入路切除听神经瘤仅限于较小的肿瘤，且内镜进入颅内后无法观察镜头后方或者两侧的结构，桥小脑区域狭小，血管神经结构错综繁多，极易引起牵拉损伤，医师需要一手持镜，另一手进行单手操作，常导致操作困难，增加手术难度，影响手术的连贯性。

术中电生理监测技术被称为神经外科学史上和显微外科技术一样具有划时代意义的进步。正常情况下，面、听神经相伴行，前上方是面神经，听神经行走在面神经的后下方。而随着听神经瘤的生长，已改变了面、听神经的走向，并使其明显拉长，可达 3 ~ 5cm，并根据肿瘤的生长方向不同，将神经推向桥小脑角的前方、前下方或前上方，面、听神经也常被挤压成一薄膜状，神经的束膜与肿瘤经常也粘连紧密；同时，由于面、听神经位置和行走方向的不确定性，给神经的辨认和分离带来极大的困难。术中有效的面神经电生理监测，描绘出面神经的走行，可以有效地起到保护面神经的作用。若没有电生理监测而只依靠在蛛网膜间隙分离和完整保护好神经相当困难。

Schmitt 等报道 267 例听神经瘤（肿瘤平均直径 24mm），术中进行面神经监测，术后远期面神经功能 I ~ II 级达 84%。Samii 等报道大型听神经瘤（内听道外肿瘤直径 > 4.0cm，平均 4.4cm）、中小型听神经瘤（< 3.9 cm，平均 2.3cm）的面神经解剖保留率分别是 92%、98.8%。

近年随着 CT 和 MRI 等影像学技术的发展，使得听神经瘤的定位诊断更加准确，为立体定向放射神经外科在治疗听神经瘤方面的应用提供了保障，使其逐渐成为继显微神经外科手术之外的另一种治疗方法。目前立体定向放射治疗主要的治疗设备有 X 刀、伽马刀、质子刀等，根据患者病情及医院自身情况做出个性化选择。目前在所做的立体定向放射治疗治疗听神经瘤的临床研究中长期随访的肿瘤生长控制率可达 90% 左右，前庭神经保存率 38% ~ 71%，面神经保存率 I ~ II 级（按 House—Brack—man 分级）为 90% ~ 100%。Pollock 的研究结果表明：立体定向放射外科治疗对于早期的听力等神经功能保存、身体机能的恢复及工作的能力的保持等方面的疗效明显优于显微外科手术。然而，立体定向放射治疗也存在其不容忽视的缺点，如大型肿瘤的放射治疗效果不确切。在 Samii 和 Matthies

所做的大宗病例分析中认为听神经瘤放射治疗效果并不优于手术，放射治疗不能对病变进行活检、对肿瘤伴囊性变效果不佳及治疗过程中可能对面神经、小脑甚至脑干产生影响，且放射治疗后会使肿瘤与周围组织粘连，使得手术的难度大为增加。因此需严格掌握相关指征。

随着对听神经瘤基础研究的深入，使得听神经瘤的发病机制在分子水平上得到了全新的认识，Asthagiri 等将 NF2 型听神经瘤的肿瘤抑制基因定位于 22q。听神经瘤的生物学特性最近也得到了分子水平的认识，Thaxton 等发现神经鞘细胞膜表面 S518 在叶酸和 Cdc42-Pak 的协同下发生磷酸化，形成 S518A/D-GFP，致使施旺细胞膜的空间结构发生改变，从而使细胞发生形态和极性的改变。在与听神经瘤密切相关的几种蛋白最近也有了较为全面的认识，如 Roche 等发现 S/M 蛋白在 NF2 的发病过程中起着重要作用，并可应用在以后听神经瘤患者的早期诊断及治疗上。

随着研究的深入，使我们对神经鞘瘤的发病机制、病理特征、临床表现、治疗方案及预后康复都有了深入的了解，但仍存在一些亟待解决的问题：①听神经瘤的早期诊断。随着影像技术的发展听神经瘤的诊断问题已得到解决，但如何能实现症状前诊断仍是一个难题。近年来随着分子生物学的发展，特别是听神经瘤的基因定位及各种相关蛋白的深入研究为解决这个问题指出了方向。②立体定向放射治疗治疗听神经瘤的指证把握。随着近年来立体定向放射治疗治疗的发展使得其治疗指征逐渐放宽，但也带来如大型肿瘤的放射治疗效果不确切等的问题。目前临床上大都以小范围的小样本的研究为主，缺乏大规模、多中心的循证医学的研究。③全国范围内普及神经电生理检测技术，提高神经电生理检测水平，提高面神经甚至听神经的功能的保留率。④神经内镜在听神经瘤手术中的应用。内镜手术学习曲线的初、中级阶段不可急功近利，应循序渐进，只有具备了扎实的内镜操作经验积累，才能发挥神经内镜"创伤小、看得清"的优势，逐步实现显微神经外科由显微镜下操作向微侵袭内镜下操作的转变。

（五）脑膜瘤、颅咽管瘤等

75% ~ 80% 脑膜瘤（Meningioma）属于良性肿瘤。上海华山医院神经外科从 1950—2010 年所有脑脊髓肿瘤 51894 例中，脑膜瘤 9903 例（脊膜瘤除外），约占 19.1%，主要分布在大脑凸面、矢镰旁、前中颅底、天幕和后颅底[11]。其中从 2001—2010 年，经手术和病理证实的脑膜瘤病例共 7084 例（占同期所有手术的肿瘤 19.4%），其中男性 2123 例，女性 4961 例，男女病例数之比为 1∶2.3。50 ~ 60 岁年龄段为肿瘤最好发年龄。按 WHO 中枢神经系统肿瘤（2007 版）分类，WHO I 级 6507 例，约 91.9%；WHO II 级 369 例，约 5.2%；WHO III 级 208 例，约 2.9%。而以 WHO I 级的纤维型（3556 例，约占总体的 50.2%）和脑膜上皮型（2061 例，约占总体的 29.1%）最多。理论上，脑膜瘤经手术切除后可以治愈。近年来随着显微神经外科技术和分子生物学的发展，脑膜瘤在手术切除和基础研究方面有较大的进展。临床方面的进展得益于近年来手术设备的进步。术前详细的影像学评估，如 CTA、MRA 以及术前 DSA 栓塞、术中导航、术中 MRI、术中电生理监护、激光刀、超声吸引器等一大批先进的显微手术设备，对保证肿瘤切除的安全性、有效性提供了良好的保证。通过术前影像学评估，可以早期了解肿瘤的血供情况，同时对富血肿瘤进行术前栓塞，提高诊断率和保障手术安全性，减少出血；术中导航、术中 MRI 对准确定位以及最大限度对肿瘤进行全切除，减少肿瘤复发有重要意义；术中电生理监测、激光刀、超声吸引的应用，能够更好分离术中受累的神经血管，尤其是激光刀的使用，能够达到边切割边止血的效果，同时对颅底脑膜瘤，能够气化受累的骨质，保障更完全的切除。基础方面的研究较其他颅内肿瘤进展较为缓慢，除传统的病毒感染、放射照射、外伤、遗传因素外，研究发现内源性因素如激素及相关受体对脑膜瘤进展有很大影响，近些年尤以雌激素受体、孕酮受体、生长因子受体、雄激素受体研究较多。研究者们发现以上受体在脑膜瘤中表达阳性率均较高，这可能为某些手术不能完全切除的脑膜瘤提供新的药物治疗靶点另一方面，与预后相关的分子生物标记在脑膜瘤中的研究也引起了科学家们的广泛兴趣。对于 WHO I 级脑膜瘤来说，部分 I 级肿瘤虽然病理学上为良性表象，但是存在着侵袭的表现，在 2007 版病理分级中，将这部分肿瘤归为 II 级肿瘤。这两种肿瘤预后明显不同。寻找可靠的分子生物标记物，区分这两型肿瘤有着较大的意义。

颅咽管瘤（Craniopharyngioma）是最常见的颅内鞍区肿瘤之一，也是最常见的儿童鞍区肿瘤，主要分为釉质型和鳞皮型两类。颅咽管瘤属于良性肿瘤，理论上，手术切除后可以治愈。但由于肿瘤位于鞍区，与下丘脑、颈内动脉、垂体柄、视神经等关系密切，且肿瘤存在严重的炎症反应，导致组织间粘连严重；加之釉质型颅咽管瘤往往伴随大片钙化，以上这些因素，大大限制了肿瘤的全切除，即使在全切除后，肿瘤也往往由于周围组织受累，导致严重的术后并发症。但颅咽管瘤近年来基础研究进展缓慢，主要原因可能是：第一，良性的病理本质导致研究者不重视；第二，缺乏国际公认的稳定的可供研究的细胞系；第三，对颅咽管瘤认识不够。目前已经明确，釉质型颅咽管瘤发病机制可能与 wnt 通路过度激活有关。国外学者已经利用转基因技术，突变 wnt 通路关键基因，使小鼠长出釉质型颅咽管瘤，这是近年来颅咽管瘤基础研究最大突破。对于鳞皮型肿瘤，由于其只占所有颅咽管瘤 10%，其研究进展更为缓慢。最近，国外学者在 *nature*[12] 发文，称 BRAF 基因突变产物 V600E 表达于 96% 的鳞皮型颅咽管瘤，且不表达于釉质型肿瘤。我国南方医院团队提出垂体柄四分段法，根据该学说提出了基于生长方式的颅咽管瘤分型，对不同类型的颅咽管瘤进行个体化治疗，使颅咽管瘤整块全切除成为可能。整块取出，有利于循肿瘤边界分离和周围组织，同时不容易遗漏肿瘤，达到真正意义的全切除，大大提高了手术全切率和术后效果。长期随访资料显示，手术后无复发的 10 年生存率在肿瘤全切除者为 74% ~ 81%，在部分切除者为 41% ~ 42%，而手术加放射治疗者有 83% ~ 90%。肿瘤复发时间常在术后 2 ~ 5 年。复发肿瘤再手术时全切除难度增加，围手术期死亡率增高。华山医院神经外科报道经终板入路切除 42 例颅咽管瘤，随访 38 个月，15 例全切除者未见复发，22 例次全或部分切除者有 4 例复发。

脊索瘤（Chordoma）是一类来源于胚胎发育残留脊索细胞的低中度恶性肿瘤。该肿瘤的发病率很低，约为百万分之三，仅占颅内肿瘤的 0.2% 和原发恶性骨肿瘤的 3% 左右。脊索瘤最常见于骶骨（45%）、颅底（37%）以及脊柱（17%）等中轴骨部位，男女发病比率约为 1.8∶1，平均发病年龄为 60 岁。颅内脊索瘤大部分位于硬膜外，但是，偶尔也有硬膜下脊索瘤。临床上，脊索瘤对放、化疗敏感程度一般，因此，对于术中难以全切的颅底脊索瘤，术后辅以放化疗对提高生存期有帮助。目前认为胚胎发育残留的脊索细胞发展是脊索瘤的成因。已经发现良性脊索瘤结节存在于人的斜坡（11.5%，尸检）或锥体（14.0%，尸检）中，但与胚胎时期脊索细胞残余的免疫组织化学有明显的不同。而且，它们是否都会演变为典型的脊索瘤仍不清楚。现有的细胞基因学研究显示，脊索瘤细胞常见 1 号染色体单倍型或 7 号染色体增益。其他染色体异常包括 1q、2p、3p、5p、9p、10、12q、13q、17 和 20q。然而，没有发现一个稳定的细胞遗传变异类型可以解释脊索瘤的发生和发展，因此，这些研究目前还都不能对治疗起指导作用。而临床上脊索瘤患者 5 年生存率和 10 年生存率分别为 67.6% 和 39.9%。由于放射治疗和化疗对该肿瘤的敏感性一般，目前手术切除依然是脊索瘤治疗的主要手段。脊索瘤为低度恶性肿瘤，因此在手术时应尽量完整地切除肿瘤。然而，因为周围结构复杂，颅底脊索瘤很难完全切除。对于颅底的脊索瘤有多种入路选择，如对位于上、中斜坡或累计蝶窦、筛窦的肿瘤，可经蝶、经蝶筛或经口咽入路，或经额下或额底入路进行手术。既往经验表明单独应用放射治疗效果不佳。目前较为一致的意见是放射治疗与手术治疗结合运用。术后伽玛刀治疗患者的 5 年和 10 年生存率达到了 80% 和 53%。另外，重粒子放射放射治疗也已经被证实比伽玛刀治疗更加有效，应用重粒子放射治疗的患者，5 年控制率能达到 68% ~ 85%，复发率为 15% ~ 31%。同时，国外研究表明，应用质子放射治疗结合手术治疗原发性脊索瘤患者的肿瘤控制率更高。这一结果更加证实了放射性治疗早期介入脊索瘤治疗过程的重要性。约 5% 的病例在传统的化疗方法有对药物敏感，化疗目前仍不是治疗的主要手段。近年来随着分子靶向治疗的应用如血小板源性生长因子受体 - 病（一种络氨酸激酶受体），近期一项多中心临床二期研究发现，给予络氨酸激酶抑制剂（甲磺酸伊马替尼）可降低脊索瘤在 MRI 的强化效应，降低肿瘤在 PET 中的葡萄糖水平。分子靶向治疗有可能成为未来治疗脊索瘤的重要手段。

血管网织细胞瘤亦称血管母细胞瘤（Hemangioblastoma），是中枢神经系统较少见的一种良性肿瘤。2007 年 WHO 中枢神经系统肿瘤分类中将其归为"脑膜肿瘤及其他与脑膜相关的肿瘤"，为 WHO I 级肿瘤。其占全部中枢神经系统肿瘤 1.5% ~ 2%，多发于 40 ~ 50 岁人群，可伴有其他脏器肿瘤或囊肿，称 Von Hippel-Lindau 综合征（VHL 综合征）。VHL 综合征是由 VHL 肿瘤抑制基因的突变引起，该基因位于染色体 3p25-26。该基因突变可引起中枢神经系统血管网织细胞瘤和内淋巴囊肿瘤；其他脏器病变包括肾囊肿、肾癌、胰腺囊肿、胰腺神经内分泌肿瘤、嗜铬细胞瘤、性腺囊腺瘤等。有学者提出，对于 VHL 综合征患者家族成员，有必要检查 vhl 基因突变，若存在 vhl 基因突变，则需要进一步检查相关脏器是否存在病变，便于早期诊断和治疗。当前对 VHL 基因在血管母细胞瘤形成过程中的确切作用仍不明确。研究比较多的是缺氧诱导因子 −1（HIF−1）通路。VHL 基因突变后，造成降解 HIF−α 功能的损失，HIF−α 表达上升，HIF−1 转录激活靶基因大量表达，而这些基因的表达可能是血管形成的关键因素。然而该类肿瘤有很好的血管，且坏死也从来不会发生；另有研究表明，pVHL 和 HIF 在某些 VHL 综合征肿瘤如嗜铬细胞瘤也是正常的。因此，也有学者认为 VHL 基因突变在这些相关肿瘤的形成过程中可能仅仅起协同或催化作用。血管网织细胞瘤的治疗主要依靠手术治疗。手术完全切除瘤结节或实体是防止肿瘤复发的重要措施。供应肿瘤增粗的软脑膜血管可作为术中定位的标志。术前对肿瘤血供的评估有重要价值，若血供丰富，可先行介入手术阻断其血供，再开颅手术治疗。因本病为良性病变，生长缓慢，有学者认为，手术的时机不宜过早，可在患者出现症状时再行手术治疗。VHL 综合征患者多数都有复发，因此细致的开颅至关重要，可为再次手术创造便利。病变位于延髓中线深部的肿瘤，手术风险极大，并发症多。病变位于脊髓者，多数伴有脊髓空洞。此外，传统外照射和立体定向放射治疗可作为手术的辅助手段或重要功能区病变的替代治疗。然而近年来前瞻性研究开始对放射治疗血管母细胞瘤的疗效提出了质疑，尽管表现出较好的短期控制率，但长期控制率并不理想。考虑血管母细胞瘤暂停式生长模式，这种短期结果可能由于肿瘤处于静歇期而不是实际的治疗效果。化疗方面，迄今尚无治疗该病的特效药物。一些肿瘤抗血管生成药曾尝试于血母临床治疗，但多为个案和回顾性报道，如：SU5416 在治疗多发性血母的案例中取得了一定的疗效；贝伐珠单抗和雷珠单抗现已开始应用于治疗视网膜血母；另外一些抗肿瘤药物如沙利度胺可作为控制脑脊髓血母进展的治疗；国外报道厄罗替尼治疗一例复发性多发性 VHL−HBs，随访 6 个月，发现其中小脑病灶缩小了 50%，脑桥病灶缩小了 25%，其他软脑（或脊）膜病灶保持稳定。如何早发现 VHL 患者，并采取早期干预措施，个体化诊断和治疗，术后随访和早期发现复发并治疗，是本病研究的一个重要方向。肿瘤靶向的基因治疗可作为针对手术风险大或部位特殊的血管网织细胞瘤的非手术治疗方法。

三、本专业发展趋势

在大数据时代，本学科在影像设备、技术和临床治疗都取得了长足发展，但如何精准诊治脑肿瘤，仍是全球神经肿瘤学者聚焦的重大命题，也是我国神经外科发展的阶段性目标。诊疗过程中恶性脑肿瘤若不及时治疗，患者的病程很短，大多在半年或更短时间性内死亡，因此早期诊断意义重大。例如，PCNSL 与其他大多数颅内肿瘤不同，不适于根治性外科切除，甚至局部肿瘤切除术也会对预后造成负面影响，而化疗联合或不联合放射治疗可明显延长患者生存时间甚至可达到治愈目的。因此，如何早期准确诊断颅内良恶性肿瘤的类别并选择正确的治疗方法显得尤为重要。另一方面，近年来随着诊断水平的提高以及对该病生物学行为认识的深入,其治疗模式已发生转变:第一,在进一步提高生存率和局控率的基础上通过注重手术的多技术集成发展,继续推广神经导航、唤醒脑手术、电生理检测乃至术中荧光等新技术的应用,从而改善患者预后及生活质量从而降低近、远期治疗相关并发症如是目前相关研究的热点;第二,利用外科得天独厚的优势,建立标准化的肿瘤组织库,促进分子病理的相关研究及临床转化,从而实现于分子标记物的脑肿瘤治疗的个体化、联合化、系统化。

— 参考文献 —

[1] Rmason S. Radiotherapy plus concomitant and adjuvant temozolomide for glioblastoma [J]. New England Journal of Medicine, 2005, 352 (1): 987–996.

[2] Stummer W, Pichlmeier U, Reulen H J. Fluorescence–guided surgery with 5–amino–levulinic acid for resection of malignant glioma: a randomised controlled multicentre phase III trial [J]. Lancet Oncol, 2006, 7 (5): 392–401.

[3] Zhang Z Y, Chan A K, Ding X J, et al. TERT promoter mutations contribute to IDH mutations in predicting differential responses to adjuvant therapies in WHO grade II and III diffuse gliomas [J]. Oncotarget, 2015, 6 (28): 24871–24883.

[4] Wierinckx A, Auger C, Trouillas J, et al. Proliferation markers of human pituitary tumors: contribution of a genome–wide transcriptome approach [J]. Molecular & Cellular Endocrinology, 2010, 326 (s1–2): 30–39.

[5] McCutcheon I E. Pituitary adenomas: Surgery and radiotherapy in the age of molecular diagnostics and pathology [J]. Current Problems in cancer, 2013, 37 (1): 6–37.

[6] Mindermann T. Intraoperative MRI in transsphenoidal surgery [J]. Acta Neurochir (Wien). 2014, 156 (12): 2231.

[7] Cappabianca P, Cavallo L M, Angelis M. Endoscopic endonasal surgery for pituitary adenomas [J]. World Neurosurg, 2014, 82 (6): 3–11.

[8] Ye Z, Li Z, Shi Y, et al. Common variants at 10p12.31, 10q21.1 and 13q12.13 are associated with sporadic pituitary adenoma [J]. Nat Genet, 2005, 47 (7): 793–797.

[9] Ma Z Y, Song Z J, Zhao Y, et al. Recurrent gain–of–function USP8 mutations in Cushing's disease [J]. Cell Res, 2015, 25 (3): 306–317.

[10] Nakatomi H, Miyazaki H, Saito N, et al. Improved preservation of function during acoustic neuroma surgery [J]. Neurosurg, 2014, 122 (1): 1–10.

[11] Rogers L, Vogelbaum M A, Marc C, et al. Meningiomas: knowledge base, treatment outcomes, and uncertainties. A RANO review [J]. Journal of Neurosurgery, 2015, 122 (1): 1–20.

[12] Brastianos P K, Taylor–Weiner A, Santagata S, et al. Exome sequencing identifies BRAF mutations in papillary craniopharyngiomas [J]. Nat Genet, 2015, 46 (2): 161–165.

撰稿人:毛　颖　雷　霆　李新钢　王运杰　张亚卓
　　　　王茂德　赵世光　江　涛　漆松涛

功能神经外科学

一、国内外发展概述

（一）癫痫外科

癫痫是由多种病因引起且临床发作多样化的慢性脑部疾患，其特征是由脑部神经元过度异常放电所致的突然、短暂和反复的中枢神经功能失调。据有关资料，我国约有1000万人罹患癫痫，并以每年40万人的数量递增，其中活动性癫痫患者约600万人。经过正规的抗癫痫药物治疗，有20%～30%的患者发作仍得不到缓解，成为药物难治性癫痫。国内外多项临床病例对照研究提示癫痫的手术治疗效果优于药物治疗，外科手术也成为治疗难治性癫痫的主要方法。

我国癫痫外科治疗始于20世纪50年代，经过半个多世纪的努力，尤其是近10年来高新技术产品问世极大地推动了癫痫外科发展，取得了可喜的成绩。本报告介绍近年来癫痫外科研究在国内外的主要进展、国内外研究现状和未来发展趋势，并对我国癫痫外科研究与发展提出建议。

1. 癫痫定位诊断

视频脑电图（EEG）：可长时间记录人的脑电信号，而且能通过录像设备同时记录到患者的临床表现，明确诊断，确定发作类型及癫痫在大脑皮质的起源部位。目前国内多数医院均具备该项检查的能力。此外，可行脑电联合同步功能MRI定位致痫灶，还可应用头皮EEG偶极子定位癫痫灶。

颅内置入电极EEG：更能达到精确定位致痫区和功能区，利于手术者局限切除病灶，而不损伤功能区皮质，提高疗效的同时又减少了致残几率。

磁共振（MR）：是诊断癫痫首选检查项目，能对3/4的顽固性癫痫病灶做出定位，特别对颞叶病变的海马硬化诊断准确率高，还可行fMRI对脑功能区进行准确定位。

多模态磁共振成像技术：主要是纵向融合神经活动的不同测量模式，如血氧水平依赖功能磁共振成像（BOLD-fMRI）、弥散加权成像（DWI）、弥散张量成像（DTI）、灌注成像及基于体素分析的结构成像（VBM）等技术，形态成像分辨率高、定位准确，从不同方面研究大脑的结构 - 功能特征，在癫痫的诊断、癫痫认知功能的评价以及指导术中功能区的保护等方面发挥日益重要作用。

正电子发射计算机断层成像（PET）和单光子发射计算机断层成像（SPECT）：是最重要的放射性核素成像技术，能够从代谢和血流等功能角度对癫痫引起的大脑异常进行检测。PET 由于具有较高的空间分辨率，对癫痫发作间期具有较好的临床癫痫诊断价值。SPECT 对发作期癫痫活动定位更加准确。这两项技术目前在我国三甲医院已基本普及，逐渐成为癫痫术前评估的必备检查项目。

磁共振波谱（MRS）：能以无创性技术探测活体组织化学特性，常用来研究内侧颞叶癫痫患者脑细胞代谢的病理生理改变，能够检测并定位致痫灶，对于临床药物疗效的监测具有很好的指导作用。MRS 与海马 MRI 体积测量联合用于颞叶癫痫的检查，能够大大提高内侧颞叶癫痫非介入诊断的准确性。

脑磁图（Magnetoencephalography，MEG）：是近 20 年应用于癫痫定位诊断技术，其高时空分辨率，可对棘波源精确定位，无创、无放射性，安全性高。脑磁图检测获得的脑磁波与 MRI 相融合而得到磁源性成像技术，是形成集病灶与脑功能区为一体的解剖功能形态学影像，可以发现一些结构影像学和脑电图检查无法明确的致痫灶，其结果可用于指导临床设计颅内电极埋置，减少损伤，改善癫痫患者手术预后。

WADA 氏试验：国内癫痫外科工作者较早应用丙泊酚来代替异戊阿米妥钠 Wada 氏试验，确定优势半球，并做了与功能 MRI 相比较的临床观察。

2. 癫痫的外科治疗

目前癫痫外科治疗采用术中唤醒电生理监测、皮质和皮质下电刺激定位，借助神经导航和术中 MRI 扫描指导手术，获得满意效果而又未引起新的脑功能障碍。

癫痫切除手术术式有：针对颞叶癫痫的颞前叶和内侧结构切除术、选择性杏仁核海马切除术；针对病灶性癫痫的病灶切除术；针对颞叶外癫痫的致病皮层切除术；针对特殊癫痫综合征的大脑半球切除术和胼胝体切开术。

（1）脑立体定向毁损性手术

脑立体定向手术治疗癫痫的理论根据是利用立体定向技术确定脑内皮质下致痫灶，并加以破坏，从而控制癫痫的发作，破坏皮质下癫痫的相关传导途径，以阻止癫痫放电向远处播散。脑立体定向手术治疗癫痫的靶点较多，其中杏仁核、Fore-H 区、扣带回、海马等临床较常用。随着 X 刀、伽马刀的问世，出现了无创的脑立体定向放射治疗癫痫，对于病灶引起的局限性癫痫发作，伽马刀治疗效果可靠；但在患者选择、放射剂量、放射后的长期疗效等方面还没取得一致认识。其治疗癫痫的确切机制与疗效还有待深入探讨。

（2）迷走神经电刺激术（Vagus Nerve Stimulation，VNS）

VNS 是目前唯一被批准用于脑神经电刺激的外科手术技术，其原理是：通过体内植入神经控制辅助系统，对左侧颈部迷走神经主干进行微电流刺激，发挥治疗作用。传统的癫痫病灶切除手术要求致痫灶部位确定，通过切除病灶已达到治疗癫痫的目的。但是，在药物难治性癫痫病例中，有相当一部分患者致痫灶部位不能确定，或者存在多个致痫灶，无法进行切除性手术，因此 VNS 对这部分患者或切除术后复发的顽固性癫痫患者开辟了新的治疗途径。目前在我国 VNS 已在北京、天津、上海、广州、南京、太原、济南、深圳等地开展，效果确切，并逐渐得到群众的认可。

（3）脑深部电刺激技术（Deep Brain Stimulation，DBS）

DBS 是通过立体定向手术的方法将微电极植入患者的脑组织内，刺激器埋入一侧的锁骨下方，二者经皮下导线相连，由刺激器产生微电流，经导线传导至微电极，对脑内核团施行慢性电刺激，脑组织的某些部位受到刺激后，可产生弥漫性脑电活动，降低大脑皮质的兴奋性从而抑制癫痫发作[1]。

（4）大脑皮层电刺激技术

该技术原理与 DBS 相似，是将反馈性神经刺激器（RNS）植入头皮下颅骨内，并连接埋植于癫痫灶附近的刺激电极，然后通过体外的程控仪来调节 RNS，探测异常脑电活动变化和释放反应性电刺激。RNS 能够自动分析脑皮质电活动变化，探测到痫样放电后，立即释放电脉冲刺激抑制癫痫发作。其优点是当癫痫样波出现时即刻释放电刺激治疗，能够避免或减轻癫痫的发作，而不是通过降低皮质兴奋性来减少发作频率。

（5）脊髓电刺激（Spinal Cord Stimulation，SCS）

1967 年 10 月，Norm Shealy 医生为 1 例癌痛患者采用植入式脊髓后柱电刺激器，完成了首例脊髓电刺激手术并达到了满意的治疗效果。1968 年，美敦力公司的植入式脊髓电刺激器正式商业上市，这一发明的问世标志着神经调控学的诞生。此后，美敦力公司陆续研发出了可植入人体进行脑深部电刺激的脉冲发生器，并逐渐在临床推广应用。

3. 癫痫外科治疗方式的发展

早在 1947 年，Spiegel 和 Wycis 教授[2]首次通过立体定向技术（一种能够精准地将电极植入脑内目标位置的手术方法）为一位亨廷顿舞蹈病（一种肌张力障碍疾病）的患者施行了脑内苍白球和丘脑背内侧核团注射微量酒精的毁损手术并取得了一定效果。后来，局部脑内注射微量酒精毁损术很快就被通过植入电极对大脑核团进行电流毁损的手术所取代。1960 年，Hassler 教授[3]报道发现对帕金森病患者的丘脑腹中间内侧核进行微电流刺激而不是高电流毁损，也可以缓解患者肢体震颤的症状，其效果与核团毁损手术接近。1964 年，Spiegel 和 Wycis 等[4]在给一部分帕金森病、肌张力障碍的患者进行立体定向核团毁损手术过程中，也发现电刺激皮层下结构时患者的肌张力障碍症状明显改善，并且这种改善与电极位置、刺激频率都有一定关系。鉴于毁损手术会对人体造成严重的不可逆的损伤，科学家们开始对损伤轻微的、可逆的电刺激治疗肌张力障碍进行了较多的研究和尝试。随着美敦力公司植入式脑深部电刺激设备的问世，美国的 Brice 和 McLellan 教授[5]最早报道完成植入式脑深部电刺激（Deep Brain Stimulation，DBS）手术。他们于 1980 年通过 DBS 手术成功地为一位多发硬化的患者解决了意向性震颤的症状。1986 年，Siegfried 教授发现 DBS 能够明显改善运动障碍患者肌张力增高的症状。1987 年，法国 Benabid 教授[6]报道了丘脑腹中间内侧核（Ventrointermedius Nuclei，Vim）慢性电刺激成功治疗帕金森病患者肢体震颤的研究。因此直到 20 世纪 80 年代末期，DBS 治疗运动障碍性疾病的研究才拉开序幕。但由于当时医学影像技术不发达，立体定向术精确度差，DBS 手术效果难以保证；加上新问世的左旋多巴药物对帕金森症状的治疗效果十分明显，故很少有帕金森病患者愿意接受 DBS 手术。并且在 1992 年，Laitinen 教授[7]对帕金森病患者实行苍白球腹后部切开术（一种电流毁损手术），成功地改善了患者的运动迟缓和运动障碍等"全部"症状，手术效果十分明确，这一手术的成功使神经外科医生对立体定向毁损手术治疗帕金森病的热情重新被点燃。随后 10 年中，神外医生们较多地应用丘脑 Vim 核切开术治疗帕金森病患者的震颤症状，应用苍白球切开术治疗患者的运动迟缓和运动障碍症状，而 DBS 治疗帕金森病的手术尝试陷于停滞。但随着时间的进展，毁损手术尤其是双侧核团毁损的副作用逐渐显露出来，一些接受毁损手术的帕金森病患者术后几年陆续表现出比较明显的声音嘶哑、构音障碍、饮水呛咳及更加严重的运动障碍等。而 DBS 手术具有手术风险低，微创、可调控、可逆、并发症小等优势，并且随着现代计算机技术和神经影像学的发展、植入式脑深部电刺激设备稳定性和可靠性的提高、立体定向头架的完善、脑深部电信号记录系统的优化，神外医生能够更加准确地将电极植入脑内的准确位置，提高了治疗效果。法国 Benabid 教授极力倡导 DBS 手术，为 DBS 手术的推广做出了极大的贡献，越来越多的神外医生更加青睐 DBS 手术而非毁损手术治疗帕金森病。早期的 DBS 治疗帕金森病的刺激靶点与之前毁损手术的靶点相同，都是苍白球和丘脑 Vim 核，手术疗效相当，但 DBS 手术副反应明显减少。随着对 DBS 治疗的深入研究，丘脑底核（Subthalamic Nucleus，STN）电刺激亦被证明能够明显缓解帕金森病患者的震颤、僵直、运动迟缓症状。因此，目前治疗帕金森病的主要刺激靶点包括 STN、Vim 和苍白球内侧部（Globus Pallidusinterna，GPi）。由于 DBS 手术的可靠、安全、有效性逐渐被认可，2002 年美国食品药品管理局（FDA）批准 DBS 用于治疗帕金森病。此后，DBS 手术还被推广用于治疗多种肌张力障碍疾病如扭转痉挛、痉挛性斜颈、Meige 综合征及一些精神疾病如抽动秽语综合征等。目前，DBS 手术已经代替毁损手术成为外科治疗帕金森病的首选方法。1998 年 8 月北京天坛医院和安徽省立医院先后开展了 DBS 治疗帕金森病的手术。全球现已有超过 13 万人接受了 DBS 手术，在我国接受 DBS 手术治疗的患者已经超过 7000 人。

尝试将 DBS 手术治疗癫痫已有很长的历史。1978 年，有学者报道从硬脑膜下刺激小脑可以减少癫痫的发作频率。1985 年，Cooper 等首次选择丘脑前部作为靶点埋置电极，进行慢性电刺激治疗癫痫，尽管临床病例不多，但治疗效果令人鼓舞。在 DBS 治疗顽固性癫痫的尝试中，Velasco 教授于[8]1987 年尝试刺激丘脑中央中核、2000 年尝试刺激海马治疗癫痫取得了一定效果。目前，丘脑前核（Anterior Thalamic Nucleus，ANT）慢性电刺激治疗癫痫是研究热点，一项国外大规模的多中心临床试验（SANTE 试验）[9, 10]已经报道 ANT-DBS 治疗癫痫有效。此外，一些学者还在尝试其他可能的刺激靶点治疗癫痫，包括丘脑中央中核、丘脑底核、小脑和尾状核等[11, 12]。2013 年欧盟和加拿大批准 DBS 用于治疗癫痫。

（二）植入式神经电刺激的应用

植入式神经电刺激治疗技术属于神经调控疗学范畴，是指通过对人体植入微脉冲电流发生装置，对大脑、脊髓、外周神经、神经丛、自主神经或肌肉进行持续电刺激，对中枢、周围和植物神经系统的邻近或远隔部位神经元或神经网络的信号传递起到或兴奋、或抑制、或调节的作用，从而达到改善患者生活质量或机体功能的目的[1]。神经调控是一种全新的治疗手段，对神经系统顽症的治疗具有巨大的发展潜力。植入式神经电刺激治疗技术已经广泛应用在治疗顽固性疼痛、精神疾病（抑郁症、强迫症）、运动障碍性疾病（帕金森病、肌张力障碍）、心绞痛、肥胖、肠易激综合征、成瘾性疾病（药物、毒品成瘾）等众多领域。在过去的几十年里，已经有数十万患者受益于这项神经调控治疗技术。

1. 脑深部电刺激治疗帕金森病

脑深部电刺激（Deep Brain Stimulation，DBS）植入系统是由植入大脑深部特定核团的刺激电极、植入锁骨区皮下的脉冲发生器及体外程控仪组成。由于脉冲发生器外形与心脏起搏器类似，故又称为"脑起搏器"。目前 DBS 主要通过对脑深部特殊核团的慢性微电流刺激来治疗运动障碍性疾病，主要包括：缓解震颤和强直症状（如肌张力障碍、帕金森病）、精神障碍疾病（如抽动秽语症、强迫症、抑郁症）、顽固性疼痛、癫痫、成瘾症、肥胖症等。

DBS 治疗包括手术植入 DBS 设备和术后程控两部分。手术步骤包括：术前核磁扫描、计算靶点坐标、术中电生理信号记录确定靶点位置、立体定向刺激电极植入目标靶点、体外临时电刺激观察患者肢体运动改善情况，临时电刺激有效证明电极植入位置准确，最后连接并植入脉冲发生器，手术结束。术后 1 个月左右，待患者脑内情况恢复稳定，再用体外程控仪遥控打开脉冲发生器，设定刺激参数，达到患者满意的治疗效果。程控期间，若病情进展或变化，还可以体外遥控调整刺激参数，重新获得满意的疗效。

DBS 治疗帕金森病常用的靶点有丘脑底核（STN）、苍白球内侧部（GPi）、丘脑腹中间内侧核（Vim）、脑桥核（Pedunculopontinenucleus，PPN）等。STN 现已成为治疗帕金森病的首选靶点。STN-DBS 对震颤和僵直效果最好，对运动缓慢和异动症效果其次，对步态、姿势和平衡障碍效果一般，对吞咽、语言等症状无明显效果，STN-DBS 能够减少患者 50%～60% 的左旋多巴药物用量，从而改善药物过量引起的副作用；GPi-DBS 对帕金森病导致的运动障碍也有显著疗效，但不会降低术后左旋多巴的用量；Vim 是治疗特发性震颤的首选靶点，可以改善帕金森病的震颤症状，但对僵直、运动迟缓等症状治疗作用不明显，因此 Vim-DBS 仅适合以震颤症状为主无法采用其他靶点治疗的帕金森病患者。PPN-DBS 据报道能够改善站立、起步、转身困难等中线症状，但目前临床经验较少。

2. 脑深部电刺激治疗运动障碍性疾病

DBS 治疗肌张力障碍、Meige 综合征、痉挛性斜颈、抽动秽语综合征等其他运动障碍性疾病的刺激靶点主要选择 GPi 和 STN。GPi-DBS 治疗原发性肌张力障碍疗效已较肯定，而其治疗继发性肌张力障碍疗效报道不一。STN-DBS 也有用于治疗继发性肌张力障碍，但疗效暂不明确。法国学者曾行 STN-DBS 治疗药物难治性肌张力障碍，发现一些继发性肌张力障碍患者术后有轻度到中度的改善。我国是较早应用 STN-DBS 治疗肌张力障碍及其他运动障碍的国家，天坛医院应用 STN-DBS 治疗多种原发性肌张力障碍如 Meige 综合征、Hallervorden-Spatz 病、Fahr 病及由抗精神病药物、外伤引起的继发性肌张力障碍，均取得了满意的效果。

DBS 治疗癫痫的刺激靶点通常选择在癫痫触发点或被认为在痫性放电神经网络中扮演重要角色的结构如 ANT、STN、尾状核、丘脑正中核、黑质、海马、小脑等。实际临床工作中较多地选择丘脑前核（ANT）和海马作为目标靶点。2010 年结束的七个美国医学中心联合进行的大规模、随机双盲试验（SANTE 试验）[9] 报道了 ANT-DBS 受试组难治性癫痫发作频率较对照组减少 29%，随访两年时，54% 的受试组患者癫痫发作频率较术前减少超过 50%，14 例患者达到无癫痫发作（Seizure Free）。海马硬化是多数颞叶内侧型癫痫的病理改变，异常放电可以从海马扩散到整个 Papez 环路导致癫痫发作。而高频刺激海马可以造成突触间兴奋信号的长期抑制。因此海马深部电刺激能有效地控制复杂部分性和全身强直-阵挛性癫痫发作，而无切除手术导致的短期记忆力减退的不良副作用。

3. 脑深部电刺激治疗精神疾病

DBS 治疗精神疾病经常选择伏隔核（Nucleus Accumbens，NAcc）和内囊前肢电刺激治疗强迫症（Obsessive Compulsive Disorder，OCD）；选择伏隔核和扣带前回电刺激治疗抑郁症（TRD），改善率均在 1/3 左右。抽动秽语综合征的 DBS 靶点可以选择 GPi 和 STN，能够明显改善患者的抽动症状，并能使强迫观念、焦虑、抑郁等合并症状有所减轻，据报道有效率达到 70%。上海瑞金医院报道对 15 例神经性厌食症患者运用 Nacc-DBS 进行治疗。其中 12 例患者在 DBS 植入的同时还做了内囊前肢毁损术。12 例接受毁损和 DBS 复合治疗的患者在进食行为和精神症状上都有了明显改善。

4. 脑深部电刺激治疗植物状态

植物状态（Persistent Vegetative State，PVS）又称为最小意识状态（Minimally Conscious State，MCS），是一种完全不能感知自身和周围环境的临床状态，有睡眠觉醒周期，保留部分脑干和下丘脑自主功能。PVS-DBS 治疗是一种探索，目的是加速苏醒过程，改善预后。手术适应证包括：① PVS 确诊且病程在 3 个月以上；②各种促醒治疗失败；③一般情况良好、可耐受麻醉和手术；④ MRI 检查一侧大脑半球相对完好，脑干无明显损害，fMR、PET 等提示脑干代谢正常；⑤脑干听觉诱发电 V 波正常，SEP 检查 N20 潜伏期延长，EEG 处于轻微去同步化。上述符合才可考虑，否则为禁忌证。

植物状态的刺激靶点为中脑网状结构楔状核（Mesencephalic Reticular Formation）和

中央中核束旁核复合体（Centromedian Parafascicularis Nucleus Complex）；刺激参数设定在 25 ~ 50Hz、5 ~ 6V、90 ~ 120μs。目前 PVS-DBS 的病例报道不多，Yamamoto 教授 2005 年报道 DBS 治疗 PVS 患者 21 例，电刺激 4 ~ 6 个月后，8 例意识有所恢复，但只能够与他人简短进行语言交流。

5. 迷走神经刺激术治疗癫痫

早在 19 世纪 80 年代，学者们就发现经皮刺激迷走神经分布区能够减少癫痫发作。1985 年，Zabara 教授[13]通过动物实验证实迷走神经电刺激能够减少狗的癫痫发作。1988 年，美国 Texas Cyberonics 公司研制出植入式迷走神经刺激器；同年 Penry 等首次在临床上应用迷走神经电刺激（Vagus Nerve Stimulation，VNS）治疗癫痫患者，取得了满意的疗效。1997 年，美国 FDA 正式批准 VNS 可以作为成人和 12 岁以上青少年顽固性癫痫部分发作的辅助治疗方法。此后，VNS 还被证实能够明显改善重度抑郁患者的心境[14]。由于 VNS 手术操作简单，损伤小，患者恢复较快，更容易被患者接受，1997 年至今，全球范围内已经有超过 13 万名癫痫患者接受了 VNS 治疗。

迷走神经电刺激是通过手术将螺旋刺激电极缠绕于左颈部的迷走神经主干，并将刺激器埋在左侧锁骨皮下，连接刺激器和电极后结束手术。然后在体外调整、设置刺激参数与模式，使刺激器长期、间断放电刺激迷走神经达到治疗的目的。通常报道 VNS 可使 50% 左右的患者癫痫发作减少 28% ~ 85%。有研究显示 VNS 的疗效随患者使用的时间而递增，即使用的时间越久，癫痫的发作次数越少。其治疗原理可能是迷走神经分布广泛，通过孤束核投射到丘脑、杏仁核和前脑，并能够经脊髓网状结构到大脑皮质。因此，VNS 可以调节皮层兴奋性，从而控制癫痫发作。有学者通过 PET、fMRI 研究发现，VNS 可以使双侧丘脑、岛叶、基底节和颞枕叶血流增加，故认为脑血流变化可能是癫痫发作减少的原因。

目前公认的 VNS 的适应证是：①使用 1 ~ 3 种抗癫痫药物进行正规治疗未能有效控制癫痫发作；②部分性发作或部分性发作继发全面性发作；③多发病灶或癫痫灶定位不明确。

对于顽固性癫痫患者，VNS 是一种有效的辅助治疗措施，不会引起抗癫痫药物所造成的肝肾毒性及认知障碍等副作用。一项多中心随机双盲研究发现，高频刺激组（30Hz，时间 30 秒，间隔 5 分钟）对癫痫的治疗作用优于低频刺激组（1Hz，时间 30 秒，间隔 90 ~ 180 分钟）。副作用（常见于高强度刺激）包括声音改变或嘶哑（19% ~ 64%）、咽喉疼痛或咽炎、咳嗽、呼吸困难（2% ~ 19%）、感觉异常或迟钝、头痛，少数患者可有消化不良、恶心呕吐、耳鸣、膈肌半瘫、呃逆、面瘫或麻痹，极少数（每年约 0.15%）患者可出现心脏停搏甚或猝死。

6. 脊髓电刺激技术治疗神经性疼痛

脊髓电刺激技术（Spinal Cord Stimulation，SCS）是将刺激电极（条状电极或针状穿刺电极）安放于相应节段的椎管硬脊膜外腔后部，紧邻脊髓后柱，然后连接植入于骶部皮下的刺激器，通过电流刺激脊髓后柱的传导束和后角感觉神经元，从而达到治疗疾病的目的。刺激参数选择：脉宽0.2～0.3ms、频率50～60Hz、电压强度1.5～1.6V，以患者不感觉明显不适为宜。我国开展此手术极少。根据有关文献报导疼痛缓解率在50%左右。Kumar等用SCS和传统内科治疗对比100例神经性疼痛与根性疼痛的脊柱手术后疼痛综合征病例，结果显示：12个月后，48%的SCS组和9%的传统内科治疗组的病例疼痛缓解至少在50%以上；24个月后，SCS治疗后52例病例中有42例的根性疼痛缓解，健康生活指数、运动能力、治疗满意度都有显著意义。此外，SCS对内脏痛、周围血管疾病，周围神经病变、顽固心绞痛及多发性硬化症后疼痛等也有疗效较好的报道。

SCS缓解疼痛的确切机制仍然不清楚。其可能机制有：①闸门理论学说，即通过植入脊髓硬膜外间隙的电极传递的电刺激，阻断疼痛信号通过脊髓向大脑传递，使疼痛信号无法到达大脑皮质，从而达到控制疼痛的目的；②抑制脊髓灰质背角的广域神经元过度兴奋，实验表明SCS缓解疼痛影响主要是通过A-β纤维实现；③调节递质水平，SCS能促进灰质后角的P物质、5-羟色胺（5-HT）、去甲肾上腺素、甘氨酸和γ-氨基丁酸（Gamma-Amino Butyric Acid，GABA）释放，这些递质都参与对疼痛的调节；④通过抑制中枢神经系统，稳定心脏内神经活动，促进腺苷的释放实现缓解心绞痛；⑤通过激活背根的传入纤维从而引起外周降钙素基因相关肽（Calcitonin Gene-related Peptide，CGRP）释放，CGRP能引起血管舒张从而缓解缺血性疼痛。

7. 脑皮层电刺激术治疗顽固性疼痛

脑皮层电刺激术（Cerebral Cortex Stimulation，CCS）现阶段开展的主要包括运动皮层电刺激。运动皮层刺激是通过大脑运动皮层的硬膜外放置条片状电极，再与埋藏在锁骨皮下的刺激器连接，对运动皮层进行持续的微电流刺激。主要用来治疗顽固性疼痛（包括幻肢痛，丘脑痛，三叉神经痛等），抑郁症，耳鸣症，以及脑卒中后神经功能的恢复治疗等方面。由于该方法较脑深部刺激而言，具有操作简便，容易掌握，脑组织损伤小，并发症少等优势，目前是研究的热点。

8. 周围神经电刺激技术治疗顽固性疼痛

周围神经电刺激术（Peripheral Nerve Stimulation，PNS）包括枕神经刺激（Occipital Nerve Stimulation，ONS）治疗顽固性颈源性疼痛、慢性头痛；正中神经电刺激（Median Nerve Electrical Stimulation，MNS）主要用于各种昏迷促醒的治疗；骶神经根电刺激（Sacral Root Stimulation，SRS）其主要用于改善脊髓损伤患者大便失禁（Fecal Incontinence，FI）、膀胱功能障碍；骶神经刺激治疗骨盆疼痛，性功能障碍等。

（三）手术戒毒

药物成瘾又称药物依赖，是以失去控制能力、强迫性连续用药为主要特征的慢性反复发作性脑病。成瘾的核心特征是患者明知自己的行为有害但却无法自控。其临床症状包括生理依赖和心理依赖两部分。生理依赖是由反复用药造成的一种生理适应状态，主要表现为耐受性和戒断症状。心理依赖是吸毒人员对药品产生的强烈渴求感，需不断滥用来重复体验心理快感，是导致复吸的重要原因。毒品成瘾已经成为国际公害，联合国毒品检验和防御犯罪办公室（UNODC）所作的调查结果显示，世界上有 2 亿人有吸毒行为。全世界每年因吸食毒品而死亡的人数高达 10 万人，因此而丧失劳动能力的约 1000 万人。根据中国国家禁毒委和公安部公布的数据，截至 2013 年年底，全国登记在册的吸毒人员近 240 万名，而实际吸毒人数是该数字的 3 ～ 5 倍。药物成瘾不仅严重影响着人民群众的健康幸福和安居乐业，导致艾滋病、肝炎、梅毒等多种疾病的扩散流行，而且还影响着社会的稳定和经济建设，引发大量违法犯罪活动，给国民经济造成巨大损失。

目前，药物成瘾的治疗方法有药物治疗、心理行为治疗、社区康复治疗甚至强制性戒毒等。然而，这些疗法对心理依赖疗效不佳，导致戒断后复吸率高达 97%，成为成瘾治疗的难点。2000 年我国在世界上首先开展了立体定向伏隔核毁损术防复吸的临床研究，论文发表后，国内多家医院相继开展手术，均取得不同程度的效果，并引起社会舆论及医学界的广泛关注。2004 年 11 月，卫生部对此项新技术进行了规范和管理，暂禁止其作为临床服务项目，但支持对已有病例进行长期临床随访研究。随后，该项研究列入国家"十一五"科技支撑计划课题"对已有防复吸疗法的临床再评估"中，并于 2010 年完成了对 2004 年以前我国多中心接受手术治疗的药物成瘾患者的术后 5 年以上的长期随访研究。从资料完整的 8 家医院的 769 例手术戒毒病例库中，随机抽样 150 例，完成随访 122 例，47 例复吸，复吸率为 38.5%，防复吸效果远好于目前其他任何戒毒方法的疗效。另一方面，随着脑深部电刺激等更先进治疗技术手段的出现，在国内及国际上均开展了该技术治疗药物成瘾的研究。

药物成瘾的病理生理学机制极为复杂。虽然各类成瘾性药物在化学结构、急性作用的靶位有很大不同，急性药理效应也不一样，但都有导致滥用并最终发展到成瘾的共同重要特征：即奖赏效应或强化作用。Olds 和 Milner 首先发现了大鼠脑内存在以伏隔核为中心的中脑边缘多巴胺奖赏系统。与奖赏系统有关的主要脑核团还包括中脑腹侧被盖区、弓状核、杏仁核、蓝斑、中脑导水管周围灰质等。成瘾性药物长期给药产生的慢性效应所涉及的脑环路不仅仅包括调控急性奖赏效应的环路，学习和记忆的神经环路也参与成瘾性药物奖赏所感受到的刺激信息的处理和贮存，对药物的成瘾形成发挥重要作用。正电子发射断层扫描技术研究证实，成瘾性药物引起伏隔核、海马、杏仁核和几个相关皮质脑区的变化都伴随着药物渴求。在脑内也发现与药物渴求相关的代谢变化，这些脑区包括边缘系统和相关的大脑皮层组织。

立体定向手术治疗成瘾的靶点选择对于手术效果是至关重要的。目前来看，伏隔核可能是手术戒毒的最佳靶点。成瘾是一种后天习得的行为，它从偶尔吸食毒品发展到习惯性吸食继而发展为强制性吸食。这一变化的基础是长期服药后控制觅药服药行为的多个神经环路发生了病理性可塑性改变，而中脑皮质边缘多巴胺系统环路的病理性奖赏效应在该过程中发挥了始动作用，其中的伏隔核，作为多个相关环路的交叉点，广泛参与了这一过程。伏隔核壳部参与药物的直接精神活性效应，使药物具备强化作用；伏隔核壳部和核心部还分别参与了非条件性和条件性刺激诱发觅药的动机作用的形成，维持操作性行为，导致觅药和复吸；而以伏隔核为主要部分的腹侧纹状体与背侧纹状体间的多巴胺能联系，是觅药行为习惯形成和执行的神经基础；另外，前扣带回到伏隔核核心的谷氨酸能投射可能是各种因素导致复吸的共同通路。药物成瘾是一个涉及奖赏、情绪、学习记忆、动机形成及行为决策等大脑功能的过程，多个神经核团及环路参与其中。伏隔核作为边缘 – 运动中介，整合边缘系统奖赏情绪相关信息，参与动机向行为的转换，在成瘾中起重要作用，因此，以伏隔核作为手术毁损靶点，有望减少药物成瘾者的觅药服药行为，有效防止复吸。

自 2000 年第四军医大学唐都医院神经外科首先开始立体定向伏隔核毁损术治疗药物成瘾以来，国内二十余家医院相继开展。有些医院采用双靶点或多靶点毁损戒毒治疗，如双侧伏隔核 + 扣带回毁损、双侧伏隔核 + 内囊前肢毁损、双侧伏隔核 + 杏仁核外侧核群 + 前扣带回毁损等术式。从理论上来讲，多靶点毁损的并发症风险更大，且不利于进行科学研究，无法判断手术核团与疗效间的关系。

尽管不同医院的手术戒毒患者选择有所不同，但均具有以下共同点：①年龄 18 ～ 50 岁；②诊断符合中国精神障碍分类与诊断标准第 2 版修订版（CCMD – 2 – R）或第 3 版（CCMD – 3）、美国精神病学协会制定的精神障碍诊断和统计手册第 4 版（DSM – IV）、第 3 版修订版（DSM – III – R）或世界卫生组织制定的国际疾病分类第 10 版（ICD –10）中的精神与行为障碍分类；③吸毒 3 年以上；④在医疗机构戒毒或在公安机构强制戒毒（大于 30 天）3 次以上仍有强烈心瘾者；⑤患者和家属强烈要求手术；⑥无其他外科治疗禁忌证。

大部分的临床报道显示，采用立体定向手术能有效预防复吸。约有半数患者在接受治疗后未复吸，而在复吸者中，部分患者的吸食剂量和频度也大大降低。出血、感染等非特异性手术并发症发生率较低；术后短期内常见中枢性高热、小便失禁等，但经对症处理后消失，与靶点周围组织水肿有关。亦有报道称术后患者出现短期顺行性遗忘、动机形成障碍（表现缄默，语言少，做事积极主动性差）等，经康复训练数月后恢复。虽然少数病例出现了人格、性格、情感改变，但绝大多数研究者均认为手术戒毒是安全有效的。值得注意的是，多数随访研究中未能在术后验证毁损脑区的位置和体积，因此难于对毁损部位、大小与疗效关系进行分析，采用多靶点毁损术更不利于此类研究。

（四）精神外科学

精神外科（Psychosurgery）属于神经外科学的一个分支，是对脑内某些联系纤维或特定部位采用刺激、毁损、切除等外科方法，从而改变脑的功能以消除或减轻患者的精神症状。

1888 年，瑞士精神病学家 Burckhardt 开展了第一例精神外科手术，但在当时并未引起英文文献的注意，且迫于当时巨大的舆论压力未进行更深入研究。1935 年，Fulton 等对两只黑猩猩进行两侧前连合切断术，结果发现黑猩猩情绪降低，术前恐怖状态消失。葡萄牙神经病学家 Moniz 在该动物实验的启发下联合神经外科医生 Lima 施行双侧前额叶脑白质切断术治疗严重精神病患者，在全球引起了普遍关注，由此开创了真正的精神外科，该术式后被命名为 Moniz-Lima 手术。后来，美国医师 Walter Freeman 和 James Watts 在精神外科的临床治疗与研究中发现了 Moniz 术式的一些弊端并进行了改良，并于 1942 年出版了精神外科专著，扩大了精神外科的影响。1949 年 10 月，Moniz 获得了诺贝尔生理学或医学奖，象征了前额叶白质切断的有效性和副作用的合法化，使该手术在欧美等国家广泛开展。尽管 1949 年 Spiegel 和 Wycis 根据 Papez 的情感环路理论采用立体定向手术毁损丘脑治疗精神病获得成功，由于前额叶脑白质切断手术带来严重的并发症且缺乏明确神经生理依据，精神外科饱受社会舆论批评和质疑。20 世纪 50 年代抗精神病药物氯丙嗪的临床应用，开启了精神疾病药理学的时代，同时也结束了精神外科的黄金时代。此后，精神外科的发展陷入低谷，但对于行为治疗无效、药物治疗不敏感或需要不断加量而引起明显副作用的严重精神疾病患者，脑内核团定向毁损术仍在谨慎开展并沿用至今。20 世纪 70 年代中期，美国成立了"人类生物医学与行为保护国家委员会"，对 1971—1973 年美国每年进行的手术进行研究和评估，并于 1977 年发布报告，认为半数患者的疗效肯定，手术未导致明显精神缺陷，肯定了现代精神外科在精神病治疗中的地位。

我国的精神外科起步较晚，20 世纪 50 年代前后虽有一些手术尝试和报道，但是总体疗效欠佳。1985 年开始国内陆续开展了立体定向手术治疗难治性精神病，1987 年在安徽省合肥市召开的首届全国立体定向和功能性神经外科学术会议上，交流了一些地区开展精神外科的经验。1988 年全国首届精神外科研讨会在南京举行，会议对精神外科手术适应证的选择、规范的手术操作规程、并发症的预防、统一评定量表的应用，疗效评定等提出了原则性意见，起草了《全国精神外科协作组关于现代精神外科手术治疗的要求（草案）》，一致认为：立体定向手术虽然有效，仍处于探索阶段，应该有限制和科学的发展。

（五）疼痛的神经外科治疗

1. 疼痛的定义

国际疼痛研究协会（International Association for the Study of Pain，IASP）将疼痛定义为"一种不愉快的感觉和情绪上的感受，伴有实质或潜在的组织损伤"。疼痛是一种主观感觉，是机体受到伤害的一种警告，引起机体一系列防御性保护反应。

疼痛既是疾病的一种常见症状，本身也是一种疾病。疼痛医学是神经科学的分支和边缘学科，近年来发展很快，美国国会曾将 21 世纪的第一个 10 年命名为"疼痛研究与治疗的 10 年"，以引起全世界对疼痛医学的重视。

2. 慢性疼痛诊断和分类

疼痛按病程可分为急性疼痛和慢性疼痛。慢性疼痛是相对于急性疼痛而言，一种定义方法是疼痛持续 6 个月以上即称为慢性疼痛。另一种定义方法是，当急性损伤愈合后，疼痛仍持续存在，可称为慢性疼痛。由于不同类型的急性损伤愈合的时间不同，急性疼痛和慢性疼痛之间的转换应依据损伤的特性，而不是时间，因此，目前常用后一种方法来定义慢性疼痛。急性疼痛常反应组织损伤，而慢性疼痛并不一定是一个生理改变的反应，有时它不再反映某一疾病，而本身成为一种疾病，它能影响生活的各个方面。

慢性疼痛分类方法多样，按疼痛强度可分为轻度痛、中度痛、重度痛；按疼痛部位可分为躯体痛、内脏痛；按疼痛时间模式可分为间断性疼痛、周期性疼痛、持续性疼痛；按疼痛表现形式可分为原发痛、牵涉痛、反射痛；按神经部位可分为中枢性痛、外周神经性痛、植物神经性痛；按病理生理机制可分为伤害性疼痛和神经病理性疼痛。

临床上最常用的分类方法是按病理生理机制分类，即分为伤害感受性疼痛和神经病理性疼痛。伤害感受性疼痛是由于外伤或疾病刺激伤害性感受器，激活了中枢神经系统的伤害性传递通路，疼痛的特征为跳痛、酸痛或钝痛。神经病理性疼痛是由于外周或中枢神经系统的病理性改变导致神经元异常兴奋、自发放电和假突触传递而引起疼痛，其特征为烧灼痛、放射痛、针刺痛或电击痛。

3. 疼痛的"四阶梯"治疗原则

疼痛的治疗应采用综合治疗，包括药物、物理治疗、微创介入治疗、神经调控以及外科手术等，单一的治疗方法有时无法获得满意的疼痛缓解。对初诊的疼痛患者，应先明确诊断，了解疼痛的病因，首选针对病因的治疗方法。当病因无法彻底治愈或病因治愈后疼痛仍不缓解时，应循序渐进，由简入繁，遵循"四阶梯"治疗原则，即第一阶梯为无创的药物治疗和物理治疗；第二阶梯为微创介入治疗，包括靶点药物注射、射频治疗等；第三阶梯为神经调控治疗，包括外周神经电刺激、脊髓电刺激、运动皮层电刺激等；第四阶梯为针对慢性疼痛的外科治疗，包括各种神经系统毁损性手术治疗。

（1）药物治疗

药物治疗包括非甾体类抗炎药、阿片类药物、抗癫痫药、抗抑郁药、镇静药、局麻药等，不同的药物对不同类型的疼痛疗效不同。由于慢性疼痛患者多需较长时间用药，故在选择镇痛药时，应考虑患者的个体差异，如患者年龄、疼痛类型、药物副作用等。同时，在选择镇痛药时，还应遵循疼痛药物的三阶梯治疗方案，即第一阶梯为非甾体类抗炎药、抗癫痫药、抗抑郁药，第二阶梯为弱阿片类药物，第三阶梯为强阿片类药物。

（2）微创介入治疗

微创介入治疗是指在影像导引下，通过经皮穿刺将器械置入病变组织内或附近，进行物理或化学治疗的微创技术。主要包括靶点药物注射和射频治疗。靶点药物注射包括痛点注射、关节腔注射、韧带或肌腱注射、选择性神经注射、硬膜外注射等。射频治疗是通过无线电频率来控制温度，使电流通过组织产生热量来进行靶点毁损的治疗方法，包括标准射频和脉冲射频。

（3）神经调控

神经调控是利用植入性和非植入性技术，依靠电或化学手段，来改善中枢、周围或自主神经系统的功能。慢性疼痛的神经调控治疗包括外周神经电刺激、脊髓电刺激、运动皮层电刺激、脑深部电刺激和鞘内输注系统植入术。神经调控治疗的优点是安全、可逆和可调节，最主要的缺点是费用昂贵，需要维持治疗。

（4）慢性疼痛的外科治疗

治疗方法包括针对病因的手术和神经毁损手术。针对病因的手术包括脑神经根显微血管减压术、周围神经减压术、针对压迫神经引起疼痛的肿瘤、椎间盘或骨性结构的手术等。对于可针对病因治疗的慢性疼痛患者，应首选针对病因的手术治疗，例如，原发性三叉神经痛和舌咽神经痛首选脑神经根显微血管减压术，周围神经卡压综合征和糖尿病性周围神经病首选周围神经减压术，腰椎间盘突出压迫脊神经首选腰椎间盘摘除术等。

神经毁损手术可针对周围神经至中枢神经系统的任何靶点进行，可在各个水平阻断伤害性刺激向中枢神经系统的传递。包括周围神经切断术、背根切断术、背根神经节切除术、交感神经切除术、脊髓背根入髓区切开术、三叉神经尾核背根入髓区切开术、脊髓前侧柱切断术、脊髓前联合切开术、脊髓后正中点状切开术、中脑毁损术、丘脑毁损术、扣带回切开术和垂体毁损术等。

随着微创介入和神经调控技术的发展，许多神经毁损手术已逐渐被取代，目前仍然在使用的主要为脊髓背根入髓区切开术。

4. 外周神经射频治疗

射频治疗是通过影像学和电生理定位，将射频电极通过绝缘导管送至靶点部位，射频电极尖端发出高频电磁振荡，造成组织内极性分子摩擦产生热量，蛋白变性凝固，达到神经调制的目的。按照工作温度和模式不同，射频分为脉冲射频和连续射频；按照射频回路的不同，分为单极射频和双击射频。外周神经射频多采用单极射频模式。神经射频的靶点可选择神经分支、神经干、神经根、神经节等。射频电极根据长度、裸露尖端、电极直径可有各种不同的规格。

神经射频治疗的适应证主要包括：①三叉神经痛/舌咽神经痛反复发作，不能耐受药物和全麻手术患者，可采用三叉神经周围支/半月节/舌咽神经射频；②诊断性神经阻滞有效，效果不持久的慢性腰痛患者，可采用脊神经内侧支射频；③带状疱疹后遗神经痛可行背根神经节射频；④诊断性阻滞有效的颈源性头痛；⑤肿瘤侵袭周围神经造成的严重神经根性疼痛，定位相对局限的患者可行神经根射频。

5. 手术治疗

（1）脑神经根显微血管减压术

脑神经根显微血管减压术是神经外科开展最为广泛的止痛手术，主要用于治疗脑神经根存在明确血管压迫导致的三叉神经痛和舌咽神经痛。在手术显微镜直视下，用 Teflon 棉团等减压材料，将压迫神经根的血管垫离神经根，达到减压的效果。国内外大宗病例显示，脑神经根显微血管减压术是治疗三叉神经痛和舌咽神经痛有效率最高的方法，总体有效率超过 90%。

（2）脊髓背根入髓区切开术

脊髓背根入髓区（Dorsal Root Entry Zone，DREZ）与痛觉传导有关，并开始探讨将其作为疼痛手术治疗的靶点。随着对脊髓解剖结构的进一步研究和科学技术的发展，一些学者对该手术进行了改良，在显微外科切开术的基础上，又发展了射频、激光和超声毁损术；并且，随着脊髓电生理监测的开展，手术并发症显著下降，使得 DREZ 毁损术的应用得到了推广。

DREZ 切开术主要适用于[15-17]以下几方面。

①臂丛神经撕脱后疼痛是 DREZ 切开术最好的适应证之一。术中，DREZ 切开的范围不应仅仅局限于损伤的节段，而是扩展至邻近的神经根，尤其是当损伤的水平与疼痛区域相一致时。

②脊髓或马尾神经损伤后疼痛这些患者大多数都有脊柱外伤史，只有当患者的疼痛是节段性，并且疼痛的区域与脊髓损伤的水平和范围相一致时，该手术才有效。若患者为 T10（脊髓圆锥）以下脊柱外伤，特别是当疼痛位于下肢而不是会阴部时，是 DERZ 切开术最好的适应证之一。

③周围神经损伤后疼痛如果疼痛主要是阵发性闪电样疼痛、痛觉异常或痛觉过敏，DREZ 切开术效果较好。例如，残肢痛、幻肢痛、开胸术后肋间神经痛。

④带状疱疹后遗痛对于 DREZ 切开术治疗带状疱疹后遗痛的疗效尚有争论，一些学者认为只有感染皮肤区的浅表疼痛可缓解，尤其是痛觉异常和痛觉过敏；持续的深部烧灼样疼痛缓解不满意，甚至可能加重，并且部分患者术后主诉新的紧束感。因此，在决定采用 DREZ 切开术治疗带状疱疹后遗痛时必须慎重。

⑤痉挛状态合并疼痛 DREZ 切开术还可阻断肌伸张反射的传入，降低肌张力，改善痉挛状态，对痉挛合并疼痛的患者疗效较好。

（3）外周神经减压术

主要适用于糖尿病性外周神经病（Diabetic Peripheral Neuropathy，DPN），这是一种感觉运动多发神经病，以往手术治疗仅限于继发性感染、溃疡和截肢，1992 年 Dellon 率先应用外围神经减压术治疗 DPN，取得良好的疗效。在他的不懈努力下，该手术方法被不断改良和推广。该手术的疗效已被多项动物实验和临床研究所证实，使得它成为有潜力的治疗DPN 的新方法。

DPN 患者上下肢可能存在多处神经嵌压，手术的目的是通过切开韧带或纤维组织松解神经走行通路上的嵌压部位，改善神经的血供，并使神经可以随邻近关节的运动而滑动，从而恢复受损的感觉和运动功能。因此，根据患者的症状、体征、电生理检查，对受损的神经采取多处选择性减压，包括正中神经、尺神经、腓总神经、胫后神经或腓深神经减压。

（4）立体定向中脑痛觉传导束毁损术

中脑的脊髓丘脑束和三叉丘束分别是躯体和头面部的痛觉传导到达丘脑之前在脑内走

行最集中的部位，也是切断疼痛的脊髓—丘脑通路的理想部位，可以用较小的毁损灶比较完整地阻断疼痛通路。随着神经影像学、立体定向技术和微电极技术的发展，脑内靶点定位的精确度有了极大提高，中脑毁损术的准确性和安全性大大改善，并发症的发生率显著降低，中脑毁损术重新受到重视，在各种顽固性疼痛的治疗研究中显示出了较好的应用前景。

中脑痛觉传导束毁损术适用于偏侧性范围较大的躯体或头面部各种顽固性疼痛，躯体疼痛选择对侧中脑脊髓丘脑束，头面部疼痛选择对侧中脑三叉丘束。

（5）立体定向扣带回前部切开术

早期的扣带回手术主要是用于治疗精神病的焦虑、忧郁、恐惧与强迫等症状。1962年，Foltz 等开始应用扣带回前部毁损术治疗伴有抑郁的慢性疼痛，发现不仅能够显著改善疼痛患者的情感反应，而且可以明显缓解疼痛。由于慢性疼痛患者往往伴有情绪和精神状态的异常，而且疼痛与情绪的关系也非常密切，因此扣带回毁损切开后疼痛患者的焦虑、忧郁、恐惧与强迫等症状得到改善，疼痛也会有明显缓解。适用于治疗各种伴有焦虑、抑郁、恐惧、强迫观念或行为等明显精神、情感异常的顽固性疼痛。

二、国内外发展比较

（一）癫痫外科

1997 年和 2002 年美国食品与药品管理局（FDA）分别批准 DBS 用于治疗特发性震颤和帕金森病。首都医科大学附属北京天坛医院神经外科、北京市神经外科研究所与清华大学航空航天学院合作，组建了国家工程实验室，针对脑深部电刺激治疗系统的国产化进行了一系列研究。目前经过积极探索，脑刺激器国产化已完成动物实验和临床试验阶段，并开发了可充电式刺激器，将刺激器的使用寿命由 5 年延长至 9 ~ 10 年，极大地减轻了广大运动障碍疾病患者的经济负担，使广大患者受益，脑深部电刺激技术也必将在我国有更为广阔的应用前景。

DBS 在癫痫治疗方面的潜力逐渐引起学界注意。目前国内 DBS 用于治疗癫痫尚未处于基础研究阶段，如孙涛等的研究结果显示海马电刺激可有效抑制海人酸诱导的大鼠癫痫发作，且突触外 GABAA 受体 α1、α5 和 β2 亚基的表达水平在海马电刺激抑制癫痫发作中起到重要作用。DBS 刺激大鼠丘脑底核可以通过改变大脑突触外 GABAA 受体 δ 亚基的表达，抑制癫痫大鼠海马的异常放电，起到治疗癫痫的作用。孙涛等在对颞叶癫痫临床诊治过程中，注意到岛叶受累是手术不良的一个重要原因，在国内较早关注"岛叶癫痫"问题，针对岛叶解剖、功能、岛叶癫痫环路、发病机制等问题进行了一系列的研究，积极开展岛叶癫痫的临床诊治工作，并出版了世界首部系统阐述岛叶癫痫的专著《岛叶癫痫》。

虽然我国癫痫外科发展迅速，如何降低手术死亡和致残率，规范治疗提高疗效仍是尚待解决的问题。

（二）植入式神经电刺激技术

我国功能神经外科疾病发病率较高，尤以帕金森病、癫痫、精神疾病、疼痛、药物成瘾为著。我国医学专家在国际权威杂志《柳叶刀》上撰文指出，我国帕金森病患病率为2.1%，60 岁以上人群，帕金森病患者的人口概率为 1%，65 岁以上则高达 5%。2006 年，我国 60 岁以上人口为 1.43 亿人，2020 年将达到 2.48 亿人。而癫痫病的发病率为人口的8.8‰，患者人数超过千万人。世界卫生组织的统计数字表明，抑郁症是全球第四大疾病，到 2020 年可能成为对人类健康威胁第二大疾病；我国抑郁症发病率为 3% ~ 5%，抑郁症患者超过 2600 万人，每年有超过 28 万人自杀，其中 40% 以上的自杀者都患有抑郁症。我国至少有 1 亿人以上的疼痛患者，目前有癌症患者约 450 万人，每年新诊断癌症患者约180 万人，其中伴有不同程度疼痛的癌症患者占到 51% ~ 61.6%；1999 年我国对外公布的吸毒人数已达 68.1 万人，2003 年则超过 100 万人，毒品的成瘾依赖主要表现为生理依赖（躯体依赖性）和心理依赖（精神依赖性），其中心理依赖难以戒除。保守估计，神经调控疗法在我国的适用对象将超过 5 千万人。

截至 2014 年 11 月，全球已有超过 13 万人的美敦力 DBS 患者，其中 90% 是帕金森病，其他 10% 包括肌张力障碍、特发性震颤、癫痫、强迫症、抽动症等。DBS 在我国虽然起步较晚但也得到了一个较迅速发展，资料显示，1998 年北京天坛医院完成第一例植入术至今，我国已有 7000 余例患者接受 DBS 植入手术。VNS 手术操作简单，损伤小，癫痫患者术后恢复较快，更容易被患者接受，1997 年至今，全球范围内已经有超过 13 万名癫痫患者接受了 VNS 治疗，目前美国每年有 1 万例患者。我国从 2009 年实行首例 VNS 手术以来，现已有 300 例余癫痫患者接受 VNS 手术。

神经调控器械市场主要被美国美敦力、Boston Scientific、St.Jude 等大型医疗器械公司垄断，我国的神经调控器械完全依赖进口，价格十分昂贵，以治疗帕金森病的可充电式脑起搏器为例，其价格为 33 万元人民币。随着我国改革开放和与国外重要中心的合作与交流的增加，与国外临床技术、设备先进性的差距逐渐缩短，有的技术已经赶超国外的最高水平。在进口神经电刺激器专利保护期结束后，我国是最早实现其国产化的国家。2003年清华大学与品驰医疗、天坛医院合作，致力于神经调控系列产品的国产化，至今已形成了较为完整的产品线，包括单侧、双侧 DBS 刺激器；并且双侧可充电的 DBS 刺激器已经处于临床试验阶段，国产 VNS 电刺激器也在天坛医院进行临床试验，并初步取得满意的临床效果。植入式神经电刺激器的国产化，将会明显降低患者的医疗费用，使更多的患者能够受益于这项先进的治疗技术。

（三）手术戒毒

早在 20 世纪 60 年代，有文献报道以扣带回、下丘脑及额叶白质作为靶点治疗阿片类和酒精成瘾。印度学者 Kanaka 等于 1978 年报道 73 例成瘾患者接受了扣带回前部毁损术，其有效率为 60% ~ 80%。俄罗斯科学院人脑研究所 Medvedev 等自 1998 年起，完成 348 例双侧扣带回毁损术治疗成瘾，并对其中 187 例患者进行了 2 年以上的随访。结果显示 62% 的患者未复吸，而 13% 的患者症状得以改善（吸毒量及次数减少，恢复部分工作），同时手术并发症轻微。这些研究选择的手术靶点多为治疗强迫症、抑郁症等精神疾病的传统手术靶点。Medvedev 认为，成瘾中觅药服药行为带有"强迫性"的色彩，与强迫症有类似之处，而扣带回毁损术就是治疗强迫性觅药行为，使患者再次面对毒品时能做出正确的选择。

在我国，2000 年第四军医大学唐都医院在动物实验的基础上开展了双侧伏隔核毁损术治疗阿片类药物成瘾的临床研究，手术目的是减轻患者对毒品的心理依赖，防止戒断后复吸。2000 年 7 月至 2002 年 6 月间共纳入 28 例患者，受试者为吸毒史 3 年以上的阿片类成瘾患者，平均随访时间为 15 个月，其中 11 例患者未复吸。该结果在 2003 年美国立体定向与功能神经外科年会上首次做大会报告，并发表在国际功能神经外科杂志 *Stereotactic and Functional Neurosurgery*。文章发表后引起了广泛关注，至 2004 年年底广东、四川、江苏、广西、上海、沈阳等二十余家医院先后开展了立体定向毁损手术戒毒，治疗患者逾 1000 例，文献报道复吸率降至 10% ~ 40%。然而在此过程中，由于各家医院手术适应证标准不统一，毁损靶点各不相同，疗效与并发症差别很大，甚至有的医院手术后患者出现了一些较为严重的并发症，在社会上引起了很大的反响和争议。2004 年 11 月，国家卫生部暂停了手术戒毒作为临床服务项目，但依然支持其临床科学研究。

2005 年 3 月，中国国家卫生部在西安召开了手术戒毒专题研讨会。该会议邀请了神经外科、精神科以及医学伦理学的多名院士、专家参与质询讨论，由第四军医大学唐都医院、广东三九脑科医院、南方医科大学南方医院、四川泸州医学院附属医院、成都军区总医院及上海第二医科大学仁济医院等六家医院报告了各自手术戒毒的结果并接受质询。会议最终达成了共识：①手术戒毒尚处于临床研究阶段，不能用于临床服务；②现有研究资料显示，手术戒毒短期疗效较好，远期疗效需要进一步的观察随访和研究；③手术戒毒的研究必须在具有一定资质的医院开；④卫生部下一步需要组织监督小组核实有关资料，并建立规范的准入制度。在卫生部的建议下，手术戒毒项目列入了国家"十一五"科技支撑计划课题中，并相继得到国家自然科学基金、军队计划课题、省级科技推广基金等 10 余项科研课题基金资助。我国从事手术戒毒研究的专家学者应邀在美国、德国、日本、韩国等举办的国际学术会议上做大会专题报告 8 次。在 *Stereotactic and Functional Neurosurgery* 等功能神经外科领域权威期刊杂志上发表 SCI 论文 10 余篇，单篇最高他引 105 次。在 2010 年美国神经外科年会上，手术戒毒论文被评为会议十佳论文报告。2012 年 7 月，中国医师协会神经外科分会功能神经外科专家委员会审定通过了《药物成瘾外科治疗专家共识》，发表于《中华神经外科杂志》。立体定向干预伏隔核防止戒断后复吸技术也获得了 2013 年军队医疗成果奖一等奖。

（四）精神外科

随着神经解剖、神经生理、结构性和功能性影像技术、神经内分泌的发展，形成了现代精神外科学。外科治疗对于经内科正规治疗无效的精神疾病患者是一种必要的甚至是最后的选择。立体定向手术因其定位准确、侵袭性小，现已完全取代传统的脑白质切开术成为精神外科主要治疗方法。

根据国外数十年的精神外科实践和发表的文献资料，以下疾病可能从精神外科治疗中获益：①难治性的强迫性精神障碍（Obsessive‐Compulsive Disorder，OCD）；②焦虑症及泛化性焦虑症（General Anxiety Disorder，GAD）；③双项情感障碍（Bipolar Disorder）；④重性抑郁（Major Depression）；⑤难治性成瘾性疾病；⑥分裂性情感障碍；⑦伴有严重攻击性行为的精神分裂症；⑧进食障碍；⑨分离性人格障碍；⑩其他如癫痫、精神发育迟滞所伴随的攻击行为，各种原因产生的恶性疼痛等。其中，难治性强迫症、泛化性焦虑症、重度抑郁、双相情感障碍及分裂性情感障碍等疾病，采用立体定向脑内核团毁损治疗取得较为明显疗效，而成瘾性疾病及精神分裂症总体疗效较差，仍处于试验性治疗阶段。

毁损治疗靶点的选择多集中在边缘系统及其周边结构。目前常用的靶点有扣带回、内囊前肢、尾状核下神经束、伏隔核、杏仁核、下丘脑等，其中双侧内囊前肢的毁损适用于泛化性焦虑症及难治性强迫症，而扣带回毁损对于双相精神障碍、抑郁、分裂性情感障碍可能较其他靶点更为有效。需要指出的是，由于神经环路的存在，靶点的选择与症状不是一一对应的关系，一个靶点可以对多个症状有效，同一个症状也可以选择不同的靶点进行毁损，至于某一个靶点的最佳适应证目前尚无定论。

深部脑刺激（Deep Brain Stimulation，DBS）治疗运动障碍性疾病获得成功，受此启发，立体定向毁损治疗精神疾病也取得成果，1999 年神经外科医师 Nuttin 及其同事报道了第一例内囊前肢 DBS 术治疗强迫症，疗效明显。DBS 治疗精神疾病的具体生物学机制尚不清楚，推测可能抑制了受刺激神经元的活性或者调节了神经元网络活动和神经传输、诱导突触变异等。早期的 DBS 治疗精神疾病主要应用于心理治疗、药物治疗以及电休克治疗（Electroconvulsive Therapy，ECT）无效的重性抑郁及 OCD 患者，结果令人鼓舞。由于 DBS 的"非破坏性"及可逆性等特点，从伦理学角度更容易被社会、患者及其家属接受，越来越多 DBS 治疗精神疾病研究正在兴起。目前 DBS 应用于精神外科研究范围包括 OCD、重性抑郁、双相精神障碍、抽动秽语综合征、严重的攻击性行为障碍、难以控制的有暴力行为的精神分裂症、进食障碍等。需要指出的是，大多仍处于试验性治疗阶段，缺乏大宗病例报道及对照研究，其有效性及安全性尚需进一步评估。

此外，迷走神经刺激术（Vagal Nerve Stimulation，VNS）亦有应用于精神外科的相关报道。VNS 属于颅外神经调节，具体作用机制不明，推测可能为发自迷走神经的冲动经脑内核团，传输并投射到特定脑区，最后作用于边缘系统。由于 VNS 缺乏明确的作用靶点，临床仅少量应用于抑郁症、OCD 及进食障碍患者，效果亦较为温和。尽管美国已批准 VNS 可以应用于经过正规药物治疗、心理治疗、行为治疗以及电休克治疗无效的慢性或难治性抑郁患者，但目前应用有限。

我国精神外科自 1985 年开始陆续开展立体定向核团毁损治疗难治性精神病，后在国内迅速推广应用，并紧随国际潮流，开展了 DBS 治疗精神疾病的应用研究。为了规范精神外科治疗，2008 年卫生部发文要求严格神经外科手术治疗精神疾病技术审查管理，科学、准确、严格掌握神经外科手术治疗精神疾病的适应证，并加强神经外科手术治疗精神疾病临床研究管理。文中指出精神外科的适应证主要为国际学术界没有争议的、经规范化非手术方式长期治疗无效的难治性强迫症、抑郁症、焦虑症，并明确指出精神分裂症等不属于神经外科手术治疗精神疾病的适应证。规定出台后，国内公立医院的精神外科手术数量锐减。2013 年 5 月 1 日《中华人民共和国精神卫生法》的颁布进一步保证了我国精神外科的规范、健康发展。

三、发展趋势与展望

转化医学（Translational Medicine）是近十年来生命科学界热点，目的就是将基础医学的进展快速地转化到临床实践中，为患者服务，为人类健康造福。转化医学在癫痫外科的应用，应该在循证医学（Evidence-Based Medicine，EBM）医疗规范以及治疗指南下进行。循证医学的出现和应用，为癫痫、脑深部电刺激、手术解毒和精神病的发展提供切实可行的实施路径。

（一）癫痫外科

DBS 已发展为一种微创、可逆、可调控的神经外科疗法，广泛应用于运动障碍性疾病的治疗。与其他刺激靶点相比，丘脑前核体积大小适中、位置相对安全，适宜进行电极植入。而且丘脑前核与边缘系统联系紧密，存在投射纤维与运动皮质之间的广泛联系，故丘脑前核电刺激术可以对边缘系统即中央皮质环路的功能进行调节。美国一项关于丘脑前核电刺激治疗癫痫（SANTE）的多中心随机双盲对照临床试验表明，双侧丘脑前核电刺激术治疗癫痫的确切效果。不久的将来，丘脑前核有望成为 DBS 治疗癫痫的主要刺激靶点。

我国癫痫外科已取得长足发展，手术治疗效果已接近或达到国际水平，但是还有制约我国癫痫外科发展的问题需要克服。

（1）手术适应证掌握不严，存在扩大手术指征的情况。癫痫外科医师虽然能灵活选用术前的评估方法，但仍需严格掌握手术适应证，争取最好的手术效果。

（2）开展癫痫外科除了必备的手术室环境、手术器械、电生理监测手段外，还要有专职的癫痫外科医生和电生理医生互相配合。如条件不足就开展癫痫外科治疗，可能导致手术效果不好，甚至误诊误治，因此这方面的问题亟需规范。

（3）癫痫术前评估不足。癫痫外科术前评估包括详细的病史、神经系统检查、脑电生理学检查及形态学检查等。术前评估对致痫灶准确定位至关重要，关系到手术的疗效和成败。

（4）一些神经外科医生对癫痫的外科治疗认识不足，认为切除了病灶就是治疗了继发性癫痫。切除病灶不一定能控制癫痫。只有切除了致痫区，才能有效地控制癫痫的发作。

（二）脑深部电刺激

美国和欧盟分别于 2013 年公布了脑科学计划，提出发展创新性的神经科学技术的新举措。2014 年，美国 NIH 工作组对美国脑研究计划项目进行了细化，提出经过 10 年投入45 亿美元的研究建议。他们希望认清大脑神经元之间的联系及工作方式，建立数字模拟的大脑，在医疗方面的目的之一是建立疾病的计算机模型，帮助医生开发诊断大脑疾病的技术，理解疾病发生机制，寻找新的治疗方法。我国的脑研究计划也将很快出台。大脑研究受到各国政府重视主要原因是，大脑疾病（包括神经精神疾病、药物成瘾）逐渐超过心血管疾病和肿瘤成为社会的主要负担。许多国家抑郁症发病率已经达到 10%，老年性痴呆在 65 岁以上人群中的发病率达到 13%，85 岁以上人群中接近 50%。另一方面，治疗精神病和神经退行性疾病的手段十分匮乏，在这样背景下大脑研究计划应运而生。植入式神经电刺激手术不仅能够治疗上述疾病，而且还能通过植入脑内的电极采集、记录脑电活动信号，再通过无线方式（最新的 Brain Radio 技术）将这些数据传输至计算机，为科学家提供第一手大脑工作的信息，神经电刺激手术适应证还将会进一步扩大。

目前，我国神经调控领域仍然需要进一步优化的地方：①新技术引进后各家医院操作与实施的差异、不规范，导致疗效的不确定，引起患者对神经调控疗法本身的质疑，阻碍了该疗法的进一步推广和应用，这需要规范化、标准化的医师培训来解决；②神经电刺激器属于高科技精密产品，原材料成本高，生产工艺复杂，故国产后神经电刺激器价格仍然是进口的同级别产品价格的一半。继续降低成本，生产出高质量国产神经电刺激器是推动脑深部电刺激技术发展的关键。

（三）手术戒毒

由于毁损术是一种不可逆的破坏性手术，可能造成永久性的并发症。而随着立体定向和功能神经外科的发展，脑深部电刺激术（Deep Brain Stimulation，DBS）正逐渐发展而代替毁损术。DBS 是通过立体定向方法进行精确定位，在脑内特定的靶点植入刺激电极进行电刺激，从而改变相应核团功能，以达到改善疾病症状，控制疾病发作的一种功能神经外科新疗法。国内外均有单位开展了脑深部电刺激治疗药物成瘾的研究，第四军医大学唐都医院于 2011 年在国际临床研究网站注册该项临床研究，目前已纳入患者 8 例，取得了初步疗效。

　　戒毒是一个系统工程，完整的戒毒包括脱毒、防复吸和回归社会三个连续的过程。长期以来人们一直期望通过药物治疗防止复吸，目前广泛采用的美沙酮代替疗法对于海洛因成瘾疗效肯定。但即便如此，部分海洛因成瘾者由于依从性差等原因仍然复吸，而且美沙酮本身也具有成瘾性。对于中枢神经兴奋剂（可卡因、安非他明等）成瘾而言，目前尚无可以防止其复吸的理想药物。通过立体定向外科治疗手段，对成瘾相关靶点进行直接干预，是预防复吸的新思路。以伏隔核毁损术为代表的立体定向手术戒毒为广大深陷成瘾病痛的患者带来了曙光。随着手术戒毒治疗方法的总结评估及进一步确定规范，它将会与其他治疗方法一道，协助广大成瘾患者战胜毒魔。

　　（四）精神外科

　　（1）精神外科的发展一直饱受争议，缘于生物精神医学与社会精神医学之间的分歧。因此，神经外科医生在运用外科技术治疗精神疾病时必须被独立运行的伦理委员会和机构审查委员会进行伦理学方面的调查和监管。特别是 DBS 越来越多地应用于临床之后带来了更多的伦理考量，尽管其相对无创、疗效不确切，且存在并发症以及异物植入的风险。因此，有必要建立普遍的伦理指南，完善知情同意与告知系统，最大限度地保障患者权益。

　　（2）规范精神疾病的外科治疗。严格精神外科的准入制度，充分的术前评估和完善的术后疗效、并发症的监测尤为必要。中华医学会功能神经外科分会、中国医师学会功能神经外科专家委员在 2009 年发布的《精神外科临床指南（建议稿）》中对精神外科手术适应证和禁忌证均做了详细说明，避免了我国精神外科的发展重蹈覆辙。政府部门应组织成立专业的调查委员会，对既往已接受过外科治疗的精神疾病患者的疗效、并发症进行系统评估，建立健全精神卫生监测网络，以期得到令人信服的随访证据，如不同的精神疾病治疗的最佳靶点，毁损与 DBS 的各自安全性及有效性等。与此同时，对于精神外科的发展仍然要持有开放的态度，选择有资质的医院和医师谨慎开展精神外科的研究并接受监督，为一部分饱受折磨的、非外科治疗无效的精神疾病患者提供最后的治疗手段。

　　（3）尽管以 DBS 为代表的神经调控技术的发展似乎让人们看到了精神外科复兴的希望，但目前关于精神疾病的本质及治疗机理还不清楚，有赖于相关基础研究的深入，包括神经解剖（神经环路和网络通道）、神经生理、神经递质与生化学、神经影像（功能性磁共振、PET-CT、脑磁图）以及动物实验等。同时，借鉴分子生物学、纳米技术、基因工程的新成就有助于精神外科向神经再生或修复领域过渡。

　　（4）神经外科技术治疗精神疾病必须要有立体定向功能神经外科、精神病、神经病学和神经心理学等多学科合作团队，并能够提供综合性的诊疗，同时还需要专业人员进行社会福利、康复、心理治疗以及职业行为训练等方面工作。

—— 参考文献 ——

［1］ 张建国. 脑深部电刺激术的现状与未来［J］. 中华神经外科杂志，2010，26（5）：385-386.

［2］ Spiegel E A，Wycis H T，Marks M，et al.Stereotaxic apparatus for operations on the human brain［J］. Science，1947，106（106）：349-350.

［3］ Hassler R，Riechert T，Mundinger F，et al. Physiological observations in stereotaxic operations in extrapyramidal motor disturbances［J］. Brain，1960，83（2）：337-350.

［4］ Spiegel E A，Wycis H T，Szekely E G，et al. Stimulation of Forel's field during stereotaxic operations in the human brain［J］. Electroencephalography & Clinical Neurophysiology，1964，16（16）：537-548.

［5］ Wright G D，McLellan D L，Brice J G. A double-blind trial of chronic cerebellar stimulation in twelve patients with severe epilepsy［J］. Journal of Neurology Neurosurgery & Psychiatry，1984，47（8）：769-774.

［6］ Benabid A L，Pollak P，Louveau A. Combined（thalamotomy and stimulation）stereotactic surgery of the VIM thalamic nucleus for bilateral Parkinson disease［J］. Appl Neurophysiol，1987，50（1-6）：344-346.

［7］ Laitinen L V，Bergenheim A T，Hariz M I. Ventroposterolateral pallidotomy can abolish all parkinsonian symptoms［J］. Stereotactic & Functional Neurosurgery，1992，58（1-4）：14-21.

［8］ Velasco A L，Velasco M，Velascoet F，et al. Subacute and chronic electrical stimulation of the hippocampus on intractable temporal lobe seizures：preliminary report［J］. Archives of Medical Research，2000，31（3）：316-328.

［9］ Lado F A. SANTE.Stimulation of the anterior nucleus of the thalamus for epilepsy［J］. Epilepsia，2006，47（1）：27-32.

［10］ Fisher R，Salanova V，Witt T，et al. Electrical stimulation of the anterior nucleus of thalamus for treatment of refractory epilepsy［J］. Epilepsia，2010，51（5）：899-908.

［11］ Attal N. Neuropathic pain：mechanisms，therapeutic approach，and interpretation of clinical trials［J］. Continuum Lifelong Learning in Neurology，2012，18（1）：161-175.

［12］ Gutierrez J，Raju S，Riley J P，et al. Introduction to neuropathic pain syndromes［J］. Neurosurgery Clinics of North America，2014，25（4）：639-662.

［13］ Zabara J. Peripheral control of hypersynchronous discharge in epilepsy［J］. Electroencephalography & Clinical Neurophysiology，1985，61（3）：S162.

［14］ Fisher R S. Therapeutic devices for epilepsy［J］. Ann Neurol，2012，71（2）：157-168.

［15］ Chun H J，Kim Y S，Yi H J. A modified microsurgical DREZotomy procedure for refractory neuropathic pain［J］. World Neurosurgery，2011，75（3）：551-557.

［16］ 胡永生，李勇杰，陶蔚，等. 脊髓后根入髓区切开术治疗臂丛神经根撕脱后疼痛［J］. 中华神经外科杂志，2012，28（8）：799-801.

［17］ 郑喆，胡永生，陶蔚，等. 脊髓后根入髓区切开术治疗臂丛神经损伤后疼痛的疗效和并发症分析［J］. 中华创伤杂志，2010，26（10）：885-888.

撰稿人：傅先明　孙　涛　张建国　杨岸超　张　凯　高国栋
王学廉　魏祥品　胡永生　李勇杰　陶　蔚　朱宏伟

脊髓脊柱神经外科学

一、引言

脊髓脊柱外科是神经外科学的一个重要分支，一直以来国内很多关于脊柱脊髓疾病的概念认为，硬脊膜外的病变属于骨科治疗范畴，硬脊膜内的病变归属神经外科。其实脊柱外科属于典型的交叉学科，既包含脊柱骨性结构，也包含脊髓中枢神经和脊神经结构。我国神经外科在脊柱领域较早即有涉及，但往往以非独立的专业发展，没有形成整体系统。长期以来，多数神经外科医生仅限于椎管内肿瘤的手术治疗，偶尔涉及一些脊柱退行性疾病的外科治疗。近年来随着神经外科以及相关学科的快速发展，对脊柱神经外科的广泛开展起到了积极的推动作用，同时神经脊柱外科领域的许多基本理念、诊断标准和治疗方法也在不断完善，特别是近二十年来，随着三维 CT、功能 MRI、术中造影、C- 臂透视机、神经导航、神经内镜技术和神经电生理监测的临床应用，使得许多复杂的脊髓脊柱疾病的治疗取得了令人满意的临床效果。

目前，国内神经外科涉及脊髓脊柱疾病诊断治疗范围已经拓展到脊髓血管畸形、脊柱畸形、脊柱脊髓损伤、脊柱退变性疾病、椎管内感染以及脊神经疾病等[1-3]。一些在国际范围内流行的内镜微创外科技术在我国神经脊柱外科领域也得到了很好地开展及推广，可以看出脊柱外科治疗技术的发展动态已成为神经外科学界普遍关注的问题；与此同时，国内一些大型综合医院已经成立了脊髓脊柱神经外科治疗中心或亚专业，借助对神经组织的解剖及功能保护的理念，充分发挥神经外科精细操作的优势，结合神经显微外科技术和内固定技术，在脊柱脊髓疾病的手术治疗方面取得了优异的成绩。

尽管我国神经脊柱外科领域得到了快速发展，许多方面在国内甚至国际上有一定影响，但整体规模还较小，普及程度还不够深入，发展过程中还受许多传统观念的阻碍，然而神经脊柱外科发展的方向及趋势已经非常明确，许多骨科同行也已经开始同神经外科医师进行广泛接触交流。

二、国内外发展现状

（一）技术与理念推广

神经脊柱外科在国内的快速发展与许多单位的积极推广直接相关。2002 年天津医科大学总医院神经外科成立了脊柱脊髓亚专业组；2006 年首都医科大学宣武医院神经外科即以显微外科技术为依托，通过举办理论与解剖训练学习班，积极推广脊柱退行性疾病的显微外科治疗，2010 年又将学习班重点推广到脊柱的内固定技术，如从颅颈交界区到腰骶椎的椎弓根螺钉等；随后天坛医院、华山医院通过国际 AO 协会连续举办了大量的脊柱外科学习班，通过培训传授相关经验和技术，每年参加学习班人数 600 ~ 800 人，促进了许多单位神经脊柱外科的快速发展，如中国医科大学盛京医院、山东省立医院、山东大学齐鲁医院、南京军区总医院、重庆医科大学第一医院、福建医科大学协和医院、第四军医大学唐都医院等，按照计划，该组织将在 3 年内继续以这一形式积极推广国内神经脊柱外科的发展。

（二）脊髓脊柱疾病

1. 颅颈交界区畸形

颅颈交界区畸形是指枕骨底及第一、第二颈椎发育异常，该病通常合并神经系统及软组织的发育异常，包括扁平颅底、颅底凹陷、寰枕融合、颈椎分节不全、寰枢椎脱位、小脑扁桃体下疝畸形等。虽然国人整体发病率不高，但作为发展中大国及人口大国，这类患者总量在我国会有很多。对于单纯的 Chiari 畸形合并的脊髓空洞，目前多种治疗方法都获得了良好的效果，比较肯定的手术方式包括单纯枕大孔骨性减压、硬膜扩大成型以及扁桃体切除减压等，但在发病机制和手术方式等诸多方面仍存争议。近年来，北京大学第三医院神经外科在国内针对 Chiari 畸形存在的问题完成了系列的临床研究，证实了国人后颅窝容积减小、神经组织结构拥挤是形成小脑扁桃体下疝畸形的病理形态学基础。脑脊液动力学研究显示本病存在颅颈交界区脑脊液的流速、流向异常，并形成头尾之间的脑脊液压力不均衡流层，为产生脊髓空洞创造了条件。将多普勒超声技术及神经电生理监测用于术中手术方式决策，为解决寰枕减压术中的是否行硬膜成形术这一关键问题提供了客观的证据。对人工硬脊膜与自体筋膜在寰枕减压硬膜成形术中进行对比研究，证明人工硬脑膜是可靠安全的修补硬膜替代物。发现 Cine MR 和神经电生理技术检查可以准确反映术后脑脊液循环和神经传导功能的恢复情况，有望成为评价 Chiari 畸形合并脊髓空洞术后疗效的客观指标[4-6]。

颅颈交界区畸形中寰枢椎畸形或脱位患者的术式选择对治疗的安全性和疗效具有重要意义，值得关注。寰枢椎脱位（Atlanto Axial Dislocation）是指创伤、先天畸形、退变、肿瘤、感染炎症或手术等因素造成的寰椎与枢椎骨关节面失去正常对合关系，发生关节和

（或）神经功能障碍的一类疾病。寰枢椎是颈椎中活动度最大的节段，其旋转活动范围约占整个颈椎旋转活动度的 50% 以上，此外由于其特殊的位置、功能及解剖特点决定了该部位的手术治疗难度大、风险高。解放军总医院周定标教授等提出国人寰枢椎脱位的病因和发病机理与西方有异的观点，对脱位的分型和治疗原则提出了新的见解，并率先开展了经口腔前路齿状突切除手术。近十年来，国内各大神经外科中心也分别开展了寰枢椎手术，例如前路经口腔寰枢椎病灶清除、减压及寰枕融合固定术、经前路寰枢椎关节韧带松解术、后方寰枢椎椎弓根螺钉复位固定技术、寰枢椎关节侧块螺钉固定融合术、寰枢椎椎板夹（Apofix 夹）等。对于颅底凹陷及合并的寰枢椎脱位，传统的经口腔齿状突切除减压仅适用于不能复位且后路手术后症状不能改善的患者，菅凤增等提出的后路术中撑开复位固定技术得到了国内外同行的初步认可，并逐渐推广和应用[7, 8]。

2. 颈椎退行性疾病

颈椎退行性疾病会导致椎管狭窄、椎间隙缩短、椎间孔变小和小关节载荷增加，由此引发脊髓、神经受压及脊柱生物力学功能的改变，因此颈椎退行性疾病的治疗重点在于维持颈椎力学稳定的基础上恢复脊髓神经功能，目前主要的手术治疗方式为脊髓和神经根的减压。经后路椎板减压、固定及椎管扩大成型技术仍是目前应用最广的手术方式[9, 10]。经前路减压及椎体融合是治疗脊髓型颈椎病的另一种常规方法，国内许多神经外科单位都已开展。前路手术针对性强、对整体的脊髓脊柱功能影响小、手术疗效肯定，随着经验的积累和技术的提升，前路手术的安全性目前已不成问题。融合技术仍然是目前治疗脊柱失稳的主要治疗方法。近年来随着椎体固定融合技术和材料的进步，融合率已接近 100%，但椎体融合术后远期相邻节段的退变加重，是一个值得大家关注的问题。为了维持椎间隙的高度、保持脊柱的稳定，最大限度恢复脊柱的功能，从 20 世纪 90 年代开始，国内外逐渐开展各种颈椎非融合手术，如人工椎间盘、人工髓核及 Dynesys 脊柱后路弹力固定系统等。非融合手术对年轻人、运动员以及有多节段退变的患者而言将成为理想的选择。迄今已有数万例成功病例，经历十余年的临床试验和随访，取得了较好的短期疗效，但总的成功率及远期效果仍不理想，因而有待进一步临床研究[11]。

近年来神经外科充分发挥显微外科技术优势，在颈椎病治疗中发挥了积极作用。显微外科技术不仅是显微镜的引用，还包括显微器械及工具的正确使用，显微解剖知识以及显微外科理念的提升。这些观念及技术的使用，很好地解决了传统手术中许多弊端和棘手的问题[12]。另外相对于骨科，神经外科更加强调脊髓的保护及神经根的充分减压，尤其椎间孔的减压，这也是神经外科优势的优势所在。

颈椎后路内镜辅助下侧方椎间盘切除和神经根管减压术，是在传统的颈椎后路显微镜下椎间盘切除和神经根管减压手术的基础上演变而来，术中将神经内镜代替显微镜，行颈椎后路侧方椎间盘切除和神经根管减压。该技术应用明显减少了对颈椎前方组织器官的剥离与牵拉，且神经内镜具有放大的作用，使术野看起来更为清晰，手术操作更为精细，手术创伤更小，显著减少了手术出血量，明显缩短了患者住院时间，从而减轻了患者家庭和社会的负担。神经内镜后路椎间孔减压技术治疗神经根颈椎病在国内已经开始尝试，并取得了良好效果，许多神经外科单位如北京宣武医院、天坛医院、天津医大总医院及四川省人民医院等都引进了此项技术。颈椎前路神经内镜下手术报道较少[13]。Kessel 在 1997 年首先报道了 1 例急性创伤性颈椎前方硬脊膜外血肿应用颈椎前路神经内镜下手术，经前路应用可软质神经内镜辅助切除椎体，植骨钢板内固定。颈椎后路神经内镜下手术的开展比颈椎前路神经内镜下手术要普遍。作者认为该技术手术效果与文献报道的开放手术效果相当，但是该术式出血少、恢复快、住院时间短。2001 年第三军医大学新桥医院曾报道等采用颈椎前入路神经内镜下治疗颈椎间盘突出微创手术获得成功[14, 15]。

3. 腰椎退行性疾病

全椎板切除术被认为是腰椎退行性变的传统治疗方法，是常规的减压手术。然而压迫硬膜囊及神经根的结构大多位于椎间平面，广泛椎板切除术在充分减压的同时，破坏了三关节复合体的完整性，可引起腰椎术后脊柱生物力学失稳。虽然钉棒固定技术解决了全椎板减压术带来的脊柱稳定的问题，但同时损失了腰椎的部分正常生理功能。随着基础医学和影像技术的发展，人们对腰椎退行性疾病的概念、病生理及临床表现有了新的认识，全椎板切除术有逐渐被其他改良术式所替代或部分替代的趋势。目前对于腰椎退行性变的治疗理念多主张行有针对性或显微减压，注重保持脊柱的稳定性，并采用更有效更小侵袭性的手术减压方法，由此发展出了显微神经根减压术和椎间盘镜手术。

显微神经根减压术只对压迫引起症状的关键部位进行彻底减压，避免对椎板行广泛切除，不去除椎板、棘突、棘间与棘上韧带，用双侧局限、针对性手术代替广泛性椎板切除术。与常规椎板减压手术相比，显微神经根减压术中出血更少，术后住院时间更短，而且总体效果与传统手术相当，适用于各种类型的腰椎间盘突出症、腰椎间盘突出症合并侧隐窝狭窄或局限性椎管狭窄者、腰椎间盘中央型突出伴马尾神经受累者以及腰椎间盘突出合并后纵韧带钙化或纤维软骨板骨化者。天津医科大学总医院张建宁等很早就开展了腰椎病微创显微神经根减压手术，并且由早期的一侧单节段神经根减压，逐步发展至双侧多节段减压，在保证脊柱力学稳定的基础上完全去除压迫病变，目前已治疗病例 200 余例，均起到了良好的临床效果。对于合并腰椎不稳的患者，在显微减压的基础上，经皮椎弓根螺钉固定技术近年来逐渐被应用。在此基础上微创治疗腰椎退变性侧凸畸形也取得了良好效果。需要指出的是，退变性脊柱侧凸与青少年侧凸不同，矫形不是唯一目的，解除神经压迫引起的疼痛及功能障碍更为重要，因此神经外科医生应该更加关注这一领域[16]。

20 世纪 80 年代国外就出现了经皮穿刺椎间盘切吸和射频消融椎间盘减压术及内镜经皮穿刺髓核切除技术。2000 年前后，椎间盘镜手术（Microendoscopy Discectomy，MED）系统正式引进国内，其技术是在后路显微椎间盘摘除术的基础上，以内镜代替显微镜，并引入摄像系统等，使手术操作在内镜下直视完成，具有不影响脊柱稳定性及术后恢复快等优点。近年来神经内镜治疗腰椎间盘突出开始广泛尝试，经椎板间、经椎间孔技术已经被许多人所接受，在这一方面国内许多单位都做了大量工作[17, 18]，如北京宣武医院、福建医科大学协和医院以及天坛医院等，至 2013 年年初国内已有 200 多家医院（其中大多为骨科）开展了 MED，然而该技术仍然存在诸多问题，如术中出血、血肿形成、硬脊膜和神经根损伤以及减压不充分等，应当引起重视。近两年，3D 打印技术已逐步应用于医学领域，目前借助 CT 影像获得人体组织器官模型，然后对不同材料进行建模，打印出实物具体而精准，可重复设计和多角度验证，将该技术应用于脊柱退变领域可有助临床手术入路设计及脊柱生物力学的基础研究。

4. 椎管内肿瘤

椎管内肿瘤可发生在脊椎的任何节段，因胸段最长故肿瘤的发生率也相应较高，各种肿瘤有其特有的好发部位，如表皮样囊肿和皮样囊肿多发生在腰骶段，而神经胶质细胞起源的瘤则颈胸段多见，肉瘤及神经节细胞瘤多见于硬脊膜外，肠源性囊肿以颈段硬膜下髓外、脊髓腹侧多见，转移瘤、神经节细胞瘤及黑色素细胞瘤则十分少见。大多数髓外硬膜下肿瘤组织学上为良性，应手术全部切除。

微创理念和技术在神经外科应用以来，成熟的显微外科操作、先进的影像学及三维重建技术及神经电生理监测，明显提高了脊柱脊髓手术的效果及安全性。手术技术和经验的进步使神经外科脊髓肿瘤手术更加趋于精细和微创，以神经鞘瘤的切除为例，以往肿瘤的切除需要离断载瘤神经，而现在国内许多神经外科中心均可在显微镜及神经电生理辅助下，在保留载瘤神经的同时剥离全切肿瘤。通过计算机辅助导航技术将脊柱三维定位系统、医学图像处理系统以及三维可视化系统相结合，将术前信息及影像资料进行融合后形成二维或三维可视图像，在术中导航系统辅助下可实时地确定手术区域靶目标和手术器械的空间位置，手术可以根据肿瘤的大小及形态决定完全或部分切除一侧的关节面，在去除病变的同时最大限度维持脊柱结构的稳定性。北京宣武医院、天津医科大学总医院等神经外科近年来对于椎管内偏一侧的肿瘤多采用半椎板入路，将骨窗限制在一侧椎板，保留棘上韧带、棘间韧带及对侧肌肉附着点，外侧保留关节突，最大限度地保持了椎体后部结构的完整性，对于术后脊柱的稳定性起到一定作用。

当肿瘤通过扩大椎间孔侵犯到脊髓的邻近区域时，习惯称为哑铃型肿瘤，其中大多数可以通过扩大的后入路达到全部切除，标准的后路椎板切除可以显露椎旁 4cm 的区域；对于向侧方及前方发展明显的哑铃型肿瘤，可选用侧方或前方入路。

对于脊髓内肿瘤，手术切除仍是最有效的治疗方法，其效果主要取决于肿瘤与脊髓之间的界限。如果界限清楚且为良性肿瘤，应用现代显微外科技术不但能做到全切，而且手术致残率低，常获得满意效果。几乎所有室管膜瘤、少数的星形细胞瘤、血管母细胞瘤、海绵状血管瘤等髓内肿瘤与脊髓都有较明显分界，手术应力争全切。对于髓内恶性肿瘤及呈弥漫性生长的星形细胞瘤，在肿瘤切除的同时应更强调对脊髓的减压及功能的保护，个别情况下在获得组织学诊断后，可终止手术，为随后的放疗及化疗提供病理依据。对于髓内的皮样囊肿、表皮样囊肿，手术很难将囊壁从脊髓上完全剥离，因此不强求全切，即使囊壁少量残留，短时间内也很少复发。脊髓内的脂肪瘤与脊髓粘连紧、血运丰，可行大部或次全切除，也能获得肯定的治疗效果。脊髓组织非常脆弱且神经传导束密集，极易造成损伤，同时髓内肿瘤手术的操作范围受限，因此需要术者有熟练、精细的显微神经外科技术及丰富的临床经验。术中尽量减少双极电凝的使用，即便必须使用电凝也应选取最低功率。术中应用神经电生理监测可有效提高手术的安全性。国内多数神经外科单位都在开展脊髓髓内肿瘤的手术，北京天坛医院累计病例最多，积累了大量临床经验。

脊柱原发性骨肿瘤神经外科以往接触较少，不应单单局限于肿瘤的切除和减压，对脊柱稳定性的问题也应得到足够的重视。现在越来越多的神经外科医生逐渐涉及并实施脊柱肿瘤的切除及脊柱内固定技术，如肿瘤椎体全切除、椎体置换及稳定性重建等。

对于累及多个节段的神经鞘瘤和室管膜瘤等病变，术中往往需要打开三节以上的椎板，许多单位采用钛金属连接片固定游离椎板骨质进行复位成形，关于椎板复位成型技术，国内同行做了大量工作，北京大学第三医院神经外科通过动物实验和有限元的方法，研究了多节段椎板切除及椎板复位成形后对脊柱生物力学的影响，证实长节段的全椎板切除或者全椎板切除合并小关节切除时，颈椎的稳定性明显降低。术后椎板复位能够恢复脊柱后部的解剖结构、减轻硬膜囊的纤维粘连、减少韧带组织的病理学改变，降低颈椎术后不稳定的发生。但是椎板切开复位成形后骨愈合及远期生理功能的问题还需要临床长时间和大宗病历的观察研究。

5. 脊柱脊髓外伤

脊髓损伤是一种严重危害人类健康的常见损伤，由于脊髓组织在损伤后缺乏有效的再生能力，因此，研究促进脊髓损伤修复及改善神经功能的方法就具有重要的临床意义。早期研究的热点是将干细胞移植在脊髓损伤部位，诱导干细胞向神经细胞分化，从而替代损伤的神经组织，促进脊髓功能的恢复。随着研究的深入，目前已与组织工程支架技术相结合，通过不同细胞的联合移植，降低脊髓损伤局部瘢痕的不利影响，引导轴突向相应的靶向区域定向再生，使移植干细胞在一个可控的环境中制造功能性的再生组织，以促进和诱导轴突再次渗透进宿主的脊髓中。虽然目前有关细胞移植治疗脊髓损伤的实验研究已取得一定进展，但仍很少取得临床验证和应用，问题主要涉及细胞移植后宿主的免疫排斥反应以及损伤局部微环境的改变使移植细胞不能长期存活，另外目前大多数研究采用免疫化学方法来观察追踪移植细胞的增殖和分化，尚缺乏移植细胞与宿主脊髓直接功能整合的依据。在脊髓损伤的药物治疗上，甲基强的松龙及神经节苷脂已通过国际多中心临床观察，证实对脊髓损伤具有一定的治疗作用，然而近期对于急性脊髓损伤应用甲基强的松龙的治疗作用又出现了新的争议，尚需进一步研究。

脊髓损伤外科治疗主要目的在于早期解除压迫，最大限度的减轻甚至防止继发性损伤。虽然外科减压时机尚无无明确标准，但目前多数学者倾向于早期减压。脊柱及脊髓损伤手术入路的选择，一般的原则是压迫来自前方的手术入路选择前路，压迫来自后方的选择后路。单一的入路通常可以解除脊髓压迫症，因此应合理选择手术入路，减少创伤、缩短恢复期。减压、复位、重建脊柱稳定及减少对外固定的依赖等是近年来的又一进展趋势。前路减压与重建脊柱稳定性的手术适应证越来越受到重视，影像学提示前方有明显骨块或椎间盘挤入椎管、不全性截瘫不再有继续恢复者、陈旧性骨折伴脊髓损伤、MRI 显示脊髓无变性者宜前路手术。完全截瘫、MRI 提示横断性损伤属前路手术禁忌。在前后路选择上胸腰段的争议更为突出，对胸腰椎损伤的手术适应证、内固定器械、固定范围和手术时机等尚持不同观点。骨折脱位多主张早期后路手术，生物力学上经椎弓根螺钉系统优于其他后路内固定已被公认。由于脊柱解剖和生物力学上的特殊性，虽然内固定广泛使用，但增加了与内固定有关的并发症。相信随着生物力学和临床研究的深入，对各种内固定方法的优缺点、适应证和选择会有更深入全面的认识。脊柱脊髓外伤领域，国内神经外科同行也已经介入，尤其在脊髓功能的保护与修复方面做了大量尝试性的工作，如昆明军区总院、武警总医院等。

脊髓损伤能够引起心血管系统、呼吸系统、泌尿系统、神经系统紊乱等各方面并发症，通过大量临床实践，国内临床医生也逐渐意识到早期康复治疗对于脊髓损伤患者神经功能恢复的重要性，目前在脊髓损伤并发症的康复方面取得了积极的疗效，主要的康复治疗包括：心理治疗、运动疗法、物理疗法、矫形器和助行器的使用等方面，其中肌力、肌肉牵张、多种功能位置训练及电刺激等的物理疗法。

三、国内外发展的比较

目前国内外的医生仍在不同层面不间断地探寻脊柱脊髓疾病治疗的新技术以及脊髓损伤后功能恢复的新方法。随着人类科学技术的不断进步，不同专业间的界限将逐渐淡化，欧美发达国家将跨学科跨专业的高新研究成果相互结合，将其应用到脊柱脊髓疾病的诊疗中的发展趋势也逐渐显现。美国匹兹堡大学的 Schwartz 教授通过提取人或动物脑电活动，经计算机分析后将其转化为外部机器的控制信号，从而帮助肢体残疾、脊髓损伤、中风等神经肌肉疾病患者弥补功能缺陷，并成功完成了首例高位脊髓损伤患者的脑－机接口手术。我国浙江大学医学部的研究团队也已通过猕猴的脑－机接口平台在肢体运动方面取得了重要的研究成果。组织工程技术的快速发展为椎间盘置换提供了更多具有良好的生物学性能和机械强度的新材料，目前国内研究的重点尚集中在天然生物材料、人工合成材料、复合材料，而国外已将研究开发的重点转向相容性更好的仿生材料，同时正在努力构建椎间盘组织工程系统。北京大学第三医院的医疗团队通过对 3D 打印技术的临床转化，成功在脊柱肿瘤患者身上植入了全球首例 3D 打印脊柱，替代的骨骼被设计成患者原有的脊椎形状，因此力学相容性更强，患者恢复过程更快。我国目前在脊柱脊髓亚专业研究的前沿领域整体与欧美发达国家同步，但国内的研究多为单中心结果，科学性和说服力较差，且缺乏临床资料的长期随访，而欧美等脊柱脊髓亚专业更注重基础研究成果的临床转化，同时建立了完整的临床患者救治随访机制，这也将是我们下一步学习和发展的重点。

四、展望

近年来我国神经脊柱外科从基础理论到临床实践均取得很大进展，随着分子生物学技术发展，利用基因转移技术使神经营养因子在损伤局部表达将成为可能，采用新的免疫学技术可确定神经肽在感觉传入过程中的作用。在脊柱生物力学方面，已有大量生物力学实验在尸体标本上模拟脊柱手术，并测试术后脊柱的稳定性，为临床进一步了解术式与脊柱稳定性关系提供了帮助。关于手术对脊柱稳定性影响的问题，今后应更加重视前瞻性研究方法，注重术后患者脊柱稳定性的长期观察，对临床更有指导意义。为了防止脊柱外科手术过程中脊髓、神经损伤，提高诊治水平，脊髓和周围神经的术中电生理变化监测应引起重视。脊柱内植物方面，特别是椎弓根螺钉已广泛应用于临床，神经外科医师有必要熟悉内植物固定原则以及掌握相关操作技术。

脊柱与脊髓是密不可分且相互依存的，均属于神经外科的诊治范畴。神经外科与骨科在脊柱手术方面各具所长，神经外科医生更多关注于脊髓、神经的保护，对脊柱的稳定性方面考虑得较少，多为简单的咬除椎板，甚至是咬除多个节段的椎板，而骨科医生更强调脊柱结构的稳定。脊柱神经外科必须将两者完美结合，站在整体的角度来分析和治疗。在欧美国家脊柱疾病多归属神经外科治疗范畴，在一些发达国家的神经外科中心脊柱脊髓疾病的手术数量都占总手术量的30%～40%，有的甚至占到60%～80%。最近 *Spine* 杂志发表文章指出，美国66%的脊柱手术由神经外科医生完成，与骨科相比，神经外科术中出血更少、并发症更低、住院时间更短。由于国内外培训背景不同，国内神经外科医生只有充分发挥自身优势，同时向骨科医生学习脊柱稳定性方面的知识与技术，才能有助于全面提高脊柱疾病的治疗水平。

—— 参考文献 ——

[1] Krampla W, Aboul-Enein F, Jecel J, et al. Spinal cord lesions in patients with neuromyelitis optica: a retrospective long-term MRI follow-up study [J]. European Radiology, 2009, 19 (19): 2535-2543.

[2] Luo J, Daines L, Charalambous A, et al. Only small cement volumes are required to normalize stress distributions on the vertebral bodies [J]. Spine, 2009, 34 (26): 2865-2873.

[3] Rho Y J, Choe W J, Chun Y I. Risk factors predicting the new symptomatic vertebral compression fractures after percutaneous vertebroplasty or kyphoplasty [J]. European Spine Journal, 2012, 21 (5): 905-911.

[4] Muminagic S, Kapidzic T. Wrist instability after injury [J]. Mater Sociomed, 2012, 24 (2): 121-124.

[5] Liu B, Wang Z Y. Cerebrospinal fluid dynamics in Chiari malformation associated with syringomyelia [J]. Chinese Medical Journal, 2007, 120 (3), 219-223.

[6] Tuli S M, Kapoor V, Jain A K, et al. Spinalplasty following lumbar laminectomy for multilevel lumbar spinal stenosis to prevent iatrogenic instability [J]. Indian Journal of Orthopaedics, 2011, 45 (5): 396-403.

［7］ Lee J W, Myung J S, Park K W, et al. Fluoroscopically guided caudal epidural steroid injection for management of degenerative lumbar spinal stenosis：short-term and long-term results［J］. Skeletal Radiol, 2010, 39（7）: 691-699.

［8］ 唐运章, 丁义良, 刘梅, 等. 单节段腰椎后部结构逐级切除对脊柱三维运动稳定性的影响［J］. 中华实验外科杂志, 2005, 22（7）: 845-846.

［9］ Johannessen W, Vresilovic E J, Wright A C, et al. Intervertebral disc mechanics are restored following cyclic loading and unloaded recovery［J］. Annals of Biomedical Engineering, 2004, 32: 70-76.

［10］ 孙智平, 杨利学. CT引导下靶点射频热凝治疗腰椎间盘突出症临床观察［J］. 中国中医骨伤科杂志, 2008, 16（11）: 50.

［11］ Dunlop R B, Adams M A, Hutton W C. Disc space narrowing and the lumbar facet joints［J］. Journal of Bone and Joint Surgery（British Volume）, 1984, 66（5）: 706-710.

［12］ 向乾彬, 范海泉, 黄海讯, 等. 椎间盘镜法与手术后路减压法治疗腰神经根管狭窄症的疗效比［J］. 颈腰痛杂志, 2010, 31（4）: 274-277.

［13］ Varlotta G P, Lefkowitz T R, Schweitzer M, et al. The lumbar facet joint：a review of current knowledge：part 1: anatomy, biomechanics, and grading［J］. Skeletal Radiology, 2011, 40: 13-23.

［14］ 海涌. 重视退行性腰椎管狭窄症的诊断和治疗［J］. 中国骨肿瘤骨病, 2009, 8（1）: 1-2.

［15］ Sagar H, Fernandez-Madrid F, Kupsky W. Rare cause of thoracic myelopathy: ossified ligamentum flavum［J］. Clin Rheumatol, 2010, 16（7）: 326-329.

［16］ 李凭跃, 尹庆水, 夏虹, 等. 不同后路短节段内固定术治疗Hangman骨折的生物力学比较［J］. 中国脊柱脊髓杂志, 2008, 18（2）: 126-129.

［17］ Nitising A, Jetjumnong C, Tisavipat N, et al. Posterior C1-C2 fusion using C1 lateral mass and C2 pars screw with rod fixation: techniques and outcomes［J］. J Med Assoc Thai, 2011, 94（7）: 794-800.

［18］ Bosnjak R, Makovec M. Neurophysiological monitoring of S1 root function during microsurgical posterior discectomy using H-reflex and spinal nerve root potentials［J］. Spine, 1976, 35（35）: 423-429.

撰稿人：张建宁　朱　涛　王振宇

小儿及老年神经外科学

一、引言

（一）小儿神经外科

小儿神经外科（Pediatric Neurosurgery）是治疗 15 岁以下神经系统疾病患儿的神经外科重要分支之一。主要疾病范围包括：先天畸形（发育异常）、脑积水、脑肿瘤、颅脑创伤、脑血管疾病、颅内感染以及功能性疾患等，其疾病谱广泛、发病率高、患儿基数巨大[1]。

美国 Cushing 医师[2] 于 1926 年在第一次小儿神经外科学术会议上演讲了 15 岁以下儿童脑和脊髓肿瘤的治疗，1929 年美国波士顿儿童医院正式成立了小儿神经外科，开始了正式意义上的小儿神经外科。1954 年 Ingraham 和 Matson 出版了世界上第一部《小儿神经外科学》（Neurosurgery of Infancy and Childhood）。1973 年国际小儿神经外科学会（International Society for Pediatric Neurosurgery）成立，出版《儿童神经系统》（Child's Nervous System）杂志。此后，日本、欧洲、美国相继成立小儿神经外科学会，并出版各自的学术杂志。1982 年，由世界上著名的小儿神经外科专家们共同出版了《小儿神经外科学》，对小儿神经外科的发展做了详尽的总结。

（二）老年神经外科

老年神经外科是以微创手术为主要方法治疗老年（60 岁及以上）脑、脊髓和周围神经及其附件（颅骨、脊柱、软组织、脑脊液、血管等）疾病的学科，其中专门收治 80 岁以上高龄者称之为高龄神经外科。老年神经外科的目标是通过研究不同老龄阶段（低龄：60 ~ 69 岁，中龄：70 ~ 79 岁，高龄：80 岁及以上）神经外科疾病发生、发展规律和临床表现，制订合理的诊治、康复指南和个体化治疗方案，从而提高老年神经外科患者手术治疗安全性和质量，以促进其尽快获得健康、恢复健康、改善健康、保持健康的能力。

二、我国的发展现状及国内外发展比较

（一）小儿神经外科

1950 年中国工程院院士张金哲为一位脑膜膨出婴儿进行手术，并于 4 年后发表了中国第一篇脑膜膨出手术的经验总结[3]。1958 年北京宣武医院成立第一个小儿神经外科专业组，1960 年北京市神经外科研究所成立了国内第一个独立病房的小儿神经外科，由白广明教授负责。1962 年上海新华医院成立小儿神经外科组，由沈玉成担任组长。1992 年，北京天坛医院神经外科小儿组对 2000 例小儿脑瘤做了翔实的总结，出版了第一部《儿童颅内肿瘤》的专著，填补了这一领域的空白。1994 年，武汉的蒋先惠教授主编了我国第一部《小儿神经外科》专著，对小儿神经外科事业起到了推动作用。2006 年中国医师协会成立了中国首个小儿神经外科学术组织——中国小儿神经外科专家委员会。自 2008 年起，由上海新华医院小儿神经外科首先发起，联合北京天坛医院和上海华山医院，共同举办了首届"中国小儿神经外科论坛"，此后陆续举办了五届全国性论坛，每届论坛同步举办"世界小儿神经外科继续教育学习班（ISPN Course）"、"上海国际神经内镜操作培训班（SINEHOW）"，同时每年邀请世界顶级小儿神经外科大师来华讲学。这些不同形式的学术交流对提高我国小儿神经外科整体水平，发挥了不可替代的作用。2013 年"第五届中国小儿神经外科论坛暨中华医学会神经外科分会小儿神经外科学组成立大会"召开，由周定标主任委员宣布中国小儿神经外科学组正式成立，并记载于世界小儿神经外科权威杂志 *Child's Nervous System*。

近几年全国已有很多家医院组建了小儿神经外科专科[4]，并配备了先进的仪器设备。上海新华医院与北京天坛医院小儿神经外科分别拥有床位 40 余张，配有手术导航系统、术中 CT、手术显微镜、术中超声、术中一体化手术室等国际先进设备，年手术量高达一千余台，对各种儿童脑肿瘤、先天畸形（发育异常）、脑积水、颅脑创伤、脑血管疾病、颅内感染等诊疗效果达到国际水平。但这只能代表个别的大型临床中心的水平，并不能代表整体中国小儿神经外科水平。另外，在规范化治疗及临床科研方面，中国与发达国家相比目前还存在着差距。2009 年，在重庆召开的抗癌协会和小儿外科会议制订了"小儿脑肿瘤的规范化治疗方案"，但与发达国家已经成熟的规范化治疗方案相比，缺陷还比较明显。另外，小儿神经外科的其他疾病如脑积水、先天性神经管闭合不全、头颅畸形等疾病，在规范化治疗方面至今仍是空白。

国际小儿神经外科权威杂志 *Child's Nervous System*，赵继宗院士和马杰教授担任常务编委和编委，使国际同行逐渐认识了中国小儿神经外科的发展现状。国内小儿神经外科专家组织编写并出版了《儿童神经系统肿瘤》《下丘脑错构瘤》和《小儿神经外科学》等小儿神经外科专著。世界小儿神经外科大会（ISPN）上，来自中国的发言也在逐年上升，近两年来自上海和北京的大会发言每年在 6 ~ 8 篇。我国小儿神经外科学者马杰等近

年来应邀至韩国、中国香港、台湾地区做专题报告，提高了中国小儿神经外科在国际上学术地位。中国马杰教授和其他几位小儿神经外科医师，已加入国际小儿神经外科学会（International Socicty for Pediatric Neurosurgery，ISPN），成为国际学术组织的委员，与国际学术组织建立了良好的学术交流平台。但在取得辉煌成绩的同时，也应该看到中国小儿神经外科学术水平与欧美、日本等国家仍存在相当大的差距。取得的学术成果以及在国际学术期刊上发表的相关论文仍较少，对儿童神经系统疾病的投入及研究仍不足。

（二）老年神经外科学

目前老年神经外科并未真正独立，绝大多数作为综合医院神经外科的一个亚专业组、或以脑血管病房等形式存在，真正成为独立科室者仅见于少数老年病医院。究其发展滞后原因与下列因素有关：①老年神经外科患者来源有限；②神经外科专业延续外科传统以部位、病种划分；③对老年重视程度远不如小儿；④老年神经外科手术风险大、并发症多、住院时间长、预后差、医疗费用高。

随着人类平均寿命的延长和神经影像诊断技术的进步，世界各国在神经外科接受诊断和治疗的老年患者比例不断增加。就我国而言，2014 年底我国 60 岁及以上老年人已达 2.12 亿，占总人口的 15.5%，65 周岁及以上人口数为 1.375 亿人，占 10.1%，平均寿命 76 岁；而经济发达地区如上海和北京市，80 岁及以上高龄人口占当地 60 岁及以上老年人口总数分别为 18%、12.8%，表明老龄社会高龄化现象日趋突出。预计 2030 年前后，我国 60 岁及以上的老龄人口将增至 4 亿人左右，相当于现在欧盟 15 国人口总和。同样，美国人口普查局的估计，到 2030 年，美国 70 岁以上老人将超过 5200 万人。为此，可以想象届时神经外科将会有多少罹患各种神经外科疾病的老人就诊。为此，老年神经外科作为神经外科一个年轻分支面临着新的发展机遇和挑战。

三、趋势及展望

由于经济发展程度的地区差异、患者文化水平不同和医生诊疗技术的差别，我国不同地区小儿及老年神经外科患者的诊治水平存在显著差异[5]。此外，神经外科医生获取和更新医学知识能力和对小儿、老年患者临床特点的重视程度也不尽相同，致使不少神经外科医生难以及时将小儿及老年神经外科疾病诊疗的最新理念应用于患者的诊疗之中。因此，如何基于患者的临床特点，通过多学科合作平台，准确地权衡疾病的轻重缓急、缜密地进行术前评估、严格把握手术指征、合理选择治疗策略、积极开展微创手术技术、加强重症患者的围手术期管理和并发症防治，通过合理的个体化治疗方案降低围手术期患者死亡率、致残率和并发症发生率，提高神经外科小儿及老年患者的生活质量就成为了亟待解决的问题。由于老龄社会高龄化的进程，针对孤独高龄神经外科重症患者手术选择权、决定权、监管权、终止权及费用保障等问题如何实施，能否在患者行为能力健全时与神经外科专科医生、律师、工作单位或社会相关机构提前"私人定制"尚有待社会伦理、法律、人社部门综合研究加以解决。尽早在全国范围内建立儿童神经系统肿瘤注册网站，多学科联合诊治及患儿长期随访，为中国儿童神经系统肿瘤的流行病学研究、国内外联合的多中心临床试验研究，提供科学依据。建议省市级医院均应设立小儿及老年神经外科进修医师实习和培训基地，为培养小儿及老年神经外科医师提供学习平台，加大对其的科研投入。使我国小儿及老年神经外科进一步平衡发展，争取早日赶超国际先进水平。

—— 参考文献 ——

［1］罗世琪. 怀念中国小儿神经外科奠基人白广明医生［J］. 中华神经外科杂志，2009，25（5）：387.

［2］Grant J A. The history of pediatric neurosurgery. In：McLone DG，eds. Pediatric Neurosurgery. 4th ed［M］. Philadelphia：Saunders，2001：3.

［3］张婷. 为希望而攀登—记新华医院小儿神经外科的历史［A］. 中国医师协会神经外科医师分会第四届全国代表大会论文集［C］. 2009：620–623.

［4］罗世祺. 小儿颅内肿瘤治疗的现状和进展［J］. 中国微侵袭神经外科杂志，2003，8（12）：529–531.

［5］宫剑. 试论小儿神经外科医师培养中需要注意的若干问题［J］. 科学中国人，2014（13）：74–76.

撰稿人：马　杰　姚红新　张庆俊

微创神经外科学

一、引言

20世纪后期，随着多项影像及手术新技术的出现，神经外科学（Thranslation Meidice）跨入微创神经外科阶段。90年代我国神经外科与国际同步开始建立起微创神经外科技术平台，将神经外科手术从脑解剖结构保护提升到神经功能保护，达到国际先进行列。

微创神经外科学理念是在诊断和治疗神经性疾病时，以最小创伤性操作、尽量保护和恢复患者的神经功能。微创神经外科手术特点是小型化、智能化和闭合化，使手术更安全有效。微创神经外科学涉及层面较广，有巨大的发展前景和空间。在大数据和精准治疗时代，微创神经外科学必将发挥自身的平台优势，在神经外科的发展中发挥更大的推动作用。

（一）影像引导的神经外科学和复合手术

20世纪60年代以后，CT、磁共振成像等影像学设备应用于临床，神经系统疾病诊断水平有了很大程度提高。但是神经外科手术仍然依赖于解剖标志如矢状缝、冠状缝、枕外隆凸等，粗略算出脑沟、脑回的位置，为避免术中难以定位病变位置，往往需要大骨瓣开颅。随着影像学和计算机技术的进步，神经导航成为神经外科医生精准设计骨瓣、准确定位深部病变位置、避免损伤周围重要功能结构的重要工具，是微创神经外科的重要组成部分。80年代后期，国外开始应用神经导航，我国开始应用神经导航是1997年，虽然我国起步较晚，但是发展很迅速。

早期的影像引导神经外科学以解剖导航为主，根据术前薄层磁共振或者CT影像数据，计算机三维重建颅内结构，可清晰显示病变及周围解剖结构。微创神经外科的发展和延续，目的是最大化的切除病变，最小化损伤脑功能，最佳的术后康复。除了解剖结构外，术者需要了解病变周围结构的功能及代谢信息。多模态导航得益于影像学技术的发展，除了解剖信息外，多模态神经导航还能提供功能、代谢等多种信息。功能信息有功能磁共振（fMR）、弥散张量成像（DTI）、脑磁图（MEG）等，代谢信息有磁共振波谱（MRS）和PET等。

（二）神经调控技术

神经调控是指在神经科学层面，利用植入性和非植入性技术，依靠电或化学手段来改善人类生命质量的医学科学及生物医学工程技术。神经调控是一门新兴学科，相对于原先的毁损和切除而言，它重点强调的是调控，也就是该治疗过程是可逆的，治疗参数是可被体外调整的。它是借助植入设备（电极和药泵），通过电刺激和药物来发挥神经调控作用。神经调控技术的发展经历了两个阶段：

1. 有框架的神经调控技术阶段

1908年Horsley和Clarke创始三维数字化神经调控技术；1945年Spiegel和Wycis完成有史以来第一次人数字化神经调控手术；1979年，Brown发明了用定位框架与CT或MRI扫描精确定位，用于神经系统功能性疾病治疗。基于影像学，放射外科学和立体定向技术的有机结合，衍生出多种新型治疗手段，如脑血管造影定向技术，磁共振立体定向术，多普勒辅助立体定向术，神经内镜立体定向术，PET辅助脑立体定向术等。立体定向放射外科概念的引入和发展，伽玛刀、X刀及质子束放射系统的应用，使微创或无创的概念得到更进一步的深化。有框架脑立体定向神经外科是重要的诊疗技术之一。

2. 无框架神经调控技术

1986年Robert等介绍一种与CT图像、手术显微镜相结合的无框架定向手术系统，即无框架（Fameless）脑立体定向或CT、MRI影像导向神经外科（Image-Guided Neurosurgery）。这个崭新的观念一出现，迅速掀起设计制造无框架定向手术设备和技术的热潮，在工程科技界和生产企业结合下出现了一系列无框架定向手术系统。它主要分为两类——关节臂系统（1987年由Watanabe发明）和数字化仪系统。

数字化仪系统分为三种：①声波数字化仪：1986年Roberts首次报告使用声波数字化仪跟踪手术器械或手术显微镜的方法，从而开创了无框架立体定向神经外科；②红外线数字化仪：1992年，美国将红外线数字化仪导航应用于临床，那是世界上首台光学手术显微镜导航系统。③电磁数字化仪：1991年Kato报告了电磁数字化仪的设计原理和临床应用，该系统主要由三维电磁数字化仪、三维磁源、磁场感应器和计算机工作站构成。

（三）放射外科

放射外科（Radiosurgery）的观念发源甚早，但具体、系统化临床实践，是从1951年瑞典神经外科专家Lars Leksell教授首先提出放射外科的概念开始，至今已60余年。自1980年X刀发展与应用，到2001年射波刀，再到最新机器人系统，随着个体化治疗体系以及生物转化医学的普及，放射外科将不仅在神经外科和放射肿瘤领域，还将在其他领域获得更广泛的应用，形成一个医学专业分支。

Lars Leksell 把能够从各方向和不同角度射线聚焦于半弧形的中点，高能离子聚焦束通过无创的颅骨，进入颅内毁损靶组织的方法，称为放射外科。由于我国相对于国外先进国家较晚引进伽马刀等设备，对放射外科的认识相对晚。必须要了解到，放射外科既不等同于放射科，也不是普遍意义上的放射治疗。随着对放射外科认识的不断深入，放射外科已经不仅仅局限于医学影像学和临床外科的范畴，更多的是体现多学科、多设备协作的个体化以及生物学治疗模式。

二、国内外研究现状

（一）多模态神经导航及复合手术室

20 世纪后期，出现了正电子发射断层显像（PET）、功能磁共振（fMR）、三维脑血管造影（3d-DSA）和脑磁图（MEG），可以早期、准确地诊断神经系统疾病、定位重要的脑认知功能区。影像引导系统、神经内镜、脑血流和电生理监测等技术为手术中准确发现病灶、避免神经功能损害提供了更可靠的保障，神经外科学跨入微创外科阶段。20 世纪 90 年代我国神经外科与国际同步，北京天坛医院等医院在国内建立起微创神经外科技术平台，将神经外科手术从脑解剖结构保护提升到神经功能保护，达到国际先进行列。

神经外科术中随着脑脊液的丢失、脑压板牵拉、重力作用等因素，脑移位不可避免，基于术前影像信息的多模态神经导航需要根据术中影像进行更新，依据更新后的术中多模态神经导航指导手术。术中影像有术中 B 超、CT、MRI 等。术中 MRI 因成像好、组织分辨率高、无放射性等优点，成为术中影像的主要发展趋势。20 世纪 90 年代，全球第一台术中磁共振系统在哈佛大学 Brigham 医院投入使用，2006 年国内第一台低场强术中 MRI 在上海华山医院投入使用，2009 年国内第一台高场强术中 MRI 在解放军总医院投入使用。高场强术中磁共振可以提供解剖、功能（fMRI+DTI）、代谢（MRS）等数据，国内虽然起步比国外晚，但是发展快，迄今为止，国内已有 10 余家单位安装使用高场强术中磁共振和多模态神经导航系统。多模态神经导航和高场强术中磁共振结合才能发挥彼此的作用[1]。

随着多模态神经导航的迅速发展，越来越多的学者开始关注多模态导航所提供的功能和代谢信息的准确性和可靠性。直接电刺激是验证功能皮层和皮层下重要传导束的"金标准"[2]。Leclercq 等[3] 对比分析语言传导束皮层下电刺激和 DTI 显示传导束的关系，81% 的直接电刺激位点吻合。De La Pena 等[4] 语言传导束 14 例患者中有 12 例直接电刺激和 DTI 吻合。陈晓雷等[5] 应用多模态神经导航和术中磁共振治疗语言区胶质瘤，48 例患者全切除率从 75.0% 提高至 79.2%，术后长期随访（3 个月以上）结果显示，仅有 1 例（2.1%）高级别胶质瘤患者语言障碍程度较术前加重，和国外大宗报道结果类似[6]。

多模态导航中代谢信息可以指导判断肿瘤边界，以利于最大限度切除肿瘤，延长术后患者生存时间。随着病理学和分子生物学研究的深入，胶质瘤的多中心性越来越受到重视。胶质瘤，尤其是低级别胶质瘤，肿瘤和周边正常脑组织边界往往不清楚，波谱及PET显示肿瘤高代谢区域，能真实反应肿瘤的边界，指导活检和外科手术切除[7]。

21世纪初，多模态图像引导手术室（Advanced Multimodality Image Guided Operating Suite，AMIGO）或复合手术室（Hybrid operation room）出现，由磁共振室、血管造影及操作室、PET/CT室组成，融合多种影像数据实现综合导航，成为目前国际最先进、最完善影像技术及设备集合为一体，可以同时进行外科手术、介入治疗和影像检查，适用于复杂的心、脑血管疾病的内外科联合治疗。复合手术能有机将内、外科治疗的优点结合起来，推动脑血管外科发展。截至2014年10月14日，北京天坛医院与二炮总医院脑血管病研究所合作，完成复合手术病例60例，包括颅内动脉瘤、动静脉瘘、动静脉畸形、脊髓病变、颅内肿瘤等，取得初步经验。

（二）内镜神经外科

现代神经外科发展的总体目标是在确保手术效果的前提下减少手术创伤。神经内镜因为其具有手术视角广、照明强度高、创伤小等优点，目前和显微镜一样，成为神经外科不可缺少的重要工具。近10余年来，得益于科学技术的迅猛发展，神经内镜手术设备和神经内镜手术技术呈加速度发展，内镜神经外科在基础研究和临床应用方面都取得了巨大进展，其理论和临床体系日新月异，主要体现在以下几个方面。

1. 内镜神经外科理念的发展

以往将神经内镜手术操作分为四类：①内镜神经外科：是指所有的手术操作完全是通过内镜来完成，需要使用专用内镜器械通过内镜管腔来完成手术操作。常用于脑室、脑池系统疾病的治疗。②内镜联合显微神经外科：是在显微神经外科手术过程中，用内镜观察显微镜难以发现的死角部位并进行手术操作。③内镜控制显微神经外科：是指内镜作为唯一的照明工具，使用显微神经外科手术器械完成手术。例如，神经内镜下经鼻切除垂体腺瘤等。④内镜观察：是指在神经外科操作中利用内镜仅进行术野辅助观察。

随着神经内镜手术技术应用范围越来越广，内镜神经外科在神经外科领域的重要作用越来越突出，以往所谓的"辅助"或者"控制"已经不能恰当阐述神经内镜手术方式，反而容易使人产生误解，有必要赋予内镜神经外科新的定义。所以，我们根据内镜手术操作的途径是在内镜中还是在内镜外将内镜神经外科分为如下两类，从而使得内镜神经外科自身的理念更加清晰、明确，更加有利于学科的发展和进步。

镜内内镜神经外科：手术过程中内镜是唯一的照明设备，所有的手术操作都是通过内镜的工作管道来完成。这种手术包括三脑室底造瘘术、脑室脑池内囊肿造瘘术、脑室内肿瘤活检以及切除等。

镜外内镜神经外科：手术过程中内镜是唯一的照明设备，所有的手术操作是在内镜管道之外来完成的。它包括了内镜下经鼻颅底肿瘤切除术、部分内镜下脑室肿瘤切除手术以及脊柱内镜手术等。

2. 内镜颅底外科

近年来，随着广角度内镜的照明和景深越来越好，神经内镜手术技术、颅底重建技术和止血技术的不断提高完善，各种内镜辅助设备的不断研发进步，神经导航技术更加精确，颅底中线区域的内镜解剖、入路研究的不断深入，限制内镜经鼻颅底手术疾病种类和手术范围的主要技术障碍已经得到克服。各大医学中心不但常规使用内镜经鼻手术切除垂体瘤和脊索瘤等病变，对位于前、中、后颅底中线区域的脑膜瘤以及部分颅咽管瘤也开始使用内镜经鼻颅底扩展入路切除，并取得了良好的手术效果。

3. 内镜脑室、脑池外科

脑积水：依据传统观念，神经内镜第三脑室底部造瘘（ETV）仅适合治疗梗阻性脑积水。但是目前，ETV 已经尝试用于治疗交通性脑积水，并在很多病例取得了良好的效果。例如，正常压力脑积水（NPH）曾经被认为是三脑室底造瘘术的禁忌证，但通过对 NPH 病因学及脑脊液动力学研究，表明部分 NPH 的病因是由于脑室顺应性下降或基底池蛛网膜粘连。此时，ETV 可以缓解部分患者的症状。

脑室内肿瘤：传统的镜内手术因为手术通道狭窄，不利于大块切除脑室内瘤体，并且止血困难。一旦出血较多，手术野模糊，手术无法进行。限制了脑室镜手术的疾病种类和操作范围。镜外手术技术应用内镜作为照明工具指引器械在内镜外操作，处理脑室和脑池系统病变，具有止血方便和可以大块切除瘤体等优点。另外，镜内手术以脑脊液为介质观察并处理病变，而镜外手术部分是以空气为介质观察并处理病变，所以图像清晰度更佳。从而可以使用内镜技术以较小的创伤切除更大的脑室肿瘤。

（三）放射外科

1. 放射外科技术的发展离不开放射设备的更新和研发

包括静态式伽玛刀、国产旋转式头部伽玛刀、光子放射治疗仪（PRS）、射波刀（Cyberknife System）、质子刀等。

伽玛刀：1967 年第一代伽玛刀（Gamma Knife）治疗第一例颅内病灶，立体定向放射外科也随之诞生，到 20 世纪 90 年代，伽玛刀逐步在全世界范围内广泛使用和推广。1993 年伽玛刀引进我国，首台安装在山东万杰医院，不久上海华山医院安装第二台。1996 年中国深圳奥沃国际科技发展有限公司开发出旋转式 OUR-XGD 型伽玛刀，1996 年获中国 MDA 认证，1997 年获得美国 FDA 批准，并进入美国市场。随后我国相继开发了多种型号的伽玛刀设备，2004 年上海伽玛星科技发展有限公司研制 GMX-1 陀螺旋转式伽玛刀放射治疗系统（俗称陀螺刀）。这些设备的研发和应用均体现了国家科技创新的成果。

X 刀：1982 年 Betti 和 Derechinsky 首先使用直线加速器应用于临床治疗。1987 年

Winston 和 Lutz 创立了直线加速器等中心照射的模体，测定方法与标准，实现多个小野照射，称 X 刀。1992 年 Loeffler 在美国 Boston 建立第一个 X 刀中心，1994 年 X 刀进入解放军总医院。

质子束与立体定向放射外科：1946 年 Wilson 提出高能质子用于治疗肿瘤。1954 年 Lawrence Berkeley 实验室进行首例质子束治疗垂体瘤。1979 年 Kjellberg 利用回旋加速器产生质子束，采用立体定向放射外科技术治疗疾病，正式称质子束立体定向放射神经外科技术。1985 年世界放射治疗界成立了国际性质子治疗合作组（PTCOG）。2004 年质子治疗设备进入中国山东万杰医院。质子治疗中心全世界已达 40 多家。

射波刀（Cyber Knife）：由美国神经外科医师 John Adler 发明，由美国 Accuray 公司生产，2001 年获得美国 FDA 认证，可以用于人体全身各部位病灶的放射外科医疗仪器。射波刀全称立体定位射波手术平台，是新型的全身肿瘤立体定向放射外科治疗设备。它在肿瘤定位与传统立体定向放射外科显著不同，采用身体骨性结构作为参考点，而非有创性定位框架固定，在治疗过程中采用影像导航技术，实时影像引导及同步呼吸追踪，确保治疗的准确性与重复性。其最大优势是无需有创的定位框架，可以进行多次大剂量照射，它将立体定向放射外科从头颈部肿瘤延伸到脊椎以及全身其他受呼吸运动影响的肿瘤，也是迄今为止先进的放射治疗设备。

MM50 电子回旋加速器（又称亚质子刀）：用于肿瘤放射治疗，质子刀最高能量可达 50MeV，具有更多能量档位（30 多档），装备的电动多叶光栅能够满足调强适形的需要。质子刀能够实现 X 射线和电了线的电磁扫描具有同一射野内两种射线混合照射、能量和强度调节的功能。

2. 放射外科现状和趋势

放射外科已经成为一门新兴的医学分支，在个体化治疗以及多学科合作治疗的大背景下，向着精确定位、精确计划、精确治疗方向飞速发展。

（1）调强适形放射治疗（IMRT）

20 世纪 90 年代开始应用调强适形放射治疗（IMRT 和 3DCRT）以直线加速器为放射源，由立体定位摆位框架、三维治疗计划系统，电动多叶准直器（DMLC）等部分组成，大大降低了肿瘤周围正常组织的受照剂量，提高了治疗增益比。目前，调强适形放射治疗已广泛应用于全身各部位良恶性肿瘤的治疗，期望通过这项技术提高病变治愈率，减轻患者的放射治疗并发症，提高生存质量，延长生存时间。

调强适形放射治疗技术的最新进展是图像引导放射治疗（IGRT），也称为四维放射治疗（4D-IGRT）。目前临床上应用的图像引导有解剖影像引导放射治疗（CT，MRI）、病理影像引导放射治疗、功能影像引导（PET／CT），还有分子影像引导放射治疗（5D-IGRT）、乏氧影像引导放射治疗。影像引导放射治疗从过去的 X-ray 进入 CT、MRI，目前又进入到 PET／CT 阶段，以后再进入分子生物影像引导放射治疗，达到精确定位、精确计划、精确治疗。例如：Varian 公司、Elekta 公司和 Siemens 公司正在开发基于非晶硅平板探测量分析软件，这种软件一旦开发成功，就可以利用非晶硅平板探测器分析肿瘤所受的剂量，并与治疗计划系统（TPS）的结果进行比较，这将是放射治疗设备的又一大进步。

（2）光子放射治疗和机器人立体定向放射外科

光子放射治疗（Intrabeam，Photon Radiosurgery System，PRS）时可携带的术中放射治疗，又称 Intrabeam、术中放射治疗（Intraoperative Radiation Therapy，IROT）。IROT 已有50 年历史，1907 年 Beck 首先对胃癌治疗，1973 年应用感应加速器可对全身多处恶性肿瘤进行治疗，日本的 IROT 应用较普遍。我国尚未引起此设备来治疗神经外科疾病。

机器人立体定向放射外科（Cyberknife System），以射波刀为代表的精准治疗方式，1994 年，Stanford Univesity 医学中心，将直线加速器与智能机器相组合首先应用于临床。2006 年进入中国市场，首先在天津肿瘤医院应用。目前世界上约 40 余台，我国也已经逐步开始配备。

（3）同步放化疗时代

20 世纪 90 年代新的化疗药不断涌现，如诱导化疗、新辅助化疗、序贯性放化疗综合、分子靶向治疗。为了提高肿瘤疗效，又产生了同步放化疗、根治性放化疗等新理念。这些都为放射外科的发展提供了舞台。

三、趋势及展望

（一）神经导航

1. 多中心前瞻随机对照研究对比多模态神经导航和直接电刺激

多模态神经导航可以无创地显示脑内重要功能结构，虽然多模态神经导航辅助手术的临床效果和直接电刺激相似[8,9]，但是目前缺少循证医学证据来证实脑内重要功能皮层和皮层下传导束和直接电刺激的相关性，因此，需要多中心前瞻随机对照研究比较多模态神经导航与直接电刺激，为多模态神经导航的应用提供循证医学 I 级证据。

2. 机器人辅助多模态神经导航

多模态神经导航和机器人相结合，可以减少人的生理、心理对手术操作的影响，增加神经外科手术的精准性。机器人联合多模态神经导航可用于脑深部电刺激术、无框架激光消融等[10]。磁兼容的机械臂可在术中磁共振影像实时动态监控下操作，根据实时反馈影像调整，达到精准操作的目标[11]。

3. 除经典运动、语言、视觉等神经导航外，更多高级神经功能环路及神经网络导航

微创神经外科手术的目标是尽可能切除病变的同时，减少对病变周围正常脑组织的损伤。目前对运动、语言、视觉神经导航有较多的研究，对高级神经功能环路及神经网络研究甚少，高级神经功能环路及神经网络导航有助于保护高级功能，提高患者术后的生活质量。

4.基于手机软件的简易多模态神经导航

得益于影像学设备和计算机技术的发展，多模态神经导航近年得到了迅速的发展。但目前多模态神经导航多集中在一线城市，对于基层医院及欠发达地区，基于手机软件的简易多模态神经导航对高血压、脑出血等常见病更加具有实用价值[12]。

（二）神经调控

神经调控治疗技术已应用于持续植物状态（植物人）的治疗。持续植物状态是国际性的医学难题之一，患者处于"治不好，死不了"的困境。我国每年新增病例 7 万～10 万人，年医疗直接支出约 300 亿～500 亿元，给家庭和社会带来巨大痛苦和沉重经济负担。研究发现持续性植物状态中约 40% 具有微弱意识，恢复意识的可能大，需积极治疗。以脑深部电刺激（DBS）和脊髓电刺激（SCS）为代表的神经调控治疗，极可能成为新的有效治疗手段。

目前，WHO 公布的植物状态电刺激临床研究多达 8 项，集中于欧美国家。以 DBS、SCS 为代表的神经调控治疗正成为植物人治疗的主要研究热点及方向之一。2004 以来，北京军区总医院已开展了 50 例植物人的 DBS（9 例）和 SCS（41 例）治疗，取得了良好初步治疗效果，得到国内外同行专家的一致认可。

然而，目前对植物人治疗机制、靶点及程控策略还存在瓶颈，如缺乏大宗临床病例的循证医学证据和多中心的双盲临床研究资料。从临床需求出发，开发具有自主知识产权的 DBS 及 SCS 技术产品，应用于植物人唤醒临床探索研究，对于减轻社会负担、提高神经调控临床应用技术水平具有重要意义。

由于神经调控治疗的"非破坏性"优势，随着神经刺激器研制及生产工艺的不断改进和完善，DBS、SCS 生产的国产化、多元化，以及费用的大幅下降，神经调控治疗将使更多的患者受益，使植物人、小儿脑瘫、老年性痴呆、运动障碍性疾病、神经性疼痛等获得神经调控治疗技术发展的益处[13]。

（三）放射外科

我国开展放射外科治疗的时间较晚，在放射外科设备研发以及配备方面已经达到国际先进水平，但在部分软实力方面与国际发达国家仍有一定的差异。如放射外科治疗的适应证把握不规范，专业人才缺乏专业的培训机构，欠缺多学科合作机制等。

目前分子、生物影像学技术进展，近年来 PWI、DWI、MRS，C- 蛋氨酸、PET/CT、PET/MR 影像研究，以精确定位、精确计划治疗为核心的精确放射外科治疗技术得到了快速发展，已成为放射治疗和相关学科研究和应用的热点。今后，多影像融合、多学科参与，加上回顾性分析，前瞻性研究，放射外科将发生重大改观。同时，我们也要注意放射外科治疗的并发症，如远期毒性；多器官，多系统组织损伤；诱发第二原发癌以及生长发育和过早衰老等问题，不能盲目开展和应用。

—— 参考文献 ——

［1］ Sommer B，Grummich P，Hamer H，et al. Frameless stereotactic functional neuronavigation combined with intraoperative magnetic resonance imaging as a strategy in highly eloquent located tumors causing epilepsy［J］. Stereotact Funct Neurosurg，2014，92（1）：59–67.

［2］ Meier M P，Ilmberger J，Fesl G，et al. Validation of functional motor and language MRI with direct cortical stimulation［J］. Acta Neurochirurgica，2013，155（4）：675–683.

［3］ Delphine L，Hugues D，Christine D，et al. Comparison of diffusion tensor imaging tractography of language tracts and intraoperative subcortical stimulations［J］. Journal of Neurosurgery，2010，112（3）：17.

［4］ Pena M J D L，Robles S G，Rodríguez M R，et al. Cortical and subcortical mapping of language areas：correlation of functional MRI and tractography in a 3T scanner with intraoperative cortical and subcortical stimulation in patients with brain tumors located in eloquent areas［J］. Radiologia，2013，55（6）：505–513.

［5］ 陈晓雷，许百男，王飞，等. 功能神经导航及术中磁共振成像在语言区胶质瘤手术中的应用［J］. 中华外科杂志，2011，49（8）：688–692.

［6］ Nader S，Zaman M，Berger M S. Functional outcome after language mapping for glioma resection［J］. New England Journal of Medicine，2008，358（1）：18–27.

［7］ Preuss M，Werner P，Barthel H，et al. Integrated PET/MRI for planning navigated biopsies in pediatric brain tumors［J］. Childs Nervous System Chns Official Journal of the International Society for Pediatric Neurosurgery，2014，30（8）：1399–1403.

［8］ Kuhnt D，Bauer M H，Becker A，et al. Intraoperative visualization of fiber tracking based reconstruction of language pathways in glioma surgery［J］. Neurosurgery，2012，70（4）：911–919.

［9］ Gasser T，Szelenyi A，Senft C，et al. Intraoperative MRI and functional mapping［J］. Acta Neurochirurgica Supplement，2011，109（109）：61–65.

［10］ Gonzalez–Martinez J，Vadera S，Mullin J，et al. Robot–assisted stereotactic laser ablation in medically intractable epilepsy：operative technique［J］. Neurosurgery，2014，10（2）：167–172.

［11］ Sutherland G R，Wolfsberger S，Lama S，et al. The evolution of neuroArm［J］. Neurosurgery，2013，72（1）：27–32.

［12］ Chen X，Xu B N，Yu X G. iPod Touch–Assisted Instrumentation of the Spine：Is it Accurate and Reliable［J］. Neurosurgery，2014，75（6）：734–736.

［13］ 赵继宗. 微创神经外科学（第二版）［M］. 北京：人民卫生出版社，2008.

撰稿人：余新光 赵继宗 朱明君 徐如祥 冯 华 张洪钿 张亚卓 蒋宇钢

神经外科新技术

一、引言

随着计算机以及互联网的飞速发展，神经外科学与信息产业有了越来越多的交集。信息产业革命对于神经外科学带来了前所未有的变革和发展机遇：①大数据思维：在大数据时代下，大数据处理及解析的思维方法学为神经外科疾病的研究、神经科学的发展提供了重要机遇。如发现神经外科疾病病因、转归及治疗预后的相关规律以及揭示多种研究组学数据在神经外科疾病中的重大意义。②脑机接口技术：指在大脑与外部环境之间建立起神经信息交流与控制通道，实现中枢神经系统与体内或体外设备之间的直接交互。对于肢体运动功能修复、神经精神疾病治疗等有重要意义。③生物 3D 打印：3D 打印是以三维设计模型为基础，通过软件分层离散和数控成型。用 3D 打印的方法成型生物材料，特别是细胞等材料的方法，对于重构神经组织，建立局域性的脑网络有重大意义，对某些脑及脊髓疾病的治疗带来了新的希望。

信息时代的新技术层出不穷，在这种形势下，我国神经外科在新技术应用方面需要逐步缩小与先进国家的差距，掌握自己的核心技术，增强原始创新，从而使新技术更好地为神经外科的发展服务。

二、国内外神经外科新技术发展现状及对比

（一）大数据思维和未来神经科学发展

20 世纪中后叶，个人计算机和互联网出现以来，新兴的信息产业以一种异常迅猛的速度在发展。据预测目前世界上有超过 20 亿人在使用着互联网，信息革命所带来的影响已经深入到了社会的方方面面，而由此产生的数据量也以一种惊人的速度不断刷新着记

录。大数据（Big Data）带来的已经不仅仅是一种数据的简单累加，而是从中提取出对研究分析具有重要意义的信息，从而根据分析目的进行有效的认知和利用。本质上大数据已经超出了物理存在的意义，而是为人们提供了另外一种有效的思维和研究方式。

当目前几乎各行各业都在对本领域所产生的大数据进一步收集、提取、分析、总结和利用的时候，人类最宝贵的健康保障——医疗，却像是这场数字化浪潮中的一个孤岛，还没有被有效地开发。医学领域对于数据的利用其实已经远远滞后于它的产生。例如，世界上每天都有成千上万的患者到当地的医院就诊，但是目前来说，对同一种疾病还不能做到基于大数据分析萃取后的个体精确化认识和治疗。然而不可否认的是大数据的力量已经开始慢慢地浮现，在充分进行收集医疗相关数据的同时，大数据思维开始越来越多地吸引各个国家科研决策者的注意力，对其相应的投入和支持力度也不断增加。2014 年 8 月 *Nature* 杂志报道了美国拟开展的最新一轮大数据研究，暨投入 1000 万美元针对 3000 万美国心血管疾病患者进行阿司匹林的临床试验，旨在阐明在不同类型心血管疾病中阿司匹林的最佳剂量。这项研究一经发表便引起了科学界和医疗界的广泛关注，因为这是迄今为止规模最大的一项基于大数据的临床试验。最近，美国国家卫生署（NIH）启动了 BD2K 计划（Big Data to Knowledge Initiative）来专门针对大数据的开发利用，总资助经费在 2020 年时达到 6.56 亿美元。此外，还有各种各样研究经费开始投入大数据领域，涵盖了从基因到蛋白质、从药物研发到临床应用等方面，这些都说明生物与医疗领域的大数据时代已经来临。

近十年，计算神经科学和实验神经科学的发展与关联受到了广泛关注，然而作为每天接触人的大脑、研究人类神经系统疾病的神经外科专家，对神经科学发展的作用却远远被低估。当今的医学模式已经由"生物医学模式"向"社会医学模式"快速转变，神经外科与其他学科一样，越来越关注患者术后能否正常回归社会和服务社会，而非存在功能障碍、非健康精神心理状态的残障群体。从某种程度上来说，神经外科医生会比其他学科的医生更为关切患者术后回归社会的可能性，因为神经外科的手术经常直接改变了大脑结构，进而影响患者的心理和行为。因此，怎样更好地认识大脑、更好地进行术式术法的精炼、更精确地对疾患进行转归和预后评估等关乎每个患者个性化诊疗的问题，已经摆在了现代神经外科医生的面前。在大数据时代下，大数据处理及解析的思维与方法学给神经外科疾病的研究、神经科学的发展提供了重要的发展机遇和一些可行的解决方法。

（二）脑机接口技术

脑机接口（Brain-machine Interfaces，BMI）是指在大脑与外部环境之间建立起神经信息交流与控制通道，实现中枢神经系统与体内或体外设备之间的直接交互。其中直接电激励和神经活动的记录是实现脑机接口的两个基本工具，在各种脑机接口的实现中具有重要作用。已有相关研究展示了直接电激励的输入型脑机接口在深部脑刺激、反应性电刺激等应用中的重大作用，而用于记录神经活动的输出型神经接口则在神经解码、智能假肢控制等运动功能修复领域展示出了极好的应用前景。

进入 21 世纪，随着神经科学、计算机科学、工程学和临床医学等多学科的快速发展和深度交叉，推动了一系列脑机接口技术的革命性发展，为重建已损伤的神经功能带来了新的治疗希望。基于脑机接口技术开发的各类新技术和新设备也对神经外科学的发展产生了重要的影响。

1. 肢体运动功能修复

脑机接口可在大脑和外部设备之间建立一条不依赖于外周神经和肌肉的信息通路，因此该技术的发展对帮助残障人士修复或重建丧失的运动能力意义尤为显著。借助于脑机接口技术，肢体瘫痪或者残缺者往往可以通过电子机械设备（如机械手臂，轮椅等）替代缺失的肢体，实现运动功能的重建。近年来，经过全国各高等院校和科研部门的重点开发研究，脑机接口技术已取得一系列受人瞩目的重要成果。

清华大学基于稳态视觉诱发电位构造的脑机接口系统，通过受试者关注屏幕上以不同频率闪烁的数字而诱发脑电信号，实现移动电话拨号、控制开关的关与开、控制多自由度机械手完成倒水动作，并采用类似方法开发了一套结合脑机接口技术的上肢康复训练系统，应用于人体康复研究。西安交通大学开发出一种可穿戴式的智能脑控假肢，并用该系统完成了假肢手四种动作（手臂自由状态、手臂移动、手抓取、手张开）的驱动。重庆邮电大学基于受试者各种脑电模式产生的控制信号进行选择，实现对智能轮椅进行控制。天津大学利用基于脑机接口的功能性电刺激技术开发出的人工神经康复机器人系统"神工一号"，通过解析受试者的运动意图，模拟神经冲动的电刺激引起肌肉产生主动收缩，带动骨骼和关节产生自主动作。浙江大学由求是高等研究院和附属第二医院神经外科组成的"脑机接口转化医学研究团队"，近年来致力于植入式脑机接口研究，实现了复杂环境下的大鼠导航、小动物双向的脑机接口系统和猕猴控制机器手臂进行精密动作等多项重要突破。2014 年 8 月通过癫痫患者的埋藏电极采集其皮质脑电信号，率先在国内利用植入式脑机接口实现人类"意念"控制机械手，并完成多种手势运动。

2. 神经精神疾病治疗

脑机接口适用于治疗耐药或不适合手术等原因的难治性神经精神疾病患者。研究表明，神经精神疾病的发生多伴随脑内神经元的兴奋性异常，通过对病灶施加电刺激可有效调节该处神经元兴奋性，从而缓解病情。基于此原理开发深部脑刺激、反应性电刺激，分别对晚期帕金森病和难治性癫痫有着很好的疗效。

深部脑刺激最早被用于治疗帕金森病，将深部电极埋置于患者丘脑下核，给予高频电刺激，其震颤、僵直和行动迟缓的症状得到缓解，服用左旋多巴的剂量明显减少。后续的临床试验证实，同样有效的植入位置还包括内苍白球、脑桥核和丘脑腹内侧核等。目前，深部脑刺激已经成为治疗帕金森病的一种有效手段，进入临床应用。除此之外，深部脑刺激还可用于缓解疼痛、治疗抑郁症、癫痫等疾病。目前清华大学已成功研制出用于治疗帕金森病的植入式神经刺激系统（简称"PINS"系统）并由首都医科大学附属北京天坛医院牵头开展临床试验，结果证明是有效和安全的。

在治疗癫痫方面，基于双向脑机接口技术，探测癫痫的发作起始，给予一个反应性电刺激，将发作初始阶段的同步化放电有效地去除，从而达到抑制癫痫发作和消除神经功能异常的作用。基于该理论方法开发的癫痫发作探测器可以在癫痫发作的起始阶段即预警并发出反馈刺激电流，阻止癫痫发作的形成。这种装置已经获得了多项美国专利并命名为Neuropace，目前正在美国多个研究所开展临床实验来验证其用于癫痫治疗的安全性和有效性。我国浙江大学脑机接口研究团队正致力于反应性电刺激装置的研究开发，目前已成功研制出原理样机并在动物试验中获得有效性结果，争取未来几年开展临床试验。

3. 脑机接口国内外研究进展比较

与先进国家相比，我国在脑机接口技术发展上还存在一定差距。主要体现在以下几个方面：①缺乏自主创新核心技术：国内脑机接口研究跟踪甚至模仿国外较多，原创性仍有明显差距。②被试选择：以美国为代表的西方国家10年前就已经开始在人类开展植入式脑机接口试验，并获得成功。我国受困于文化及政策等原因，尚不能开展类似的试验，极大制约了我国脑机接口技术服务于临床。③高质量的脑电信号：国内大多采集受试者EEG展开试验，但EEG信号质量差，无法长期稳定工作。国外研究机构多采用微电极植入技术，获得单个神经元的动作电位，信号质量高，信息量大，能够进行更精细的运动控制。④反馈技术：国外脑机接口系统存在反馈，有利于提高运动控制的精度。国内研究大多缺少即时可靠视觉、听觉和触觉反馈，不利于系统回路构成及控制过程的偏差矫正。⑤信号的实时在线处理问题：主要包括高通量神经信息的实时精确解码，这与国外先进水平仍有一定差距。⑥处理器体积与产品便携性：笨重繁琐的操作系统已经不能顺应实用化需求，对微处理器替代计算机的小型化和无线传输促进便携化与美国存在较大差距。

（三）神经系统生物3D打印技术

1. 生物3D打印技术

1980年由Charles W.Hull提出3D打印技术，使用一种紫外照射可固化的材料形成薄层，然后逐层累积，最终形成固态的3D结构，后来逐渐演变形成了3D生物支架。无溶剂的水样材料可直接被打印至3D支架的表面，可在负载或不负载细胞的情况下进行体内移植。近年来，随着3D打印技术、细胞生物学和材料科学的迅速发展，组织工程与3D打印技术的结合成为可能，3D打印技术已经迈进生物医学的科学领域。

所谓生物3D打印，是以三维设计模型为基础，通过软件分层离散和数控成型用3D打印的方法成型生物材料（特别是细胞等材料）的方法[1]。生物3D打印的另一个概念叫作生物制造，是我国生物3D打印的前驱颜永年教授提出的，是以3D打印为基础的生物医学，为制造技术在生物医学方面的应用开辟了新的领域。清华大学徐涛谀教授与国际专家合作进行了生物3D打印心脏和肾脏的开拓性研究。

生物 3D 打印技术因其快速性、准确性，及擅长制作复杂形状实体的特性，在生物医学领域有着非常广泛的应用前景，其主要应用包括[2]：①无需留在体内的医疗器械，包括医疗模型、诊疗器械、康复辅具、假肢、助听器、齿科、手术导板等；②个性化永久植入物，使用钛合金、生物陶瓷和高分子聚合物等材料，通过 3D 打印骨骼、软骨、关节、牙齿等产品，通过手术植入人体[3]；③细胞的 3D 生物打印，即使用含细胞和生长因子的"生物墨水"，结合其他材料层层打印出产品，经体外三维培养和体内培育，形成有生理功能的组织结构。因此，目前生物 3D 打印技术重点正逐渐从对外形结构的研究转向对细胞自身行为的研究。

细胞 3D 生物打印最初是由 Cell Printing 技术发展而来，其技术原理是将细胞打印在一层一层的特殊热敏材料上，打印完之后将材料叠加起来，即可得到所需要的结构。第一台 3D 细胞打印机是由正常的打印机改造而成，主要包括：移除进纸装置，同时添加一个操作台以便放入载玻片或培养皿，用细胞溶液取代油墨，以使细胞直接打印在载玻片或培养皿上。

细胞生物 3D 打印技术的应用领域非常广泛，就实验室领域而言，它可以为再生医学、组织工程、干细胞组织再造、癌症等领域提供非常好的研究工具，可以为构建和修复组织器官提供新的临床医学技术[4]。此外，细胞 3D 打印技术在药物研发领域的应用也是非常广泛的。传统的药物筛选首先是基于蛋白质和单细胞水平的高通量筛选，然后进行动物实验，最后进行临床实验。传统的药物筛选产业投入非常大，成功率却很低，究其原因，在于单细胞、蛋白质以及动物之间，缺乏一个中间过渡阶段的筛选，如果用 3D 打印技术构建人工的组织器官，势必大大提高药物筛选的成功率。

2. 生物 3D 打印与脑网络

人类大脑是自然界创造的最精密、最复杂的器官，从质量上而言仅占体重 2% 左右，但是作为人体的最高神经中枢，消耗了全身能量的 20% ~ 25%，是人体代谢中最为旺盛的器官。大脑存在着许多沟和回，大脑表面的凹槽为脑沟，突起部分称为脑回。脑沟和脑回是由于人的胚胎发育过程大脑皮层的表面区域发生了巨大的扩展形成的。成人大脑皮层面积达 1100cm^2，须折叠起来才能被颅骨腔所容纳。人类的大脑皮层平均厚度为 2.5 ~ 3.0mm，分布着大约 140 亿神经细胞，在这些神经细胞的周围还有 1000 多亿个胶质细胞。脑皮质从表面至深层依次分为：分子层（Ⅰ），外颗粒层（Ⅱ），外锥体细胞层（Ⅲ），内颗粒层（Ⅳ），内锥体细胞层（Ⅴ），多形细胞层（Ⅵ）。大脑不同的脑区之间相互作用、相互协调，并通过功能分化与整合，最终构成了大脑网络。

庞大复杂的脑网络由各种神经元和神经胶质细胞组成。神经元具有接受刺激、传递信息和整合信息的功能。神经胶质细胞对神经元形态、功能的完整性和维持神经系统微环境的稳定性等具有重要作用。大脑微环境的稳态是实现中枢神经系统功能的保障，其重要组成结构除神经细胞外，尚有大量的血管，大脑血流量占心脏输出血量的 15%，一天内流经脑的血液可达 2000L。血液循环系统可使组织获得足够的氧气和营养成分，并排出组织新陈代谢生成的废弃物。此外，脑网络中还存在的重要成分是神经营养因子（NTFs），包括神经营养素家族、胶质细胞源性神经因子及作用于神经系统的细胞因子，是神经细胞发生中存活、分化的依赖因子，是发育成熟神经元功能的调控因子，也是神经元受损害或病变中保护和促进其再生的必须因子。

大脑对任何一种功能或行为的调控，都是通过处于不同水平的多级环路来完成的。神经环路中能进行信息传递的部位是突触。它们是相邻神经元之间的点状接触区域，通常在突触后膜上大小有 $1.0\mu m^2$ 或更小，在突触前膜上的部分可能稍大。突触结构是神经元之间在功能上发生联系的部位，也是信息传递的关键部位。一个中间神经元，可与多个神经元的轴突形成很多突触，也可以自身轴突的多个分支和多个神经元的胞体和树突形成多个突触。在有限的空间内聚集众多的突触，为脑网络的最终形成提供了非常有利的条件。

除神经营养因子外，大脑中同样存在着不计其数的化学物质，其中能介导神经元之间或神经元与靶细胞之间信息传递的化学物质为神经递质。神经递质是一种信号转化分子，是突触结构实现信号传递的重要物质基础。已发现的神经递质超过 100 种，包括小分子神经递质和大分子神经多肽。突触结构与神经递质的存在保证了电信号与化学信号之间的相互转换，是脑网络中信息传递重要的分子基础。

由神经细胞网、微血管网络、神经营养因子和突触结构及神经递质等构成的微环境信号网构筑成脑的神经网络，在不同时间和空间，随着机体生理活动的变化，整个脑网络处于一种精细的动态平衡状态。单一的干细胞或血管内皮祖细胞移植很难重建神经网络结构，模拟脑组织的微环境，神经再生与功能修复的作用有限。

三、趋势与展望

（一）大数据与神经外科

根据目前国际的发展趋势及国内的资源条件，可以考虑从宏观的角度规划如下重点发展领域。

1. 建立和完善临床信息及疾病登记系统资料，充分分析海量临床数据，发现神经外科疾病病因、转归及治疗预后的相关规律

由于神经外科疾病本身的复杂性，患者群体基本集中在技术优势明显的较高级别医院诊治，患者相对集中的特点给收集临床诊治过程中的重要数据提供了难得的契机。目前较高级别的医院已基本建立起了集病历、影像、手术资料及门诊随访资料为一体的医院信息系统，这为数据集成分析提供了基本的操作平台。然而，目前不同厂商的信息系统标准不统一，数据格式和信息化集成程度差别明显，也为大数据的集成与分析提出了技术上的挑战。

可将神经外科重点病种（如脑肿瘤）作为信息化建设的试点病种，利用其诊疗分布较集中于技术实力强医院的特点，通过信息结构化、数据接口兼容等改造升级技术手段，建立可靠、优质、功能齐全的临床诊疗大数据平台，这也将为其他分布区域广、疾病负担重的病种数据整合提供模式参考。

　　建议由脑肿瘤诊治技术水平突出的几家国家级、省级医院牵头，建设国家脑肿瘤大型临床信息平台，对特殊病种建立疾病登记系统，实现脑肿瘤登记信息的共享，并在未来逐步扩展、完善基于平台的脑肿瘤相关业务系统建设，最终实现全国范围内脑肿瘤诊疗信息全面共享和夯实脑肿瘤临床研究的信息基础。在这过程中，逐渐探索不同级别中心的用户权限管理、控制及利益共享机制，为数据的充分利用提供有效平台。

　　大数据信息载体及平台的建设，将是未来有效利用信息的重要前提，不仅能够充分利用结构化信息进行疾病相关的临床研究，总结疾病病因、转归及治疗手段的选择，服务于临床诊疗质量持续改进，又能够以统一的数据格式、临床路径来将临床工作平台转化为临床研究平台，使参研单位具备进入多中心临床研究、完成国际探索性新药研究、临床不同期别新药 RCT 研究及新型诊疗技术的验证及推广应用研究的基本能力。唯有如此，才能将我国的疾病资源优势转化为信息优势，通过大数据分析，继而转化为某些疑难病种国际研究的技术优势。

　　2. 应用大数据分析方法揭示在神经外科疾病中的意义

　　国外基因组学、转录组学、蛋白组学等基于疾病病理中多种分子的组学数据，为从微观层面深入研究疾病的发病基础、演进模式、治疗指导及预后评估发挥了重要的作用。国内多家临床中心也在基础及临床转化研究方面取得了一定的学术成果，建立了不同规模的疾病样本资源库，得到了一批不同水平的分子组学数据库，也在国际著名的刊物上发表了重要的学术成果。

　　生物体基本单位是细胞，而构成细胞的基本是蛋白质，DNA 转录为 RNA，RNA 翻译为蛋白质，这是分子生物学重要的中心法则。基因组学、转录组学及蛋白质组学的研究可以从不同层面对细胞内在的分子病理变化进行全面阐述，从而使人们能够更深入了解疾病的本质。此外，各种组学的联动效应可以互为印证，避免因为实验技术或条件出现偏差。更重要的是利用大数据可以更好地融合个体差异性，将重要的致病基因及其产物蛋白质凸显出来，得以更快更深入地认识疾病的本质。

　　然而，目前仍没有建立起较为系统的基于不同组学分析的大数据分析团队。需要打破传统、经典的分析方法，深入挖掘数据资源，方能得到可信的数据结果。因此，建立一个以神经外科为中心，分子生物学家、计算神经科学家、生物信息学家等多学科团队至关重要。简而述之，基于神经外科医生在手术中所获取的疾病标本，进行基因、转录、蛋白质组学的数据收集，通过针对大数据提炼的生物信息学工具，对各种组学大数据进行比对、印证等计算分析，再以分子生物学进行实验验证，最后回到神经外科医生来进行相关临床研究和应用。

　　3. 采用多学科交叉的平台，建立大数据分析平台，以患者为核心进行逆向神经科学研究，推进国际神经科学的发展

　　神经联结组学（Connectomics）的概念在国际上提出多年，欧美大规模投入神经科学发展的研究。而神经外科手术是通过人为手术的途径，直接接触中枢神经系统，疾病及手术均对神经联结组学造成了一定的影响。而疾病过程中导致的高级认知功能的改变，其复杂性决定了不可能在动物模型中复制，如语言等高级神经功能更不可能在动物模型中实现。因此，我们提出基于神经外科患者的逆向神经科学研究，注重多学科整合及多方法融合（影像评估、术中导航及可视化等），开发并利用创新的研究方法，记录分析测量人脑功能，建立大数据分析的模型，绘制正常人脑及脑部疾病的功能图谱；充分利用我国优质的临床资源优势、脑功能保护尚存空间的现实条件，整合精神心理等多学科进行科学评测，提出疾病影响脑功能、神经外科手术干扰特定脑区后出现特定功能改变的科学问题（即基于临床现象的科学问题），有目的、有重点地研究人脑功能，并将因疾病因素切除部分脑区的患者术后反应作为检验与校正人脑功能基础研究的新型研究方法，最终得到中国人脑功能常模，指导脑部疾病诊疗过程中的功能识别与保护。

利用大数据理念进行逆向神经科学研究不能忽视计算神经科学，因此建立大数据分析平台，重点突破神经信息的编码机制，学习、记忆的神经网络机制，感觉系统及不同感觉模式之间信息整合的计算理论，脑功能研究中的数据分析。需要将目前国内外在数据分析层面团队与逆向神经科学研究的理念及数据资源相结合，在国际上提出新的研究模式，以中国独特的优质临床资源推进世界的神经科学发展。

大数据在神经外科学发展中亟待解决以下几点困难。

（1）大数据研究着重于三点，即数据的收集、分析和验证。医学领域具有专业性强特点，仅依靠医生或者软件工程师等单一学科人员无法完美地解读临床科研所产生的海量数据，因此，包括神经外科医生、神经科学研究人员、计算机软硬件工程师、统计学家等多学科人员的协作在医学大数据中占有绝对举足轻重的地位。如何建立良好的多学科协作体系和平台、共享机制与分配激励机制，将是未来摆在中国神经外科及其他相关学科人员面前的一道亟待解决的问题。

（2）神经外科学的发展离不开影像学支持。目前各个医疗单位与科研院所在神经外科影像学数据的接口和标准还无法达到完全统一。因此，亟待解决的是建立和完善人群基础及医院基础的头部 MRI、CT 等影像大数据平台，突破图像规模化存储、图像特点识别及图像匹配等相关图像处理技术，使目前已广泛应用的头颅结构、功能等影像数据可用，再逐渐拓展疾病状态下的影像资料，通过大规模比对分析，真正应用计算神经科学的理念与方法，实现重大疾病与脑功能领域的突破。

（3）临床信息系统的进一步完善对于大数据的提取与分析起着至关重要的作用。在大数据的积累过程中，每个患者的临床诊疗数据都是一个重要的节点。如前所述，对于大多数医疗机构来说，目前尚无一种完善的神经外科临床信息系统能够快捷、有效、系统地提取患者的病史、体征、治疗过程、检查结果、病理类型、疾病转归与预后等重要的临床诊疗要素以用于后续的大数据分析。因此，应进一步完善现有的临床信息系统和建立统一的标准化平台，尽量在不增加医生工作量的情况下全面客观地对每个患者的整个医疗过程进行数据存储，以期用于将来的提取与分析。

大数据时代下的神经外科将会迎来又一个飞速发展，对人体器官中最为复杂的大脑也会更加透彻地认识，使神经外科疾病患者能够从中获益，更快更好地回归社会。

（二）脑机接口技术

展望未来，我们需要从不同层次、不同力度对脑信号进行分析、建模、挖掘和利用，针对不同需求构建应用系统，解决并突破神经信号处理、认知计算与控制、环境智能、大脑可塑性、脑机互适应、生物智能与机器智能的融合等技术难题，有望在脑机接口、认知计算、神经教育等方面研发应用产品，更好地造福人类社会。未来还需在以下几个方面进行重点研究。

（1）在康复医学领域，开发若干可用于残障人群和康复的感觉和运动功能辅助装置和系统，重点针对人口老龄化带来的运动功能障碍问题，研发适合国情的多反馈闭环交互式复杂运动功能康复的辅助运动康复机械设备和功能性电刺激设备，最终实现神经信息技术的快速和跨越式发展。

（2）针对城市安全救援与反恐等国防与公共安全重大需求，发展生物–机电复合型智能机器人，在安全与搜救方面取得示范应用。

（3）在休闲娱乐领域，通过脑机接口技术，可以通过思维控制来遥控电子游戏，实现全新的休闲娱乐方式。

（4）在人工智能领域，开发与构建类人的机器人系统或其他人工认知系统，该系统可以处理与解释多种的感知信息（图像、语音等），并在动态实际环境中具备灵活的决策能力，自主完成任务目标。一方面需要研究设计认知计算机，通过对脑结构、动力学、功能和行为的逆向工程设计出具备人类思维能力的智能机器。更重要的是要研究如何将人工智能系统与生物智能系统融合，使二者互为适应、协同工作，实现人脑的认知能力和机器的计算能力的完美结合。

脑机接口是一门交叉学科，涉及神经科学、计算机科学、数学、临床医学和各类工程技术，要求相关学科的研究人员共同协作，探索并解决其中的关键和基础问题，甚至要全球范围内开展全方位合作，共创共享人类知识资源。当前的脑机接口系统可用于运动功能的重建和神经精神疾病的治疗，一旦相关技术成熟之后，在可预见的未来，该领域的研究将会扩展到日常生活的各个方面，甚至可以增强和扩展正常人的生理机能。目前，脑机接口技术仍处于起步阶段，各项技术环节都有待改进之处，仍需要各学科研究人员的交叉合作，继续推动脑机接口技术的发展，促进其在临床上的普及应用。

（三）3D打印

利用3D打印技术制备间充质干细胞的类组织需要满足以下几个要求[5]：①三维的细胞生长环境，可提供足够的氧气与营养成分，为实现此目的，打印所需支架材料须含丰富孔隙结构并相互交联，可允许大分子自由通过；②构成三维环境的材料需具有生物相容性好、可降解的特性，不能妨碍细胞增殖、迁移和细胞形态的伸展，细胞可在必要时局部降解该材料，进行丙改造以实现细胞增殖、迁移或细胞形态伸展的目的。北京军区总医院徐如祥教授与清华大学徐弢教授合作，利用3D打印技术制造富含多种神经营养因子的三维生物支架为基础的神经组织，模拟神经元、神经胶质细胞和微血管的神经网络结构，移植修复脑组织缺损（损伤模型），初步试验结果发现神经修复作用显著。

—— 参考文献 ——

［1］Chia H N，Wu B M. Recent advances in 3D printing of biomaterials［J］. Journal of Biological Engineering，2015，9（1）：1-14.

［2］Gu Q，Hao J，Lu Y J，et al. Three-dimensional bio-printing［J］. Science China Life Sciences，2015，58（5）：411-419.

［3］Murphy S V，Anthony A.3D bioprinting of tissues and organs［J］. Nature Biotechnology, 2014, 32（8）：773-785.

［4］Gao G，Cui X. Three-dimensional bioprinting in tissue engineering and regenerative medicine［J］. Biotechnology Letters，2015：1-9.

［5］Jongpaiboonkit L，King W L，Lyons G E，et al. An adaptable hydrogel array format for 3-dimensional cell culture and analysis［J］. Biomaterials，2008，29（23）：3346-3356.

撰稿人：张建民　余新光　张力伟　叶　迅

神经外科在脑研究中的作用

一、引言

2013 年，美国和欧洲分别提出了"通过推动创新型神经技术开展大脑研究"（Brain Research through Advancing Innovative Neurotechnologies，BRAIN）计划和"人脑计划"（Human Brain Project，HBP），将脑科学研究推向新高潮。

我国拥有丰富的神经性疾病样本资源，神经外科是开颅治疗大脑疾患的学科，可以为脑与认知科学基础研究提供直接证据。针对脑先天性疾病、精神性疾病和神经退行性疾病等，建立标准化研究队列和中国脑库，开展脑重大疾病的机理研究，成为脑疾病早期诊断和干预提供新策略的转化医疗基地[1]。

脑研究的实施过程也将加速建立临床神经学科创新体系，形成基础与临床多学科交叉融合[2]的研究团队。

近年神经外科学与脑研究相关领域，包括脑网络、中枢神经损伤与再生修复、神经调控、基因与分子靶向治疗等取得新进展。

二、国内外当前研究进展

（一）脑网络研究进展

人脑是由多个相互连接的脑区（叶）所组成的一个复杂网络[3,4]。脑功能是由神经网络环路中的神经元团（群）、功能柱或者脑区的交互作用来实现的。2005 年，蒋田仔教授等首先提出了脑网络（Brainnetome）概念，为理解脑的工作机理及脑功能异常提供了新途径，已经成为当今信息科学、神经科学、临床神经医学等学科的共同前沿，这一项目获得国家科技部重大基础项目（"973"项目）立项支持。近年来，功能磁共振、光学成像以及基因工程等技术的发展和融合，为活体（包括人和动物）全脑结构和功能信息的检测提供了新的技术手段。"脑网络组"是研究不同时空尺度上的脑网络拓扑结构、动力学属性、脑功能及功能异常的脑网络表征、脑网络的遗传基础等内容，它为理解脑的工作机理及脑功能异常提供了新途径。"脑网络组"不但关注构建神经元（团）或者脑区之间的结构联系，更重要的是在于理解脑网络构建之后的动态属性及其改变与神经精神疾病的关系。

从宏观水平上，脑图谱的研究、脑连接的定义和度量以及脑网络分析方法是脑网络组研究的重要组成部分[5]，也是未来脑网络组研究最有可能取得重大突破的热点方向。在微观水平上，如何将不同分子成像技术获得的脑网络组与宏观水平的脑网络组进行"无缝"对接，是脑网络组研究的主要挑战[6]。此外，人类脑疾病的各种易感基因如何影响不同尺度的脑网络组也是未来发展的重要研究方向。只有将基因组、蛋白质组、脑网络组、表型组等进行有效的系统集成，才可能从根本上认识人脑自身以及疾病机制，为解决人类长期面临的脑疾病诊治难题开辟新途径。

（二）中枢神经损伤与再生修复

1. 中枢神经损伤

中枢神经损伤从狭义上讲是指脑和脊髓的机械性创伤，从广义上讲包括脑和脊髓的创伤性和卒中性（缺血与出血性）损伤。无论是脑和脊髓的创伤或卒中，都会引起神经组织的结构破坏、细胞坏死，导致脑网络功能丧失，表现为昏迷、偏瘫、视力障碍、语言丧失及认知功能损害等。过去认为，中枢神经是不可再生的，其神经功能损害是不可恢复的。新近的研究发现，神经干细胞（NCSs）有很强的再生与修复能力。神经干细胞分布于人胚胎脑的大脑皮质、海马、纹状体、嗅脑、脑室下区、间脑、中脑、小脑、脊髓和视网膜；在成人主要分布于脑室下区、纹状体、海马和脊髓等。NSCs能长期甚至终生进行自我更新并在一定条件下多向分化为神经元和胶质细胞（星形细胞和少突胶质细胞）。NSCs的研究改变了以往认为成熟的神经细胞不能再生的观念。脑损伤后可以通过激活内源的神经干细胞增殖分化，或补充外源的神经干细胞促进神经再生与组织修复，重构脑网络，恢复神经功能。

2. 神经干细胞与脑网络重构

神经干细胞（NSCs）具有两个显著特征：一是具有高度的自我更新能力，能够重复进行有丝分裂，产生大量子代细胞；二是在一定条件下可以分化成神经细胞和神经胶质细胞。研究发现神经干细胞具有三方面的用途：一是用于损伤的神经细胞的替代疗法。将神经干细胞移植到中枢神经系统，替代因损伤或疾病而缺失的神经细胞，重构脑网络、恢复脑功能有重要意义；二是充当基因治疗的载体，携带目的基因实现疾病靶向治疗；三是应用于生命科学的研究[7]。目前人们已经能够将人的神经干细胞在体外扩增到相当数量，并保持其增生能力长达一定时间，虽然中枢神经细胞的再生是一个十分复杂的过程，神经干细胞应用于临床的前景广阔，意义重大。

（三）基因与分子靶向治疗

基因治疗是指采用分子生物学技术，向体内导入目的（治疗）基因对体内异常或缺陷的基因进行纠正、修复或补充，以达到治疗疾病的目的[8]。目前基因和分子靶向治疗的研究主要集中在颅内恶性肿瘤方面。由于恶性脑肿瘤的浸润性生长特性和肿瘤细胞基因的异质性，血液中药物难以进入脑内以及中枢神经系统免疫监视作用较弱。目前恶性脑胶质瘤的外科治疗、药物治疗及放射治疗均效果不佳。针对不同靶基因或利用不同的分子靶标，目前基因和分子靶向治疗研究主要集中在如下方面：①导入"自杀"基因至肿瘤；②增强肿瘤免疫原性；③增强免疫细胞的抗癌活性；④阻止免疫抑制因子的产生；⑤阻断异常表达癌基因的表达；⑥诱导机体对突变癌基因产生免疫反应；⑦导入野生型抑癌基因；⑧阻断肿瘤细胞产生生长因子，抑制生长因子受体的表达；⑨阻断肿瘤细胞的信号传递通道；⑩染色体显微切割瘤细胞易位的染色体区带，即所谓的"分子刀"；⑪分子导向药物靶向杀伤肿瘤等。

基因和分子靶向治疗在脑血管病方面研究：①防止颈动脉内膜切除术（CEA）或血管成形术（PTA）后再狭窄：CEA 或 PTA 后局部有新生内膜形成，同时中层的平滑肌细胞复制并迁移到内膜中增殖，合成细胞外基质，导致动脉再度狭窄，再狭窄的高峰时间是术后第 30 天。有多种途径可抑制此狭窄过程。例如用 RV/HSV-tk/GCV 系统来杀伤增殖的细胞，用病毒载体携带水蛭素（Hirudin）等方法。水蛭素是一种血栓抑制基因，可抑制新生内膜的增生。此外，用病毒为载体转染反义周期素 C1（Cyclin G1）、内皮细胞 NO 合成酶（eNOS）等，可抑制新生的内膜和平滑肌细胞增殖，类似的方法还有很多。应引起关注的是有些方法对动脉壁有毒性，可能破坏动脉壁以致形成动脉瘤。②血管支架和微弹簧圈的基因工程处理：治疗颈动脉狭窄除可用颈动脉内膜切除术（CEA）或球囊扩张术（PTA）外，还可在扩张血管之后放置支架，即 PTAS。理想的结果是支架内壁既有血管内皮覆盖又不附着血栓，但血管内皮细胞很难附着在裸露的金属支架表面。Dichek 在实验中将纤维结合素（Fibronectin）被覆于支架表面，然后与含有 t-PADNA 的血管内皮细胞共孵浴，细胞黏附在支架表面，可以耐受血流冲刷数小时不脱落且无血栓附着。

三、展望

（一）脑网络研究

1.脑疾病分析

华盛顿大学 Raichle 教授于采用 PET 技术最早定义了默认模式网络，这一网络被认为和阿尔茨海默氏症、孤独症、精神分裂症和癫痫等广泛的神经精神类疾病的发生密切相关。研究发现默认模式网络的神经电活动降低与孤独症相关，而精神分裂症患者中则观察到过度神经电活动。在阿尔茨海默症中，由病程引起的淀粉样沉积使默认模式网络首先受到损害。

2. 脑功能芯片

美国北卡罗来纳州的杜克大学进行猴的"WalkAgain"（再次步行）计划研究，目的是帮助瘫痪者重新步行。科学家在猴子的头骨钻了一些小孔并植入微芯片，每片芯片包括约700个如发丝般细的电极。这些芯片穿入猴子脑部表面数毫米，用来记录电子讯息和输入数据到猴子的大脑皮层。结果科学家成功让猴子"学懂"解读这些讯息，相信这是首次成功将电子讯息传送到灵长类动物脑内的实验。

该项目的科学家[9]，还成功让猴子及帕金森病患者，通过植入脑中的电极传出讯息，从而控制计算机屏幕上的游标；还曾让一只猴子以大脑讯息，在因特网控制千里之外的一个机械人行走。然而要真正让四肢瘫痪的患者自如地控制机械骨骼，讯息的流动必须是双向，使患者感受到步法和行走速度等"感官讯息"，才能使这一新技术应用于临床。

（二）中枢神经损伤再生与修复

目前 NSCs 在神经外科领域主要应用于移植修复脑与脊髓损伤、缺血或出血性脑损害以及各种神经退行性疾病。在啮齿类动物，每年已有大量相关文献报道，部分研究取得了较好的结果，可以明显促进脑与脊髓损伤后造成的功能损害，显示了神经干细胞修复重构脑网络的良好前景。尽管目前世界上已有数项正在进行的 NSCs 移植的临床研究，然而 NSCs 移植在应用于临床还存在诸多问题。

1. NSCs 的来源问题

（1）过去临床用干细胞的经典来源是取自流产胎儿或者胚胎脑和脊髓，但涉及伦理和法律问题，临床应用受限。

（2）近期研究发现，骨髓、脂肪和脐带等自体来源的间充质干细胞在细胞因子和神经营养因子诱导下，可分化为 NSCs。虽然形态和表型相似，但这种自体来源的 NSCs 与经典的 NSCs 在功能上仍有一定差异。

（3）诱导多能干细胞（Induced Pluripotent Stem Cells，iPS）的出现带来了新的希望。iPS 是通过采用导入外源基因 Oct3/4、Sox2、c-Myc、Klf4 的方法使体细胞去分化而成的多能干细胞，既保留了胚胎神经干细胞的特性，又避免了伦理道德的影响和减少了潜在的致瘤性，经 iPS 诱导而来的 NSCs 具备与经典 NSCs 相似的功能学和神经电生理学特征，目前已有几项在动物模型上移植 iPS 诱导而来 NSCs 的基础研究发表。啮齿类动物与人类解剖生理结构有较大差异，许多实验数据可能并不适用于临床，这是目前 NSCs 在临床应用并未达到基础研究中效果的原因之一，仍需要大量移植 NSCs 治疗灵长类动物损伤模型的数据。而且在临床实际治疗中，NSCs 的治疗途径、适合的 NSCs 数量、治疗时间和疗程都未达成共识。NSCs 的转运、保存、运输也是需要解决的问题。

2. 如何活体检测移植的 NSCs

这是临床观测 NSCs 疗效的重大问题之一。结合临床神经分子影像学，目前已有超顺磁纳米氧化铁、Mn2+ 等活体标记方法，但均处于研究的初级阶段，这些活体示踪剂的标记时间、效率和对 NSCs 活力的影响都需要进一步研究。脑与脊髓的急性或者慢性损伤均为复杂的病理生理过程，单一 NSCs 移植可能达不到最佳的治疗效果。当前与干细胞结合最紧密的是生物组织材料，各种携带多种神经营养因子的生物材料可提供营养物质支持，以提高移植 NSCs 的存活。生物材料还为 NSCs 在体内的生长和分化提供三维空间。随着材料科学和细胞培养技术的进步，未来人们可能制造出"仿生脑或脊髓"来修复和重建受损的脑网络。相信随着科学技术的进步，NSCs 移植与纳米生物科技、生物 3D 打印技术的结合会越来越紧密，将会催生出一系列新的神经再生与脑网络重构的研究技术方法。

随着美国、日本和欧盟相继宣布各自的干细胞转化医学和临床研究计划，国家科技部"十三五"计划已将干细胞相关研究列为重点方向，干细胞研究的转化医学更是重中之重，近期又在征集干细胞临床研究规范化的相关文件，相信未来神经干细胞研究将会取得更大的发展。NSCs 的临床应用还存在很多问题，如安全性、有效性、疗效评估等，还需要进行大量深入的动物试验，尤其是灵长类动物的临床前试验，为临床应用奠定坚实的科学基础。在国家相关主管部门没有批准临床应用之前，切忌擅自开展临床治疗。

（三）基因与分子靶向治疗

目前已有部分分子靶向治疗应用于临床的报道[10]。自 1992 年美国 Oldfield 等用单纯疱疹病毒胸苷激酶基因/核酸类似物磷酸化系统（HSV-tk/GCV）治疗第 1 例临床胶质瘤以来，目前世界上至少有 20 多个医疗中心采用基因修饰等分子外科疗法治疗恶性胶质瘤的方法已超过 10 项。Shaft 等应用 HSV-tk/GCV 系统进行临床 I、II 期试验，即对 48 例复发胶质瘤再次于手术切除后残腔内注入逆转录病毒载体包装细胞，术后每日静滴持续 14～27 天，并监测毒副反应及 MRI 观察残存肿瘤变化。结果显示残腔内注射时较易反流但少有不良反应，未发现有转录活性的逆转录病毒侵入白细胞或正常组织的证据。这些患者白细胞内可检出载体 DNA，但生殖腺中阴性患者平均生存期为 8.6 个月，1 年生存率为 27%（13/48），MRI 扫描显示 7 例患者 6 个月未见肿瘤复发，有 1 例 1 年无复发，1 例无瘤生存已超过 2 年。国内长征医院和天坛医院亦进行了类似研究，其确切治疗价值尚须进一步研究证实。北京军区总医院附属八一脑科医院术中 MRI 导航，术后针对肿瘤干细胞进行 Tk-CIK 生物免疫治疗的 I 期临床实验（110 例），初步结果良好，目前治疗的高级别胶质瘤患者中，最长生存期可达 2.6 年。

── 参考文献 ──

［1］Zhao J Z, Zhou L F, Zhou D B, et al. The status quo of neurosurgery in China［J］. Neurosurgery, 2008, 62: 516-520.

［2］Zhao J Z, Wang Y, Kang S, et al. The benefit of neuronavigation for the treatment of patients with intracerebral cavernous malformations［J］. Neurosurgical Review, 2007, 47（30）: 325-350.

[3] Brewer J A, Worhunsky P D, Grayet J R, et al. Meditation experience is associated with differences in default mode network activity and connectivity [J]. Proceedings of the National Academy of Sciences, 2011, 108 (50): 20254-20259.

[4] Raichle M E, Macleod A M, Snyder A Z, et al. A default mode of brain function [J]. PNAS, 2001, 98 (2), 676-682.

[5] Fox M D, Snyder A Z, Vincent J L, et al.The human brain is intrinsically organized into dynamic, anticorrelated functional networks [J]. Proceedings of the National Academy of Sciences of the United States of America, 2005, 102 (27): 9673-9678.

[6] Buckner R L, Krienen F M, Angela C, et al. The organization of the human cerebral cortex estimated by intrinsic functional connectivity [J]. Journal of Neurophysiology, 2011, 106 (3), 1125-1165.

[7] Westphal M, Black P M. Perspectives of cellular and molecular neurosurgery [J]. Journal of Neuro-Oncology, 2004, 70 (2): 255 - 269.

[8] Rutka J T, Taylor M, Mainprize T, et al. Molecular biology and neurosurgery in the third millemfium [J]. Neurosurgery, 2000, 46 (5): 1034-1051.

[9] Fred C R, Greene P E, Breze R E, et al. Cellular and molecular neurosurgery: fetal grafting to treat Parkinson's disease. Neurosurgery [J], 2001, 49 (3): 575.

[10] He J H, Cui Y, Song M, et al. Decreased functional connectivity between the mediodorsal thalamus and default mode network in patients with disorders of consciousness [J]. Acta Neurologica Scandinavica, 2015, 131 (3): 145-151.

撰稿人：徐如祥　冯　华　张洪钿

神经外科专科医师培训

一、引言

据中华神经外科学会2000年统计，中国共有约4000名神经外科专科医生，而进行过神经外科手术的医生总数可能超过9000人。与中国2000年的人口数量相比，神经外科医生占人口数的比例为1∶140000，在北京、上海等相对发达的地区，这个比例可达到1∶30000～40000，而在一些欠发达地区，例如四川、西藏、内蒙古和其他西部省份，这一比例约为1∶300000～400000，仅为发达地区的十分之一。因此，尽快建立和落实既符合神经外科人才培养国际惯例又适宜我国实情的神经外科住院医师规范化培训体系，已成为当前迫在眉睫的大事。

1949年前，北京协和医学院是中国唯一采用美式医学院教育体系的中国医学院。进入协和后，一位高中毕业生必须完成总共8年的医学教育，毕业时通过考核获得医学博士（M.D.）学位。1949年后，国内多数医科大学或医学院的医学生大多完成5年医学教育，毕业时可以拿到医学学士学位。改革开放后，很多医学院升格为医科大学，同原有医科大学一道招收5～7年制医科大学学生，毕业时授予学士或医学硕士学位。2004年前后，国家批准国内教学质量较高的十所医科大学或医学院开始招收临床医学八年制学生，之后又陆续批准几所，旨在从开始阶段即能吸收高质量的学生从事医疗事业，并寄希望这种小规模高质量的培养模式能够为医学发展提供动力。在毕业前，医学生们不仅需完成数年的基础科学教育，还需在内科、外科、妇产科、儿科、神经科等完成宽基础的见习或实习，其中1个月左右时间在神经外科学习。对于八年制临床医学专业毕业生，我国目前尚没有专门的神经外科住院医师培训体系。对于五年制医学本科毕业生，神经外科的专科培训较为成熟，主要是通过攻读专业学位神经外科硕士和专业学位神经外科博士阶段完成的，但在培养方式和培训内容上存在不连贯、不系统、不规范的现象。同时各个学校之间同一专业、同一学位的培养方式和要求也千差万别，这些差异在一定程度上影响了我国神经外科的专业吸引力。

为了弥补不同医学体制以及不同培训体系下的差异，中国卫生部从 1999 年起开始组织正式而统一的医师资格考试，考试内容包括基础医学和临床医学的所有学科，所有医学生必须在临床医学本科毕业后一年参加此考试以获得基本行医资格。而对于神经外科及其他专科，我国目前尚没有类似于美国 American Board of Neurological Surgery 之类的行业学会认证。此类行业学会认证的意义在于保证神经外科专科医师在达到全国统一的对神经外科疾病诊断和治疗水平的标准后才能成为神经外科专科医师。这一标准相当于成为神经外科医师的入门门槛，一个专业领域只有通过规范和高质量的培训，并建立严格的准入标准与考核制度，才能提高行业队伍的质量，使得行业良好发展并受到尊敬。

二、国内外发展现状

（一）我国目前对神经外科医师的临床要求

我国地域广阔，各地经济、文化、卫生状况发展不一，在多数基层地区，颅脑损伤和脑卒中占神经外科患者一半左右。交通事故等意外伤害和突发事件中颅脑损伤发生率占全身创伤一半，且合并严重颅脑损伤死亡率远高于其他脏器损伤，需要神经外科医师紧急就近处理。而随着人口老龄化的进程，脑血管疾病的发病率也在我国逐渐上升，以上疾病的特性均需要各地区医院神经外科掌握规范的诊疗水平。尽管一些颅脑创伤和重症方面的指南能够帮助基层医生了解以上疾病的诊疗流程，但其手术技能的提高必须经过规范化的培训。

随着国家医改政策落实，目前我国多数县一级医院神经外科已经建立独立的病房，配备 CT 和神经外科专科手术设备，有些县医院还配备了磁共振，完全具备诊断治疗神经外科常见病的硬件条件。不足的是，目前各省市自治区卫生行政部门制订的专科医师规范化培训方案中，外科系统所有专业（包括普外科、骨科、泌尿外科、神经外科）的住院医师第一阶段培训计划一般为 3 年，其中约 1.5 年的时间是在普外科轮转，真正涉及本专业方向的轮转时间往往不足半年，如神经外科专业的住院医师轮转神经外科专业仅 1～2 个月。这样培养出的神经外科住院医师在一阶段培训结束后是不具备从事神经外科临床工作能力的，又需要至少 3～5 年的神经外科专业临床实践才能基本满足神经外科临床工作需求。使得学员的培训周期延长、成长速度减缓，严重阻碍了人才的培养和成长，也加剧了专业人才不足的矛盾。

1. 建立神经外科专科医师规范化培训的意义

（1）"看病难"的社会民生问题急需解决。而这 4000 余名神经外科医师水平参差不齐，当中具备一定临床水准的合格的神经外科医师人数更是不足。神经外科专科医师规范化培训能够提供更加规范和标准的专科培训过程，有利于提高医师队伍的整体素质，在一定程度上实现了各级医院医师临床技能的"同质性"，利于改善偏远地区的医疗水平。

（2）相似的医师培训模式为临床领域的国际交流合作。美国、英国、澳大利亚等发达国家及我国香港、台湾地区，乃至许多发展中国家均已建立了政府主导的、较为成熟的专科医师规范化培训制度，有效地保证了临床医疗质量。我国是目前世界上为数不多的尚未建立系统的专科医师培养体系的国家，医生培训模式的不同阻碍了医学事业的发展及国际交流合作。

（3）保证医疗质量，促进人才流动。住院医师规范化培训是毕业后医学教育的重要组成部分，目的是为各级医疗机构培养具有良好的职业道德、扎实的医学理论知识和临床技能，能独立、规范地承担本专业常见多发疾病诊疗工作的临床医师。贯彻神经外科住院医师规范化培训制度有利于培养一支高素质的神经外科临床医师队伍，保障我国神经外科整体医疗水平，促进神经外科人才发展。

2. 当今我国神经外科住院医师培养的国家规划

为了从国家层面确定并保障住院医师规范化培养的实际开展，在国家卫生与计划生育委员会科教司的大力推动下，2013年12月31日由国务院七部委联合发布了《关于建立住院医师规范化培训制度的指导意见》，并制订配发一系列相关操作性文件，包括《住院医师规范化培训管理办法》及一系列有关规范化培训的基地标准、招收管理、培训内容、培训标准、考核办法、信息系统建设等操作细则，及《建立住院医师规范化培训制度工作规划（2014—2020年）》等。并在2014年2月春节后立即召开会议进行了关于建立国家住院医师规范化培训制度的情况通报。

这部由国家卫生计生委、中央编办、国家发展改革委、教育部、财政部、人力资源社会保障部、国家中医药管理局等七部委出台的《关于建立住院医师规范化培训制度的指导意见》，是根据《国家中长期人才发展规划纲要（2010—2020年）》和《医药卫生中长期人才发展规划（2011—2020年）》，为建立适应卫生行业特点的人才培养制度而特别制定的。它的颁布，原则上解决了我国住院医师培训中遇到的一些制度性难题，包括人事管理办法和薪酬待遇等，使得住院医师规范化培养制度成为国家意志和发展主流。在该《关于建立住院医师规范化培训制度的指导意见》及配套文件中，明确指出在学科设置上，外科住院医师的培养分为普通外科、骨科、心胸外科方向、神经外科方向、泌尿外科方向、整形外科方向等。这一方案的设置与目前国际发达国家主流住院医师培养模式一致，对外科各专业的学术发展和人才培养有很大帮助，有利于在宽基础的前提下培养更出色的专业医师，吸引优秀人才从事神经外科，并推动相关学科发展。而由于全国各地基础条件的差异，目前上述规划还在逐步实现的过程中，还会遇到很多问题需要不断解决，不断完善。

（1）按照亚专业进行宽基础、有侧重的培养

近百年来，外科学的发展使得各个亚专科已经在普通外科的基础上有了长足的进步，其中神经外科学、神经内科学、神经影像学、神经病理学等学科的联合发展已大大加深了

人们对神经系统疾病的了解与认识。尤其是进入 21 世纪，人们对脑科学发展给予了前所未有的重视，也寄予厚望，从欧美及日本等国"脑图谱计划"被列入国家发展规划中就可见一斑。相信，随着人们对脑科学研究的不断深入，神经系统疾患的诊断和治疗一定会有更大的进步。

根据该指导意见，外科学方向的住院医师培训应分为普通外科、骨科、心胸外科、神经外科、泌尿外科、整形外科、小儿外科等几个专业进行。培训的主要形式是在外科范围内各三级学科（专业）科室及其他相关科室轮转的形式进行。通过管理患者、参加门、急诊工作和各种教学活动，完成规定的病种和基本技能操作数量，学习外科的专业理论知识；认真填写《住院医师规范化培训登记手册》；规范地书写病历，参与见习 / 实习医生和住院医师的外科临床教学工作。

（2）国家卫生及计划生育委员会对神经外科住院医师培养指导意见方案

根据《关于建立住院医师规范化培训制度的指导意见》和《住院医师规范化培训管理办法》（试行）的有关要求，国家卫生计生委为配合新增"外科学—神经外科方向"住院医师规范化培训专业的需求，在满足外科住院医师基础培训的前提下，同时兼顾神经外科专业方向，按照与专科医师培训阶段统筹安排、分段实施的原则，制订了分段培养的方案。

该指导方案分为 3 个阶段：第一阶段为外科系统学习学习 14 个月，重点学习外科系统各相关专业的基本知识、基本理论和基本技能，包括普通外科（6 个月）、骨科（3 个月）以及胸心外科、泌尿外科、麻醉科和 SICU 等科室；第二阶段为神经科学阶段（共 4 个月），包括学习神经内科、神经影像、神经病理等相关临床基础知识；第三阶段为神经外科专业轮转时间（共 15 个月），学习颅脑损伤、颅脑肿瘤、脑血管病、脊柱脊髓外科等知识，并在神经外科门诊培训神经外科常见疾病的处理。使得初步掌握神经外科医师的基本知识和基本技能，为后续神经外科专科医师培养奠定基础。

（二）我国医师培训模式研究

1. 基地培养模式

目前在中国大多数地区，希望成为神经外科医生的医学生在毕业后必须首先申请大外科住院医师培训，接受外科全面的培训。他们前 3 年的住院医师培训需要轮转普通外科、骨科、病理科、放射科等相关科室，然后完成由政府组织的阶段考试。在北京地区，毕业生依照学历和毕业前实习的年限，博士、硕士、本科毕业生分别需要轮转 1 年、2 年、3 年。而在上海，一般博士毕业生需轮转 1 年，其余毕业生在几个医疗中心轮转 2 年。在这之后再进入神经外科专科工作。在这 3 年轮转期间，外科住院医师接触到神经外科轮转的时间平均不到 1 个月，比重较小，且缺乏在神经外科相关科室，如神经内科、神经影像、内分泌科、神经病理科等的轮转学习经验。住院医师虽然在普通外科方面接触和了解充分，但尚不能够满足神经外科继续工作或学习的要求。

2. 神经外科中心培养模式

关于神经外科专科住院医师的培养，上海市目前已率先建立起了与两年制（八年制毕业生为一年制）普通外科规范化培养相衔接的神经外科专科住院医师培训制度，依托上海华山医院等单位进行，培训时间为4年，并制定了明确而细致的"华山医院神经外科专科医师规范化培训细则（试行）"，规定神经外科专科医师的培训对象必须是取得外科住院医师规范化培训合格证书的临床医师，神经外科专科住院医师的培训为连续性四年制（48个月），将外科规培住院医师进一步培养成掌握神经外科及相关学科基本知识和技能的神经外科医师，要求达到能独立诊治神经外科常见病和多发病的水平，在上级医生指导下能独立诊治颅脑外伤和开展大脑和小脑凸面肿瘤、椎管内脊髓外肿瘤、简单脑血管疾病等手术。上海市以及华山医院的神经外科住院医师培训体系是目前制度和保障体系相对完善，并与卫生部门政策衔接最成熟的神经外科住院医师培训体系。这一培训方案对神经外科专科住院医师在多个专业发展方面提出了细致明确的要求，包括：①神经外科常见疾病的诊断、治疗策略；②神经外科疾病的基本手术技能和围手术期管理；③神经外科疑难病例的诊疗原则和具体手术操作方法；④了解并轮转神经外科相关科室（神经内科、五官科、颌面外科、脊柱外科、神经影像、神经电生理等），熟悉相关疾病的诊断和治疗方法；⑤了解临床资料总结、科学研究开展和学术论文发表的方法；⑥参与各类国内外学术会议，具备国际化视野和创新思维。其中在神经外科方面需要完整轮转肿瘤、血管、脊柱、创伤、小儿、功能、介入等亚专科，建立完整的神经外科理论与实践基础之后，才可选择更进一步的亚专科培训。

北京地区神经外科住院医师的培训方式与上海不同。一般是前3年按照北京市卫计委统一规定，轮转相关科室，达到相应标准取得资质后，继续进行第二阶段的神经外科专科培训。从神经外科专科培训角度讲，住院医师在完成第一阶段培训后，继续在神经外科完成3~4年的住院医师工作以及1年的基础研究训练。住院医师在神经外科的3~4年内，需要学习包括脑肿瘤、神经创伤、脑血管疾病、脊髓疾病以及小儿神经外科等专业知识。在此期间，可以在经验丰富的医师指导下完成一些手术，包括脑外伤的急诊开颅手术、脑室-腹腔分流术以及小脑幕上脑膜瘤和胶质瘤。完成多年的住院医师培训后，再通过一系列面试和笔试，可以获得神经外科主治医师资格。但是每位住院医师的轮转培养年限，随个人能力与职位空缺而异，尚未建立较明确的轮转年限以及考核和准出标准。建议按照国家卫计委公布的外科学—神经外科方向住院医师规范化培训标准进行尝试，并在不断的实践中逐步完善相关细则。

3. 地区医院神经外科培训

神经外科在国内各级各类医院中已经较为普及，一般地级市中心医院都已拥有一定规模的神经外科，东南沿海经济发达地区普及率更高，绝大多数地区医院都已配备完善的CT、MRI等重要设备。但地方医院神经外科主要收治当地发生的创伤和急性脑血管病患者，主要为出血或缺血性疾病，而脑肿瘤或其他较复杂神经外科疾病患者一般选择前往省会城市或北上广三甲医院进行手术治疗，因而地区医院神经外科病种相对较为单一，一些诊疗方式不甚规范。这些医院一般招收当地普通医学院校毕业生，直接进入外科或神经外科工作，有一定基础后再到各个地区知名三甲医院神经外科中心进修学习，以此提高当地神经外科临床诊疗水平。但由于医学教育基础薄弱以及行医习惯和前期临床培训不规范，神经外科在地方的开展水平难以得到根本改善。今后随着住院医师规范化培训的普及以及地方医院收入待遇的提高，这类地方医院可以招收部分经过中心医院培养的普通外科规范化培训合格住院医师。但由于神经外科专业性质，目前普通外科规培住院医师毕业后，尚不能满足神经外科临床工作的需要，如何做好制度衔接，以及吸引具备较强专科能力的神经外科医师前往基层服务，是下一步需要解决的制度问题。

4. 继续教育

必须指出，由于历史原因中国目前执业的神经外科医师中，只有一小部分经过了以上的正规系统培训。在过去的 20 年里，包括北京天坛医院、上海华山医院、天津市总医院等神经外科中心开办了一些神经外科继续教育项目，数以百计从县城或偏远地区前来的普通外科医生在这里完成 1 ~ 2 年的短期培训，然后返回原单位开始从事神经外科。考虑到中国不同地区经济状况的现实和社会文化模式的差异，不同地区因地制宜采用了不同的培训和准入办法。

（三）国外医师培训现状分析

1. 美国神经外科专科住院医师培训

美国住院医师培养认证管理委员会（Accreditation Council for Graduate Medical Education，ACGME）于 2013 年 7 月发布的最新版《美国神经外科住院医师培养规划》，是目前美国全国所有神经外科住院医师培训基地所遵循的唯一准则和培养方案。该方案具有如下特点。

（1）目标明确，统筹管理

该规划明确了住院医师培训是医学生向独立执业医师转变的重要过程，是毕业后医学教育的必要部分。为了实现这一目标，该计划围绕两个核心主题进行，即"实践"和"督导"。参与患者的医疗实践并建立互动是住院医师学习的最主要过程，只有对患者的医疗承担相应责任，才能达到磨炼知识、提高技能、端正工作态度的目的；而上级医师或临床教员需要对住院医师的诊疗活动给予督导，同时整体把握医患互动的方向和脉络。明确的目标给住院医师培养带来了较强的可行性与可操作性，上级医师作为督导教员，可根据患者情况、病情严重性、住院医师的年资和教育要求等，安排住院医师承担并完成一定的医疗工作，并通过现场直接督导、间接指导与支持、回顾分析和反馈等方式对住院医师的医疗行为给予指导。通过这种实践与督导结合的方式，确保在医疗安全的前提下，住院医师能够在培训中逐步具备一定的独立行医能力，以实现住院医师培训目标。

（2）基础扎实，全面发展

项目规划要求神经外科住院医师至少完成 84 个月的系统培训，其中第一年是基础技能培训，要求参与普通外科及内科急诊、多器官系统创伤以及神经疾患的诊疗，获得危重症管理经验，学习外科基本操作技能，理解手术麻醉及麻醉风险和并发症处理，学习围手术期患者管理的一般经验等。其后需要至少 54 个月的临床神经外科教育，其中在最初 18 个月需要完成神经内科、神经病理、神经重症、神经影像等相关科室轮转，其后作为神经外科住院医师参与脑血管病、颅脑肿瘤、颅脑外伤、脊柱神经外科、功能神经外科、小儿神经外科、外周神经、放射治疗等不同领域学习，打下全面的解剖和神经外科基础。之后是 1 ~ 2 年自由度较大的科研训练或亚专科培训，其间可申请与合作单位交换，或者延长科研训练时间以获得成果及相应学位，毕业前最后一年完成作为总住院医师的专门训练。7 年的培训项目内容全面，打造出的神经外科医师基础知识扎实、专业技能过硬、科研思路开阔、熟悉交叉学科，有很强的发展潜力。

（3）多中心合作，取长补短

由于神经外科领域广泛，不同机构发展有所侧重。为了让住院医师接受规范全面的基础神经外科培训，ACGME 对于机构之间的合作培训进行了规范并予以保障。该规划明确区分了主办机构和参与机构在住院医师合作培训中各自的职能与责任，双方必须签署正式的培训项目协议书，其中需要明确参与机构的资质、教育负责人及其职责、轮转培训的时间和内容、亚专科的年手术量等。各培训项目的负责单位可以在此框架下，结合实际选择合作的培训机构。例如，为达到 ACGME 规定的小儿神经外科培训要求，哈佛大学麻省总医院的培训项目中，将小儿神经外科亚专科培训通过签署合作协议的方式委托波士顿儿童医院神经外科进行。国内除部分综合性医院外，各单位神经外科的发展已有突出亚专科的趋势，如能借鉴美国的发展经验，在完整的培训目标下通过合作培养、共同发展的模式，一定能起到事半功倍的效果。

（4）分级培训，层次感强

美国医学教育的核心理念，即临床职责"明确分级并逐步进阶"。随着临床经验的积累，住院医师逐渐展现出更强的患者管理能力，可以承担日益关键的职责，在处理临床工作中扮演更具独立性和责任感的角色，向独立行医过渡。不同年资住院医师培训有侧重，层次分明，对于临床实践和知识水平有不同的要求。规定明确指出，对于高年资住院医师，可以减少病房安排牵制，保证手术训练时间，促进其全面系统地掌握手术技能，并养成精益求精、注重细节的手术习惯。最后一年担任总住院医师，除需具备各种类型成人开颅、脊柱与外周神经手术，小儿神经外科手术能力以外，更重要的是获得全面的病房管理与医疗照护能力。需要具备同时救治多个危重患者的能力，以划分优先顺序，组织力量提供有效诊疗计划。总住院医师，除为患者提供准确有效，并富有同情和关怀的医疗服务，亦承担不可忽视的公众教育、教学管理、学术组织等责任，沟通良好，凝聚力强，能够展现神经外科医师良好的行业形象和专业水准。

（5）考评严格，监管完善

ACGME 规划用专门的章节明确了住院医师评价的内容与方式，以保证培训项目的质量。评价分为阶段性和总结性两种类别，阶段性评价即在每段轮转完成后给出，需采纳多方意见（如教员、同行、患者等），对住院医师在患者照护，操作技能，医学知识，人际沟通，职业精神，系统医疗，自学与进步能力等方面进行评价，细致记录其进步过程并归入档案。含有反馈意见的评估内容需要每半年向住院医师提供一次，项目主任每半年也需与住院医师一起回顾其在 ACGME 系统登记的工作量，保证平衡全面发展。总结性评价需要由项目主任在 7 年培训结束时给出，必须用业内通行指标作为标准，确保住院医师完成培训时具备在专业领域内独立从事核心医疗工作的能力。有趣的是，规划中还要求培训项目必须对临床教员的教学能力、教学热情、职业精神等进行评价，方式包括由住院医师匿名做出的书面评价。而培训项目每年也需要对自身进行一次系统性评估，指标包括住院医师的职业发展，在职业资质考试中的平均水平，教员队伍的发展和质量等。完善的考评有助于教育目标的落实，但是也需要相应的人力资源和开放听取意见的心态，以及良好的氛围和制度保障。

（6）注重培养职业精神与沟通能力

该规划指出住院医师阶段是一名外科医师成长的黄金时期，他接受各种挑战，得到包括专业知识、临床技能、身体素质、沟通能力、情绪智商等全方位的提高。ACGME 明确将"人际交往与沟通能力"、"职业精神"等方面的要求列入关键能力水平中，与临床操作技能、医学知识水平等并列，指出良好的人际交往与沟通能力，是交换信息、协同合作的必备素养。住院医师在实践中不仅应当与其他医生和专业人士有效沟通，还需要学习与各种社会经济、文化背景的患者、家属以及公众进行有效的沟通，以鼓励患者参与医疗决策。在职业精神方面，应做到及时响应患者的需求，应优先于自我利益、科研安排等，能够以诚恳、慎重、耐心、有同情心的方式与患者讨论重大决策或生死的问题等。

（7）充分保障住院医师权益

神经外科住院医师培养对青年医师身体、心理都是极大挑战，ACGME 针对目前美国神经外科医师普遍过度劳累的状况，将合理休息纳入到职业精神的层面，提出一位医师在当班时表现出精力充沛、休息充足、能够持续为患者提供临床服务的状态，是必需的职业要求和责任。为了保障住院医师休息，提高医疗安全，ACGME 非常细致地给出了平均每周 80 小时工作时间，最长连续工作时间不超过 24 小时，值夜班最高频率不超过 3 天一次等细则。以上制度均有相应的监督和上报体系，规定除危重症或极端不稳定患者需要连续照护、有极端重要学术价值或响应人道主义关怀需求以外，均不得违背工作时间规定。这些贯穿于 ACGME 倡导的专业精神与职业文化中，即不断推进患者安全和明确个人责任，并制定相应的预防和管理措施，值得国内借鉴学习。

（8）国家政策，制度保障

规划规定，住院医师培养的主办机构必须有切实的工作方案，以落实该教育项目所需的学术支持和经费保障。规定指出，必须设置唯一且有执行力的项目主任，具备较高的专业资质和影响力，对项目运行拥有权威性并承担主要责任。同时，培训单位需要为其安排充足并受到保障的工作时间，专门用于行使对住院医师教育和管理的责任，不受临床或其他任务挤占。该规划也明确规定了项目主任需要承担的日常监督、人事任命、评估教员等职权，以及定期向 ACGME 提交报表及回应监察等责任。除此之外，还详细指出了培训机构需要配备的教员数量及资质、项目支持人员、设施和培训水平等要求。在我国主要的教学医院，神经外科也已设有专门的住院医师教学主管，但多无正式聘任制度，对其任内需履行的职责缺乏完善的规定，亦缺少相应的工作时间和教育经费保障，教育投入相比美国尚有差距。

2. 美国杜克大学神经外科住院医生培训计划的组织结构

在杜克大学（Duke University，US）每年两位医生完成杜克神经外科住院医生 – 培训计划。完成住院培训的时间长短，取决于投入实验室或临床研究工作的时间长短。

（1）PGY（Post-Graduate Year）-1

在进入神经外科住院医生培训计划之前，医生都完成了为期 1 年的普通外科培训。要求医生应当学会同患者、家属和其他医疗保健专业人员进行有效的沟通交流；应当有能力收集基本的和准确的信息，开始能够对诊断和干预治疗的方法做出明智的决定。这些外科医生应当体现与其他医疗保健专业人员协同工作的能力，提供以患者为中心的护理服务；PGY-1 等级的住院医生应当体现出掌握相应水准的基本科学知识和临床知识，并将这些知识融入病患问题的分析方法之中；应当有能力运用信息技术以辅助其开展教育培训；应当能分析实践经验，并且根据这些经验不断修正自己的临床实践活动；在 PGY-1 学年之中，要求医生体现出职业素质，懂得尊重别人，具有同情心，坚持原则，敏锐性强，并且能够忍辱负重，这样的医生应当发展自己的人际交往及沟通技巧以创建一种牢固的家庭关系，并能有效地同医疗保健团队开展沟通交流；PGY-1 应当体现的能力还包括践行具有成本效益的医疗保健，并与医疗保健团队的其他成员一同工作，为患者提供紧急住院治疗之外的护理服务，并有能力识别可能使患者的治疗复杂化的、先前已有的疾病或伴随的病症，有能力开具并讲解相应的诊断试验，开展术后并发症的治疗方法。

（2）PGY（Post-Graduate Year）2-3

经过 PGY-1 学年之后，将为每一位医生提供为期 24 个月的临床实践经历，包括 18 个月的临床神经外科工作经历，3 个月的神经内科住院实习，3 个月的重症监护住院实习。

在这一段时间内，住院医生将继续开发他们的患者护理技能。他们将通过谈论病史和进行一次体格检查，从患者及其家属那里收集信息。初级的神经外科住院医生将评估这些数据，制订一套鉴别诊断的方案，并拟定计划以确立正确的诊断结果。住院医生将预订并讲解相应的试验，然后制订一套患者管理计划。住院医生应当知晓内科与外科的多种选项，以及各自的优、缺点。住院医生将运用信息技术，以支持患者护理的决策。PGY 2-3 住院医生在基本的手术技能方面应当表现出熟练性，他们应当知晓基本的神经外科手术的相关操作步骤，包括硬膜外血肿的消除、通过偏侧椎板切除手术消除椎间盘突出。对于突发性的急性脑积水和小脑幕切迹疝，住院医生应当掌握这些急症在神经外科创伤护理方面的核心技能。

神经外科的初级住院医生，应当掌握相关的神经内科学和神经病专业的基本知识。PGY-2 应当侧重于掌握神经解剖学和神经病学。PGY-3 则应当继续研究神经病理学和神经生理学。

要求 PGY-2 和 PGY-3 的住院医生体现的职业素质包括：懂得尊重别人，具有同情心，坚持原则，并能响应超出其自身利益的患者需求。在提供患者护理、保密性和医学相关的业务惯例方面，初级的住院医生应当体现出对于伦理道德原则的一种坚守。他们应当能体现对于具有不同信仰、生活方式和文化背景的患者的宽容心。初级的住院医生应当与医疗保健管理者结成合作伙伴，以确保紧急住院治疗之后最优的患者护理。

多数住院医生将从事至少一年的实验室科研工作或教学管理工作。在这一年期间，住院医生的临床神经外科服务职责是有限的。以实验室工作为主的这些住院医生，将组织和安排住院医生的基本科研会议，以促进学生、住院医生和神经外科主治医生的学习。在这一段时间内，住院医生将继续积累知识，这些基础知识和临床神经内科学知识，都与他们的科研项目和神经外科实践有关，他们将把研究设计的知识和统计方法应用到自己的科研工作和论文评审之中。

（3）PGY-5

PGY-5 该学年包含两次为期 6 个月的轮岗，第一次是在 Durham 总医院，第二次则在 Durham 地区医院。这一等级要求住院医生掌握的技能，包括在诊断计划和管理计划的制订和协调方面，要求体现出更大程度的独立性。无论是门诊临床环境还是急诊室环境中的患者，他们都应当有能力独立地加以评估。PGY-5 等级要求住院医生能够通过利用信息技术，了解多种可选治疗方案的优点和缺点。住院医生应当能归纳总结大部分外科手术的操作步骤，了解其中每一步可能出现的并发症。他们应当只需极少的协助，就能完成（颅骨之类的）打开和闭合操作；在有助手帮助的条件下，还应当能完成几项较为复杂的操作步骤。住院医生应当能评估其患者的治疗结果，并相应地修正他们的医护实践。在具备较高独立性的基础上，住院医生应当体现人际交往与沟通方面的技巧，营造并保持伦理道德方面的一种牢固的医患关系。住院医生应当保持他们早些年担任住院实习医生时的那种职业素质。住院医生应当了解他们所提供的医护成本，努力实现更高的成本效益。PGY-5 学年则为住院医生提供机会，在单一付款人医疗系统之中工作。此外，住院医生还会有机会在某一系统之中工作，其中的患者医疗保健是由传统的保险公司和健康管理组织（HMO）管理的。

神经外科住院医生培训的最后一学年，是总住院医师培训年。总住院医师将独立地承担患者护理的职责，此外，他们还担负教学和行政管理方面的职责。由两名总住院医师交替负责临床服务部门的运行，并负责行政管理和教学职责。总住院医师应当是评估患者方面的专家，建立鉴别诊断的方案，并制订计划以确立诊断结论。总住院医师应当知晓接受评估的特定患者的多种可选治疗方案，并能评价各自的优缺点。

总住院医师应当有能力帮助初级的住院医生制订并实施患者的评估和管理计划，还应当能将手术治疗分解成各个相关的部分。他们应当有能力为特殊疾病的患者定制医疗方案，能独立完成手术的例行部分，并在有同行监督的情况下参与手术较为复杂的部分。总住院医师应当有能力并愿意帮助初级的住院医生掌握基本的神经外科技术并拟定手术治疗的方案。总住院医师应当在适当的时候体现能够对临床情形采用某种分析方法，并应用基本的和临床支持科学方面的知识。他们应当乐意调查初级住院医生的知识储备，帮助这些初级住院医生弥补不足之处。总住院医师应当在适当的时候体现其运用信息技术拓展自己的知识储备的能力和意愿。

总住院医师负责管理杜克临床服务部门。他们将在尊重杜克医疗体系和 ACGME（美国毕业后医学教育评鉴委员会）法规的前提下，安排住院医生的工作日程。他们将帮助监测住院医生的工作时数，同时还会安排假期和参加会议的时间。他们将帮助住院医生建立由住院医生发起的学习策略。总住院医师将成为职业素质的楷模，体现对别人的尊重，具有同情心，坚持原则，并能响应超出其自身利益的患者需求；同时，他们应当能体现对于具有不同文化、生活方式、职业、年龄、性别和身体伤残状况的患者的宽容心。

三、我国神经外科专科住院医师培训的发展方向

（一）我国神经外科住院医师培养的建议方案

目前国家卫计委公布的外科学—神经外科方向住院医师培养方案是由中华医学会神经外科分会前任主任委员、中国科学院院士赵继宗教授组织北京大学、清华大学、首都医科大学、解放军总医院等相关神经外科专家，在充分考虑国情及参照国际通行神经外科医师培训规范的基础上提出的。该培训办法计划一共培训时间为6年，分为2个阶段：第1～3年为神经外科住院医师培训阶段，第4～6年为神经外科专科医师培训阶段。

培训目标在于完成培训，通过考核后，能够成为一个能独立工作的全职神经外科医生。住院医师在完成该规范培训，并通过相关部门的准入考核之后，才能成为一名神经外科医师，可以选择在二级医院开始临床工作，或者继续在神经外科中心选择某一亚专业进行深造。无论如何，6年的规范化神经外科住院医师培训都能够和受训者打下坚实的神经外科基础，胜任在该领域高强度高挑战的工作。具体计划包括神经外科住院医师培训阶段和神经外科专科医师培训阶段：

1.神经外科住院医师培训阶段[3]

第1年：强调神经系统疾病的基本诊疗常识，外科基本手术技能操作、急诊患者救治，以及神经重症监护。为期12个月的神经外科基本诊疗学习，包括神经内科3个月（包括神经病理和神经放射）、神经外科门诊和急诊3个月（包括学习与患者沟通的技巧）、神经重症监护（NICU）或麻醉科3个月、其他外科专业3个月（自选，普通外科、骨科、周围神经外科、耳鼻喉科或整形外科）。

第 2 年：神经外科完整轮转 12 个月。作为低年神经外科医生，全面了解神经外科诊疗常识、神经系统查体、病史采集、神经外科疾病知识，手术适应证和禁忌证。掌握常用神经外科手术技术。对于有神经外科亚专业分组的医院，可重点轮转颅脑创伤和脑血管外科专业组，掌握各种类型颅脑创伤的急救以及各种类型脑卒中的外科治疗原则。

第 3 年：神经外科亚专业轮转 12 个月。对于有神经外科亚专业分组的医院，在第 2 年轮转颅脑创伤和脑血管外科专业组之后，可继续轮转颅脑肿瘤和脊柱脊髓疾病专业组，掌握一般浅表脑瘤的手术切除技术，以及简单的脊柱手术技术。

前 3 年第一阶段培训结束，通过考核后，合格者可进入第二阶段神经外科专科医师培训阶段。

2. 神经外科专科医师培训阶段

第 4 年：选择 1 ~ 2 个神经外科亚专业，作为高年住院医师，全面负责普通神经外科患者从门诊收治到手术以及术后管理的全过程。在第 4 年中大约 3 个月时间完成功能神经外科的专科轮转，内容包括癫痫外科、运动障碍病（帕金森病等）、疼痛的外科治疗、立体定向活检等。

第 5 年：神经外科亚专业强化训练。作为高年住院医师，独立完成一般神经外科疾病的手术操作，协助住院总医师完成复杂病例的手术。能够了解颅脑肿瘤、脑血管病、颅脑创伤等亚专业领域诊断治疗创新技术，例如各种类型颅脑肿瘤生物学特点、分子病理学分型等相关知识。

第 6 年：6 个月时间担任神经外科病房的住院总医师，完成手术操作累计工作量 100 台手术以上，同时负责病房日常管理，以及指导第一阶段（第 2 年和第 3 年）神经外科低年住院医师的临床工作。培训结束后能够独立处理神经外科常见疾病，例如各种类型颅脑创伤和脊髓损伤、幕上脑膜瘤、胶质瘤、垂体腺瘤、脑出血、海绵状血管畸形、脑积水、寰枕畸形、癫痫等。能够在高级专科医师指导下处理幕下肿瘤、脊髓肿瘤、复杂动脉瘤和脑血管畸形、脊柱内固定重建、脑动脉瘤、血管畸形以及癫痫外科和内镜手术等。另外 6 个月时间自选，可以脱离临床从事神经外科相关基础研究科研训练，也可以专门选择某一神经外科亚专业强化临床训练，或者参与临床相关的科研工作等。

完成"3+3"共 6 年的神经外科规范化培训后，参加全国性或者省市自治区的专科医师考核，合格者获颁神经外科专科医师培训证书（专科医师行医执照）。

该办法在学制方面，上连 5 年制本科医学院校毕业生，经过 3 年培训后能很快投入神经外科临床工作；下接专科医师培训，经过"3+3"一共 6 年的神经外科住院医师培训，成为初步具备独立完成常见神经外科手术能力的专科医师。并且本科毕业后前 3 年的第一阶段低年住院医师培训与临床专业型硕士研究生培养计划一致，第二阶段 3 年神经外科专科医师培训又与专业型博士研究生培养计划一致，因而能够与研究生教育很好对接，可以适应现阶段医学教育模式。

（二）我国建立神经外科住院医师培训制度几大问题

1. 我国神经外科专科医师培训的骨干师资问题

师资队伍的水平与规范程度直接影响着专科医师培训的质量。神经外科专科医师培训基地应当选拔职业道德高尚、临床经验丰富，具有带教能力和经验的临床医师作为带教师资，其数量应满足培训要求。应当从原则上制定相关准入条件，例如必须具备神经外科专业资质、每年参与教学轮转的最低月数、参与教学会议的最低次数、责任心（体现在教学讲座、直接辅导、常规评估受训人与项目、提供个人辅导等）、学术活动活跃度（体现在"同行评审文章"与"国际国内学术会议做专业性发言"）等方面。

带教师资应当严格按照住院医师规范化培训内容与标准的要求实施培训工作，认真负责地指导和教育培训对象，配合有关组织对师资水准进行定期定量考核。培训基地要将带教情况作为医师绩效考核的重要指标，对带教医师给予补贴，并从政策和规定上保障骨干教学医师的待遇问题，设立"竞争上岗"的良性激励机制，鼓励优秀临床医师参与教学。

2. 我国神经外科专科医师培训基地的认定问题

神经外科专科医师培训基地是承担神经外科住院医师规范化培训的医疗卫生机构。国务院卫生计生行政部门根据培训需求及各地的培训能力，统筹规划各地培训基地数量。要求培训基地必须具备一些基本条件，必须作为三级甲等医院，达到《住院医师规范化培训基地认定标准（试行）》要求，经所在地省级卫生计生行政部门组织临床专家、培训管理专家等认定合格后，方具备基地资格。根据培训内容需要，可将符合专业培训条件的其他三级医院、妇幼保健院和二级甲等医院及基层医疗卫生机构、专业公共卫生机构等作为协同单位，发挥其优势特色科室作用，形成培训基地网络。

有关神经外科专科医师培训基地问题，最关键就是要切实严格的基地认定。只有具备规范化条件的基地才能够保证规范化培养顺利实现，因此基地认定有利于规范医院制度，是一项抓好医院师资质量的系统工程；同时，基地资质的认定对医院的社会声誉、专业影响力亦具有重大意义，是医院证实自身实力的良好契机，也有利于院际良性竞争。

对神经外科专科医师培训基地及专业基地实行动态管理。培训基地、专业基地须定期向所在地省级卫生计生行政部门或其指定的行业组织、单位报告培训工作情况，接受检查指导，对达不到培训基地认定标准要求或培训质量难以保证的培训基地及专业基地，取消其基地资格。因此，培训基地必须高度重视并加强对神经外科专科医师规范化培训工作的领导，建立健全住院医师规范化培训协调领导机制，切实使住院医师规范化培训工作落到实处。

经资质认定合格的神经外科专科医师培训基地应当落实培训对象必要的学习、生活条件和有关人事薪酬待遇，做好对培训对象的管理工作；专业基地应当具备满足本专业和相关专业培训要求的师资队伍、诊疗规模、病种病例、病床规模、模拟教学设施等培训条件。

3. 如何在人才培养方面建立可持续发展的激励机制

激励机制是否能够符合各方面工作者的需求，是促进神经外科住院医师及专科医师培训的最大内在动力。合理的激励机制能够推动神经外科专科医师培训在各单位切实开展。我国既往的神经外科培训模式为"师徒"模式，个性化和随意性较强，培养水平受导师个人因素影响很大，各单位体系、标准不一，不利于人才流动和学术交流。为了促进我国神经外科专业医师的规范化培训，迫切需要建立统一的神经外科规范化培训基地和标准。受我国经济文化发展程度影响，这些培训基地可以在神经外科开展较好的省份先行建立，并切实落实，再逐步展开。而激励机制的好坏，决定了这些试点基地能否真正实施神经外科住院医师的培训，并使住院医师达到合格标准，取得阶段性的成绩。参考美国较为成熟的神经外科住院医师培训制度，其对于不同级别医师、不同年资医师在神经外科医师培训中的作用和角色有着不同的规定。例如对于学术性医学中心副教授以上人员的晋升标准，采用了以医学学术发展和教学工作量为主要参考的评价体系，而仅仅通过完成大量简单重复手术不能够在学术性医学中心获得更多的经济收入和晋升的加分；而对于住院医师的培训和晋升，则采用了以临床手术量和手术质量、临床工作量为主要指标的评价体系，并将工作信息（例如病历记录、手术记录）等真实记录在美国住院医师培训系统 ACGME 的官方登记系统上。这样的评价体系，体现了专业化培训的要求，内在减少了住院医师培训机会少的问题，同时能够促进了学术性医学中心引流学科发展的作用。我国目前学术性医学中心在学术发展能力方面尚有明显欠缺，尚无法完全达到发达国家神经外科学术中心所起的引领作用，但是建立这样一套神经外科从低年资医师到高年资医师分工合作的激励机制，将有助于我国神经外科人才培养体系的建立和完善，使首先建立的一批培训基地获得良好的效果，并逐步在更广的范围内开展。

4. 规范考试考核方法

由于神经外科患者多为急、难、险、重人员，不能像其他专业的患者那样作为学员的考核对象，所以目前的神经外科临床技能考核中其深度和难度难以达到要求，因此，有必要模拟教具和虚拟患者作为考试对象的考核模式。同时为避免考核中重理论、轻操作、回避"医患沟通"和"人文交流"的问题，建议采用标准化的"客观结构化考核"（Objective Structured Clinical Examination，OSCE）模式，并积极开展考官的培训。

四、总结

我国的住院医师培训由来已久，始于 20 世纪 20 年代初北京协和医学院实行的"24小时住院医师负责制和总住院医师负责制"。自 80 年代起，原卫生部从部分大学附属医院开始试点住院医师规范化培训工作，后试点范围逐步扩大，正式建立源于 1993 年原卫生部颁发的《临床住院医师规范化培训试行办法》。随后，1995 年颁发的《临床住院医师规范化培训大纲》，对于提高临床医师队伍素质、保障医疗质量起到了重要作用。限于以往经济社会发展水平及医学教育发展水平，一些地方的住院医师规范化培训工作顶层设计不够完善，培训工作缺乏必要的人事、财政等配套政策支撑，工作推进过程中还面临着不少困难和问题，主要表现为培训体系不健全，培训水平和规范程度不一，区域之间发展不平衡，城乡基层的医生普遍缺乏接受高水平住院医师规范化培训的机会等，因此规范我国专科医师培训体系势在必行。

2014 年 2 月 13 日，建立国家住院医师规范化培训制度工作会议在上海召开，这标志着我国住院医师规范化培训制度建设正式启动。要求各地加强组织领导、完善配套政策、加强基地建设、提高培训质量、加强督导检查、加大宣传力度，扎实稳妥推进住院医师规范化培训工作，确保到 2015 年，各省（区、市）全面启动住院医师规范化培训工作；到 2020 年，基本建立住院医师规范化培训制度，所有新进医疗岗位的本科及以上学历临床医师全部接受住院医师规范化培训，形成较为完善的政策体系和培训体系。值此历史机遇，我国的神经外科专科医师培训有望建立起一套科学完善的管理与执行体制，使全国各地新一代神经外科医师的临床诊疗水平和综合能力得到切实提高与保障，造福亿万人民群众。

—— 参考文献 ——

［1］ 宫剑. 试论小儿神经外科医师培养中需要注意的若干问题［J］. 科学中国人，2014，（14）：74-76.

［2］ 吴国瑞，赵宁辉. 美国神经外科住院医师培训制度简介——哈佛医学院／麻省总院纪行［J］. 医学与哲学，2013，34（2）：88-89.

［3］ 陆云涛，漆松涛，潘军，等. 中国神经外科住院医师培训现状调查和探析——中西方差异和国内 12 所医院联合分析［J］. 医学与哲学，2012，33（4）：21-23.

撰稿人：周定标　王任直

ABSTRACTS IN ENGLISH

Comprehensive Report

Advances in Neurosurgery

Neurosurgery, a branch of surgery, is a discipline of studying the pathogenesis of brain, spinal cord and peripheral nervous system diseases and exploring new diagnosis and treatment methods, with operations as the main treatment means. The scope of neurosurgery includes diseases such as congenital developmental abnormalities, injuries, infection, tumors, vascular diseases and genetic metabolic disorders.

I. Introduction

i. Century-old history of neurosurgery

With increasingly deep understanding of the physiology and function localization of the cerebral nerves, neurosurgery gradually became an independent clinical discipline. The early 20th century witnessed the birth of Classical Neurosurgery, which evolved into Microneurosurgery by 1950s and finally entered the present era of Minimally Invasive Neurosurgery.

1. Classical neurosurgery stage

In the late 19th century, many surgeons in Europe and America began to treat diseases such as intracranial tumors, encephalopyosis, epilepsy, and trigeminal neuralgia. In 1870, G Fritsch (1838-1897) and E Hitzig (1838-1907) proved the function localization of parietal lobe temporal cortex. Then, P E Flechsig (1847-1929) illustrated the function areas of the human brain for movement, sensation and vision with drawings. In 1919, American surgeon H Cushing (1869-1939) initiated the establishment of neurosurgery, which formed the classical neurosurgery stage till the 1950s. At that stage, brain and spinal cord nidi were identified according to imaging data of neurologic impairment, pneumoenaphalography and carotid artery angiography before operation. Craniocerebral operation searched for intracranial deep lesion (tumor) through large craniotomy, according to the head image of lobes. It was often necessary to remove cranial flaps or cut off lobes.

2. Microneurosurgery stage

From the 1950s to the late 20th century, neurosurgery gradually entered the microneurosurgery stage. Microsurgery technology oriented microinstruments which solved the problems that had baffled neurosurgical operations, including neurosurgery operation lighting, small surgery field and the unique hemostasis different from other surgical operations. Advanced study and training classes on microanatomy of the brain emerged. As a result, operative approaches through pterion to reaching lesion were found to reduce traction and damage of brain tissues, and the philosophy of nidus-oriented microneurosurgery was thus formed.

In the 1960s, international neurosurgery entered the era of microneurosurgery. In 1965, surgeon Zang Renhe (1928-2011) went to Xinjiang Medical College and established the Neurosurgery Department. In 1976, he performed the first extracranial-intracranial artery anastomosis in China. Subsequently, cerebrovascular anastomosis started the technology of microneurosurgery in China. Large diagnosis and operation devices like CT, MR and gamma knife were introduced, and philosophy of microneurosurgery was put into practice gradually. By the 1990s, microneurosurgery technology had basically been popularized throughout China.

3. Minimally invasive neurosurgery stage

In late 20th century, Positron Emission Tomography (PET), Functional Magnetic Resonance (fMR) and Magnetoencephalogram (MEG) could accurately identify cognitive function areas of the human brain, and laid the foundation for minimally invasive neurosurgery. Minimally invasive neurosurgery used an image guided neurosurgery system to identify the cognitive function areas of human brain and avoided damage to neurological function. In addition, operations were safer and more efficient with the aid of cerebral blood flow, neurophysiological monitoring and neuroendoscopy. The philosophy of neurosurgery reached a new level of protecting neurological functions.

Minimally Invasive Neurosurgery technology platform includes: ① Image guided neurosurgery;

② Keyhole approach; ③ Neuroendoscopy aided operations; ④ Endovascular intervention; ⑤ Stereotactic radiosurgery; ⑥ Molecular neurosurgery(technologies of neural stem cell and gene therapy etc.).

Minimally Invasive Neurosurgery, with the combined aid of multiple disciplines such as physiology, biology, psychology, physics, computer science and informatics, has become the platform for fundamental neurology research and clinical transformation of neurosurgery.

ii. Enlightenment of the century-old history of neurosurgery

1. Neurosurgery originates from findings of cerebral functions

The century-old history of neurosurgery is a development process driven by the findings of cerebral functions.

In 1861, French surgeon and neuropathist P.P. Broca (1824-1880) treated a patient who lost the linguistic function after a cerebral trauma and the lesion was on the inferior frontal gyrus. Broca defined this area as the motor speech center. 10 years later, C. Wernick (1824-1880) from France found that a patient with lesionsin the left cerebral hemisphere couldn't understand others' speech, so Wernick found the sensory speech center. In 1890, English surgeons V. Horsley (1857-1916) et al. electrostimulated the central area of the cerebral hemisphere of orangutans and then drew a diagram of limbs movement localization in the cerebral cortex. In 1909, German neurologist K. Brodmann (1868-1918) divided human cerebral cortex into 52 areas according to the cell structures of different areas in the cerebral cortex. Such division is still widely used. In 1931, Canadian neurosurgeon W.G. Penfied (1891-1976) used an electrostimulation method for cerebral cortex to study the temporal lobe functions, during a craniocerebral operation for an epilepsy patient. In 1950, Penfied jointly with T.B. Rasmussen (1910-2002) drew the cerebral cortex function localization maps for human body sensory and motor areas. In the first half of the 20th century, findings of cerebral functions laid a theoretical foundation for establishment of neurosurgery.

In the second half of the 20th century, cerebral functions imaging technology opened up a new path for exploring the human brain functions. Accordingly, live human brain function imaging emerged, including blood oxygenation level dependent Functional Magnetic Resonance Imaging (fMRI), Magnetic Resonance Spectroscopy (MRS), Positron Emission Tomography (PET), as well as Single Photon Emission Computer Tomography (SPECT). The form of images developed to images combining both the morphology and functions. By measuring and analyzing time-space characteristics of multiple activated brain areas during advanced brain activities, more new knowledge about human brain activities were acquired, and research on cerebral functions extended beyond the scope of neurophysiology or a single discipline.

2. Technological inventions drive the development of neurosurgery

Technological invention is another driver for the development of neurosurgery. The discovery and invention of X-ray, pneumoenaphalography, carotid angiograpathy, and electroencephalogram etc. became important diagnostic methods for brain and spinal cord diseases in the classical neurosurgery stage.

Magnetic resonance imaging technology invented in 1980 laid the theoretical foundation. It, together with CT invented by Housfield in 1967, became an epoch-making milestone in the medical world in the 20th century and made new contributions to the development of neurosurgery.

Driven by a series of brain cognitive discoveries and technological inventions, the century-old neurosurgery has made a giant leap from protecting brain anatomical structures to protecting brain functions. Without those scientific inventions and technology advances, there would be no neurosurgery of today.

iii. Development history of neurosurgery in China

1. Pre-liberation

In the 1930s, the Clinical surgery of Peking Union Medical College Hospital gradually formed seven specialized departments including General Surgery, Neurosurgery, Surgical Oncology and Thoracic Surgery. The Neurosurgery Department was managed by Associate Professor Guan Songtao (1896-1980). In 1930, after studying in America, he returned back to China and began to treat neurosurgery diseases. In 1934, Surgeon Zhao Yicheng (1908-1974) started his career in the Surgical Department of Peking Union Medical College Hospital after graduated from the college. Because of his excellent achievements, he was sent to Canada to study neurosurgery with Penfield in 1938. Then, he returned home right before the Pacific War and work with Surgeon Guan Songtao. The Peking Union Medical College Hospital, with the neurosurgery team under the lead of Surgeon Guan Songtao, in cooperation with the neurology team led by physicians Xu Yingkui and Wei Yuling, became a powerful technology force in North China.

In 1939, Feng Chuanyi (1918-2009) was admitted by Peking Union Medical College. In 1952, he successfully carried out the first case of epencephalon astrocytoma resection. According to the data available, Peking Union Medical College Hospital had carried out 50 craniocerebral and spinal cord operations in twenty years before liberation. They had published 16 articles on

Chinese Medical Journal.

In 1928, Zhang Tonghe (1902-1966) graduated from the Union Medical College. After returning home from America in 1947, he performed brain trauma surgical operations in the Medical College of Northwest University, and became one of the founders of neurosurgery in China. Along with Zhang Charlie (1895-1970), Shen Kefei (1898-1972) and Qiu Fazu (1914-2008) are pioneers of neurosurgery in China.

2. Post-liberation

After the founding of The People's Republic of China, China Ministry of Public Health made two decisions: ① Youthful doctors would be sent to former Soviet Union to study neurosurgery since 1951. ② Tianjin General Hospital of Tianjin Medical College would establish a Brain Department. They hosted "National First Refresher Class for Neurosurgery", which played an important role in the establishment of specialized neurosurgery in China. In April 1952, surgeons including Zhao Yicheng set up the Neurosurgery Department in Tianjin General Hospital. They also organized the first national refresher class for neurosurgery. In 1954, the Ministry of Health invited Arutyunov from Kiev Neurological Institute in the Soviet Union and Zhao Yicheng to organize a Chinese Neurosurgeon Class in Beijing Medical University Hospital. Students of this class included 6 from Beijing, named Chai Wanxing, Chen Bingheng, Bai Guangming, Zhao Yadu, Zhan Mingshu, Cai Zhentong, and 3 from Shanghai, named Jiang Dajie, Yang Detai, Yu Shaohua.

In August 1951, China sent the first batch of students to study in the former Soviet Union. Surgeon Tu Tongjin (1914-) studied neurosurgery. In 1956, he established the Neurosurgery Department in the Fourth Military Medical University.

On December 20, 1950, Shen Kefei and Shi Yuquan from Shanghai Zhongshan Hospital successfully performed the first right frontal gliomas resection after founding of the People's Republic of China. Under their promotion, Shanghai Medical University established a neurosurgery department, which is the first in China.

In the late 1950s, Beijing, Tianjin, Shanghai and the Liberation Army set up specialized neurosurgery department one after another, such as the establishment of the Beijing Neurosurgical Institute, Tianjin Neurology Institute, and Neurology Institute of Shanghai Medical University.

During the War to Resist America and Aid Korea, Duan Guosheng (1919-2012), Wang Zhongcheng (1925-2012), Shi Yuquan, Jiang Dajie, and Yang Detai arrived at the 18th Changchun

Municipal Military Hospital and the 35th Mudanjiang Army Hospital to treat wounded volunteers with head trauma sequelae. The team was led by Wu Yingkai (1910-2003), while the Neurosurgery Department was directed by Feng Chuanyi (1918-2009, Union Hospital), with Duan Guosheng from the General Hospital of Shenyang Military Region as the Deputy Director, and the doctors included Yin Zhaoyan (Union Hospital), Zhao Chongzhi (Shenyang) etc.

II. Contributions of societies to the disciplinary development

1. Chinese Neurosurgical Society

The Chinese Neurosurgical Society was set up in Beijing in 1986. For the first session, the Honorary Chair was Tu Tongjin, Honorary Advisor Feng Chuanyi, Chairman Wang Zhongcheng, Vice Chairmen Shi Yuquan, Xue Qingcheng and Duan Guosheng. There were 35 members. In 1983, they founded the Chinese Journal of Neurosurgery with Wang Zhongcheng as the Editor.

After the fourth session of Chinese Neurosurgical Society was established in 2004, neurosurgeons throughout China were unprecedentedly united. Their academics were improved increasingly, and they founded the first Committee for the Middle Aged and Youth Neurosurgeons. In September 2005, they published the List of Neurosurgeons throughout China, and the registration and certificate issuing work was done. In 2006, they set up seven neurosurgery academic groups and established the national neurosurgeons database. In September 2005, they published the List of Neurosurgeons throughout China. Currently, the list is being supplemented with new registrations. At present, there are 13,000 neurosurgeons on the list.

In 2006, the academic conference of Chinese Neurosurgical Society was changed from once every four years into once a year, and the number of surgeons attending this conference increased from over 700 into more than 2000 in Nanchang in 2009. In the Annual Conference of Chinese Neurosurgical Society, representatives attending the meeting were increasing year by year to over 5000 and more than one thousand theses were published. In 2010, the 24th Representative Assembly of the Chinese Neurosurgical Society evaluated Chinese Neurosurgical Society as "Advanced Academic Society". On June 16, 2011, Female Surgeons' Academic Group was set up in Nanchang and the First Female Surgeons' Workshop was held.

2. The Neurosurgery Branch of the Chinese Neuroscience Society

In 1995, Professional Neurosurgery Committee was founded with Zhou Liangfu as the Chairman. In 2007, it was changed into Fundamental and Clinical Neurosurgery Branch with Zhao Jizong as the Director. In the Sixth National Academic Conference and the Tenth Anniversary of the Chinese Neuroscience Society held in Chongqing in 2005, the Fundamental and Clinical Neurosurgery Branch hosted the Special Session for Neurosurgery. This has reinforced communication between fundamental research and clinical departments and provided an exchange opportunity for translational medicine. In 2011, Capital Medical University of China organized the "Summer Class for Translational Neuroscience Postgraduates" with over 100 postgraduates of neurosurgery from all over China. They highly praised courses like "Brain Cognition Science" by Academician Chen Lin and "Translational Neurosurgery" by Surgeon Zhao Jizong.

3. Entering World Federation of Neurosurgical Societies (WFNS)

In 1981, Wang Zhongcheng, Xue Qingcheng, Duan Guosheng, Huang Keqing and Yi Shengyu attended the World Federation of Neurological Societies (WFNS) Conference held in Munich, Germany. In 1982, the World Health Organization (WHO) designated Tiantan Hospital and Shanghai Huashan Hospital as the Research, Coordination and Training Center for Neurosciences.

In 2004, under the lead of Chinese Medical Association, Chinese Neurosurgical Society met with WFNS chairman Brochi and executive committee members (9 persons in total) in Beijing. They re-qualified Chinese Neurosurgical Society and Zhao Jizong and Zhou Liangfu acted as WFNS executive committee members. At 2009 WFNS Congress, Zhao Jizong was elected member of the Nominating Committee. In 2012, Zhou Dingbiao was appointed Constitution and Bylaws member of WFNS. In 2011, Zhao Jizong wrote an article to introduce neurosurgery in China, which was published on NEUROSURGERY.

4. International communication

On October 9th, 2012, the Academic Symposium between the Chinese Neurosurgical Society and Walter E. Dandy Neurosurgical Society was held in China (Hangzhou) for the first time. Surgeon Zhao Jizong received the honorary award by the American Walter E.Dandy Neurosurgical Society.

From June 22 to 24, 2007, the Seventh Asian Congress of Neurological Surgeons was held in Beijing. Over 800 representatives participated in it, more than 390 among whom came from over 30 Asian countries. In August 2009, China sent 200 neurosurgeons to attend the XIV (Boston) World Congress of Neurological Surgery. China was the country that had sent the most representatives to attend the congress. They had contributed 134 articles, 40 congress reports and 16 invited speeches.

The Chinese Neurosurgical Society had built a friendly tie with German and Korean

Neurosurgery Societies. On November 12-14, 2007, the Seventh International Congress of Minimally Invasive Neurosurgery (MIN) was held in Suzhou and more than 400 expertsin the minimally invasive neurosurgery field. On November 13, 2008, the Second Asian Workshop on Nerve Regeneration was held together with Hong Kong Surgical Association.

Zhao Jizong was invited by WFNS to participate in the continuing education project of WFNS to teach in Moscow and Jordan. He also wrote an essay *The Status Quo of Neurosurgery in China*, which introduced the neurosurgery achievements made and the cultivation of youth neurosurgeons in China (Neurosurgery62: 516-520, 2008), to increase international understanding. From 1999 to 2014, he published theses increasingly.

The Chinese Neurosurgical Society became the editorial unit of seven international specialized journals, including Neurosurgery, Neurosurgical Review, Child Nervous System and Surgical Neurology. In addition, the society cooperated with Surgical Neurology to publish two special Chinese issues. In 2014, the State Administration of Press, Publication, Radio, Film and Television of the People's Republic of China approved the English version of Chinese Neurosurgical Journal. The Editor in Chief is Zhao Jizong and it will be published in 2015.

5. Compiling neurosurgery diagnosis guide and technical operation specifications

In 2007, *Clinical Diagnosis and Treatment Guide – Neurosurgery* and *Clinical Technical Operation Specification - – Neurosurgery* compiled by the Chinese Neurosurgical Society were published by the People's Medical Publishing House and the People's Military Medical Press. In 2013, The *Diagnosis and TreatmentGuide for Neurosurgical Diseases* was re-published. In 2007, promotion class for the "*Diagnosis and Treatment Guide*" and the "*Operation Specification*" was successively held in Qingdao, Kunming, Yan'an etc for 10 times, which had attracted more than 2000 neurosurgeons in total to participate in.

6. Cultivation of specialized doctors

Training of specialized neurosurgeons in China is different from that of European countries and America. On December 3, 2013, standardized training for resident doctors of neurosurgery as a secondary discipline was proposed and the "*Standardized Training for Resident Doctors of Neurosurgery*" was submitted. The training period would be 6 years and would be divided into 2 stages. Stage one: from the first year to the third year was the training stage for resident doctors of neurosurgery; Stage two: from the fourth year to the sixth year was the training stage for specialized neurosurgeons. The goal of training was that after the doctors finished this training and passed the assessment, they would be able to work independently as a professional neurosurgeon.

In 1976, the Chinese People's Liberation Army General Logistics Department organized experts to publish *Practical Neurosurgery*, which contained 1,400,000 characters. This was the first monograph about neurosurgery after the founding of the People's Republic of China.

In order to cultivate specialized surgeons and postgraduates, the teaching material *Neurosurgery* was published and it was revised for the 3rd time in 2014.

7. Membership certification of specialized doctors

According to the spirit of the kickoff meeting of pilot membership accreditation of specialized doctors jointly held by National Medical Examination Center of the Ministry of Health and Chinese Medical Association, and the requirements of the project "Membership Accreditation of Specialized Doctors" undertaken by Chinese Medical Association and National Medical Examination Center on September 16, 2004, the Chinese Neurosurgical Society became one of the specialized societies for first pilot experiment, and carried out membership qualification and accreditation work for neurosurgeons in 2005. They established a committee of "Membership Accreditation of Specialized Doctors" consisting of 9 members, including Director Zhao Jizong, Zhou Liangfu, and Zhou Dingbiao.

In June 2004, Chinese Neurosurgical Society, for the pilot experiment, performedaccreditation of specialized doctors' qualification in Beijing for the first time. 87 candidates participated in the accreditation, and 81 passed accreditation and got the "Qualified Specialized Neurosurgeon" certificate.

8. Continuing education

In 2006, minimally invasive neurosurgery technology training and WFNS continuing education projects, gratuitous diagnosis and treatment, and demonstration operations were held in Guangxi, Kunming, Sichuan and Xinjiang, in which more than 3000 people participated. Chinese Neurosurgical Society in cooperation with Chinese Medical, Multimedia Press, invited 6 domestic experts to record and publish nationwide a CD *"Diagnosis and Treatment Guide and Technical Operation Specifications for Neurosurgical Diseases"*.

9. Popularization of science

Popular science readings *Brain injury Prevention and Treatment* and *Enter the "Headquarters of Human Body" and Face Cerebral Tumor with Ease* were published. Zhao JiZong also published scientific popular articles *What should you do if an intracranial aneurysm is found during your physical examination?* (Journal of Public Health, Issue 12, 2013, Page 40), *Intracranial aneurysm is not completely a time-bomb* (*Family Doctor* in *Life Times*, November 12, 2013, Issue 15). He introduced Parkinson, senile dementia and other diseases on health education programs on China Central Television and Beijing TV. In September 2014, Academician Zhao JiZong and other people went to Lhasa to perform gratuitous treatments and operations and distribute popular science readings aboutbrain injury, intracranial aneurysm etc.

10. Carrying out works entrusted by the government

In 2006 and 2007, the author participated in the discussion about cerebral operation for abstaining from drug abuse and curing mental diseases through operations to standardize operative indications and contraindications.

Since 2008, he revised "*Specification on national medical service prices*", "*Basic standards for setting up neurosurgery department in class III comprehensive hospitals*" and "*Clinic Approaches*". In addition, he participated in preparation and compilation of *the Clinical Practice Guidelines for Antineoplastic Drugs* (published on February 14, 2011) and Neurosurgery part of *National Antimicrobial Guide* (published in November, 2012).

In 2010, the pilot scoring standard for evaluation of neurosurgery among key national clinical specialties was developed, in 2011, 77 hospitals in China applied for evaluation of setting up key neurosurgery department.

III. Comparison of national and international neurosurgery development

i. 21-century minimally invasive neuroscience

Imaging guided minimally invasive neurosurgery started from the early 1990s. The minimally invasive neurosurgery technology platform composed of the brain anatomical localizing system and the brain function monitoring system has changed the mode of traditional craniocerebral operations.

The functional magnetic resonance imaging can quickly capture the changing process The technology platform composed of the brain anatomical localizing system and the brain function monitoring system applies the fundamental research results on neurosurgery to protect the brain functions during neurosurgery craniocerebral operations. With functional MR, conduction bundle DTI imaging, intraoperative B-mode ultrasound, angiography, electrophysiological monitor etc. in combination with the neuronavigation system, operation plan is made beforehand and operation is performed under the guide of intraoperative multi-modality medical imaging.

ii. Advances of minimally invasive neurosurgery in China

In March, 1996, Liu Chengji started publishing *Chinese Journal of Minimally Invasive Neurosurgery*, introducing the concept of minimally invasive neurosurgery into China. Since 2001, the Chinese Neurosurgical Society has promoted the technology and concept of minimally invasive neurosurgery and achieved outstanding clinical effects by holding minimal invasion and navigation training and demonstration operations.

In 2005, Beijing Tian Tan Hospital, Capital Medical University cooperated closely with the Cognition Center of Institute of Biophysics, Chinese Academy of Sciences, explored using the minimally invasive neurosurgery technological platform to apply the fundamental research results of brain cognition science to clinic practice effectively. FMRI images and the neuronavigation system were combined to provide basis for minimally invasive operations. In addition, operative approach was designed to protect the motor, language and basic visual functions as far as possible. In 2009, "*Fundamental research and clinic application of minimally invasive neurosurgery for brain cognitive function protection during craniocerebral operations*" and "*Develop new surgical technology to treat lesions in inaccessible brain areas*" by Zhou Liangfu were awarded the Seconded Prize for National Science and Technology Progress.

In 2009, Huashuan Hosptial, 301 Hospital and General Tianjing Hospital introduced intraoperative magnetic resonance successively. In the 21th century, minimally invasive neurosurgery in China has ranked among the world's most advanced level. In 2007, International Minimally Invasive Neurosurgery Congress was held successfully in Suzhou.

iii. Status quo of Neurosurgery in China

1. Basic conditions of neurosurgery in China

Currently, county level hospitals in China have set up independent neurosurgical wards and are equipped with CT and neurosurgical operation devices, some even have MRs,. Provincial level hospitals have the specialized neurosurgery department, so they are competent to diagnose and treat functional neurosurgery diseases. In 2011, the Ministry of Health organized accreditation, and 77 hospitals throughout China applied for qualification of key neurosurgery department. According to available statistics, there are more than 13,000 neurosurgeons in China.

Neurosurgeons have participated in rescue and treatment during various emergencies and natural disasters, such as in the 2008 Olympic Games and earthquakes.

On May 12, 2008, an Ms 8.0 earthquake struck Wenchuan in Sichuan Province, China. Chairman Zhao Jizong and the candidate chairman Zhou Dingbiao of the Chinese Neurosurgical Society, and doctors including You Chao from West China Medical University all went to the earthquake front-line to guide rescue and treatment of victims. They participated in compiling *Treatment of Earthquake Caused Traumatic Brain Injury* which was published by People's Medical Publishing House. On August 9, 2010, the neurosurgeons joined the medical team to rescue victims of the landslide broke loose above the town of Zhouqu, in Gansu. In 2011, they took part in the rescue of traffic accidents on a Shandong railway and the Ningbo-Wenzhou Railway.

Treatment of traumatic brain injury is the main clinic work of neurosurgery and county level hospitals in China are competent to treat traumatic brain injury.

Vascular neurosurgery. Treatment of cerebral hemorrhage has swept throughout China. During the Ninth Five-Year Plan, the state established a Chinese National Program for Science and Technology Development "Research on the neurosurgical treatment of giant intracranial aneurysm and giant cerebral arteriovenous malformations". We carried out craniotomy clipping surgical operation for cerebral aneurysm at the same time with foreign countries. During the Tenth Five-Year Plan, the state established a Chinese National Program for Science and Technology Development "Promotion of Standardized Surgical Treatment Technology for Cerebral Apoplexy", and during the Eleventh Five-Year Plan, it supported the project "Research on Comprehensive Surgical Treatment Technology System for Cerebral Apoplexy", carried out multi-center, single-blind, controlled clinical trials in the neurosurgery department of 135 hospitals in 30 provinces and autonomous regions throughout China. Zhao Jizong reported "*Surgical Treatment of 2464 Cases of Hypertensive Cerebral Hemorrhage*" at the American Association of Neurological Surgeon Congress in May 2009, which won the International Thesis Abstract Award. During the Eleventh Five-Year Plan, efforts were made to explore early discovery of moyamoya disease,. In 2006, Surgeon Zhou Dingbiao won the second place of Army Medical Achievement Award for his "Diagnosis and related fundamental research of carotid artery atherosclerotic stenosis". In recent 10 years, endovascular intervention of dural arteriovenous fistula, dissecting aneurysm, cartid-cavernous fistula, cerebrovascular malformation etc. has been popularized in China.

Class 3A hospitals in China are capable of performing various cerebral tumor operations and trans sphenoidalneuroendoscopeoperation treatment of pituitary adenoma. In 2013, Tiantan Hospital, in cooperation with the institute of Microbiology, Chinese Academy of Sciences, launched "Research on the targeting immunotherapy with heat shock protein gp96 for glioblastoma multiforme".

Neurosurgery of neurological functions. Neuromodulation technology with DBS as the representative is now the most active area internationally at present. Tiantan Hospital, in cooperation with Tsinghua University, has developed the domestic brain pacemaker. In 2012, it was awarded "State Laboratory for Neuromodulation Technology".

Neurosurgery of the spinal cord and the spinal column. Most patients with spine diseases in China are treated in the department of orthopaedics. In recent years, neurosurgery department uses neuroendoscopy technology to carry out operations for spine diseases. Small bone-flap decompression of posterior fossa plus cisterna magna reconstruction with autograft fascia have achieved satisfactory clinical effects and reached internationally leading level.

2. Existing problems of Chinese neurosurgery

Original innovative and prospective clinical research is insufficient. Most clinical research is a retrospective summary about the Chinese cases on the basis of introducing devices and technologies from foreign countries. They are not good at discovering clinical research issues. Though we have rich clinical resources of neurologic diseases, we lack the right of speech in international neurosurgery field.

The development of neurosurgery is out of balance while comparing the coastal regions and the western regions. The main problem lies in lack of specialized neurosurgical talents, leading to a gap of medical levels.

Guidelines and consensus of neurosurgery in China still lack the philosophy and approach of evidence-based medicine, and the promotion of the guidelines of neurosurgery treatment needs to be furthered.

IV. Development trend and outlook of neurosurgery

i. New opportunity for the development of neurosurgery – research on brain science

The development history of neurosurgery indicates that the development of neurosurgery depends on the progress of fundamental sciences, brain cognition discovery and technology advances, and brain science will become the source power driving the progress of neurosurgery.

Human brain is one of the most complicated systems in the Nature. Brain-machine interface and intelligent human-machine interaction and other technologies have opened up a new frontier domain for neurosurgery. In 2013, America and EU launched projects "Brain Research through Advancing Innovative Neurotechnologies (BRAIN)" and "Human Brain Project (HBP)" successively. The BRAIN project is the most challenging program following the International Human Genome Project. Brain research in China is also in active preparation, which will become a new opportunity for the development of neurosurgery.

The neurosurgery in China has made great achievements in the following research areas: relation between the blood supply and the cerebral function topology; artificial nerve network; effect of amentia related protein CDKL15 during the development of excitatory synapse; equipotential projection of corpus callosum; neuronal microcircuits and information transformation system; the biological mechanism for drosophila melanogaster to recognize other species of drosophila; the pathogenetic mechanism of huntington's disease; the pathogenetic mechanism of IL-17-induced experimental auto-immune encephalomyelitis; the effect of calmodulin kinase βCaMK Ⅱ on the development of core depression symptoms; origin of depressive neurons of the cerebral cortex; and the cascade amplification mechanism for quick visual processing under synchronized brain conditions.

In the past decades, brain research had made great progress; however, due to the complexity of the brain structure and functions, limitations of research methods and the inaccessibility of the brain, brain research still faces great challenges. Development and treatment of serious brain diseases, and provides an indispensable technology platform for multidisciplinary collaboration research and translational medicine as well as brings a new opportunity for the development of neurosurgery.

ii. The inevitable course of neurosurgery development – translational medicine

China has made some internationally leading level of achievements in areas like the molecular mechanism of neurons development, visual perceptual mechanisms, new spongiocyte functions, plasticity of nerve and mentality diseases-related circuits, including the learning-memory circuit, resting-state brain imaging, DBS technology and brain-machine interface. Translation of these achievements to neurosurgery will bring to theworld 5 new research fields as follows.

(1) Large-scale, standardized research on sequences and hereditary information about serious diseases in China, resources database and ips cell repository, providing new strategies for early diagnosis and intervention of brain diseases.

(2) For brain imaging atlas of childhood brain development disorders and degenerative disease of the elderly,carry out research on new live human brain imaging technology and imaging markers

of serious brain diseases.

(3) Development and research of big data of brain injury, providing information for national sectors and public services.

(4) Building 3D models for cerebrovascular diseases and brain tumors using the 3D printing technology.

(5) Research on brain-machine interfaces, which will open up a new path for recovery of patients with strokes, spine and limb nerve injuries, amyotrophic lateral sclerosis (ALS) and other neuromuscular degradation diseases.

iii. Quest for new innovative development systems of neurosurgery

1. Innovative clinical neurosurgical system

China has the largest population and most patients with nervous system diseases in the world, but there are few high-level research achievements. This is because the current clinical neurosurgery setup is contrary to the scientific principle, fundamental research is seriously out of sync with clinical practice and a consensus on how to practice translational research is not reached.

Neurosurgery includes two parts - the fundamental and clinical parts. These two parts are closely linked and mutually facilitative. However, current clinical neurosurgery is divided into neurology, neurosurgery, psychiatry, neuroimaging and neurological rehabilitation departments and one brain disease is diagnosed and treated in different departments. The boundaries among medical disciplines like neurology, neurosurgery and psychiatry shall be blurred to connect focuses in different specialized fields. Discover and refine clinical issues for joint participation and cooperative research, carry out research on compound cerebrovascular disease, glioma, pharmacological dependence, nerve repairing, Alzheimer's, Parkinson's, translational medicine research on the minimally conscious state of vegetables and diseases like schizophrenia, drive the development of neurosurgery through innovation of clinical neurosurgery and bring the neurosurgery in China to a internationally excellent level.

Innovatively establish 5 clinical neurosurgery centers:

Based on departments for emergency treatment, surgery, orthopedics, physiotherapy rehabilitation, integrate neurotrauma emergency and rehabilitation centers.

Based on epilepsy, Parkinson's, alzheimer's disease, neurodegenerative diseases, integrate functional neurology, neurosurgery, neuropsychology and psychiatry departments to form a neurological dysfunction diseases center.

Utilize the Hybrid OR of multi-modality imaging technology to integrate craniotomy, endovascular interventional therapy of cerebrovascular diseases and intensive care, facilitate the cooperation with cardiovascular medicine and cardiovascular surgery departments and realize "simultaneous treatment of brain and heart".

Based on an integrated treatment of neurology, physical and neurosurgery, radiotherapy, and chemotherapy, establish common neural tumor centers for gliomas.

Set up somnipathy centers based on respiratory, otology, neurology, psychology and cognition disciplines.

2. China National Clinical Research Center for Neurological Diseases

China National Clinical Research Center for Neurological Diseases provides an opportunity for the innovative development of clinical neurosciences (neurology and neurosurgery). In January, 2014, the China Clinical Research Center for Neurological Diseases was set up in Beijing Tiantan Hospital. The China National Clinical Research Center for Neurological Diseases will establish a core and network unit covering the whole China so as to provide a solid foundation for research on the early diagnosis and early intervention of serious brain diseases and provide system and mechanism guarantee for the translation of major scientific research achievements.

In conclusion, we shall seize the opportunity of brain research, explore innovative neurosurgery systems, take the structure and functional analysis on brain health related sensorimotor, emotion and learning-memory neuronal circuits as the basis; prioritize the establishing of neurosurgery research data platform, the developing of new neurosurgery technologies and the pathogenesis study of serious brain diseases; carry out cross-disciplinary, cross-departments and multi-disciplinary systematic research, and open up a new situation for the development of neurosurgery in China.

Written by Zhao Jizong

Reports on Special Topics

Advances in Traumatic Neurosurgery

The establishment of Chinese traumatic brain injury data bank and predictor model of prognosis of TBI is essential to learn the current status of TBI in China, which are helpful to instruct how to treat TBI in the future. The issue of Consensus or Guidelines of management for TBI is basic for Chinese neurosurgeons to treat TBI patients scientifically and correctly. The monitoring techniques for severe TBI are extremely important for management of severe TBI in NICU. The arousal of long-term coma is difficulty and still no marked progress.

Written by Jiang Jiyao

Advances in Cerebrovascular Surgery

With the high incidence of cerebrovascular diseases and the rapid progresses in managing these pathologies in China, great strides have been made in our understanding of the management of cerebrovascular diseases in the past five years. In this chapter, we will summarize the improvement in surgical management and endovascular therapy for cerebrovascular diseases. This chapter includes four parts: ① Intracerebral hemorrhage is one of the most common and challenging diseases in neurosurgery, which accounts for 25%-55% of stroke in Asia and is one of the main causes of mortality and morbidity in China. A lot of researches have been carried out and substantial research findings have been obtained with focuses on surgical treatment and increased intracranial pressure. ② Intracranial aneurysm（IA）. IA is a disease that causes severe damage to people's health. IA occurs in about 4%~6% of the healthy population. Although great progresses have been made in the last 10 years, the overall mortality in the patient population of IA is still as high as 40% to 50%. ③ Cerebral arteriovenous malformations（AVMs）. The risk factors, biology and hemodynamics of AVMs were reviewed. Potential advances in patient selection, surgical technique, and post-operative neuro-rehabilitation and quantitative assessments, will be demonstrated. ④ Endovascular therapy. Following only thirty years of accumulations, as a new-rising branch of neurosurgery, endovascular neurosurgery sprang up during the past five years. ⑤ Moyamoya. disease: Popularize the operative technology of drive the medical development of moyamoya disease.

Written by Wang Shuo

Advances in Brain Tumor Surgery

The increase of prevalence of central nervous system tumors have been witnessed these years. Located in special regions such as brain, this kind of tumors usually lead to high morbidity and mortality, thus drawing much attentions. This article categorizes tumors based on malignancy and reviews latest progress on malignant glioma, intracranial lymphoma as well as benign pituitary tumor, acoustic neuroma and meningioma. Comparing various reports, we summarize the status in our country and put forward future directions.

Written by Mao Ying

Advances in Functional Neurosurgery

At present, China has made considerable progress at functional neurosurgery, some of the diagnostics and treatment have approached or reached the international advanced level. A variety of advanced diagnostic techniques such as Multimodal MRI, PET, SPECT, MEG have been progress rapidly, thus propel the development of the functional neurosurgery. Intraoperative wake technique, electrophysiological monitoring, cortical/subcortical electrical stimulation positioning, neuromodulation have been used in the treatment of epilepsy surgery. DBS has played an important role in the treatment of epilepsy, chronic pain, Parkinson disease, etc. The stimulator developed by our country has begun widely used in clinical treatment. To use surgery to abstain the drug addiction has been carried out in some hospitals. With the development of technology and the progression of functional neurosurgery, Psychosurgery gets more and more attention of neurosurgeons. In the future development of functional neurosurgery, Functional neurosurgeon must receive standardized professional training.

The domestic new technologies and products should narrow the gap with sophisticated technology of foreign products to reduce the cost of the treatment our patients received. By that way, the development of the functional neurosurgery could be further propelled.

Written by Zhang Jianguo

Advances in Spinal Surgery

Spinal surgery is a typical cross-disciplinary subject, including bony structures of the spine and central nervous system in the spinal cord.

With the development of minimally invasive surgery, the current range of domestic neurosurgery involving spinal cord disease diagnosis and treatment has been expanded from spinal vascular malformations, spinal deformity to spinal cord injury, spinal degenerative disease, spinal infection, and spinal nerve diseases.

Some minimally invasive surgical techniques like the endoscopic spine surgery has been well carried out and got great promotion. At the same time some large general hospitals have set up the spinal cord or spinal neurosurgical subspecialty treatment centers. These centers give full play to the advantages of neurosurgery fine operation with the anatomy and function of neural tissue protection philosophy, and neural microsurgery technique and fixation techniques.

In spinal biomechanics, there are a large number of biomechanical simulation experiments on cadaver spinal surgery. Test on the stability of the spine after surgery in order to further understand the clinical surgical spinal stability and relationship helped the treatment of spinal surgery. Domestic neurosurgeon should give full play to their strengths, while learning the mechanics of spinal stability study from orthopedist in order to better serve the patients, as well as improve the level of treatment of spinal cord diseases.

Written by Zhang Jianning

Advances in Pediatric Neurosurgery and Geriatric Neurosurgery

Pediatric Neurosurgery is a discipline which mainly deals with diseases of the nervous system of children under 15 years old. Chinese Pediatric Neurosurgery has been developing rapidly in the past 10 years. Pediatric neurosurgery wards have been gradually established in major hospitals across the country. Levels of clinical diagnosis and treatment of pediatric neurosurgical diseases have been significantly improved. Academic exchanges in domestic and international level have been increasing. Special academic organizations have been set up. But the overall level of pediatric neurosurgery is still under-developed both compared to the adult neurosurgery, or the international level. Ongoing efforts still needed to improve the academic level, training of pediatric neurosurgeons and so on.

Geriatric neurosurgery is the discipline performing minimally invasive surgery to treat the elderly (aged 60 and over) neurosurgical (bain, spinal cord and peripheral nerves and accessories) patients. With the progress of the average human life expectancy and neuroimaging diagnostic techniques and therapeutic techniques, the proportion of elderly patients to receive the neurosurgical treatment is increasing. Currently the elderly neurosurgical department has not yet been truly independent, As the vast majority are of a general hospital neurosurgery subspecialty group, or VIP ward, elderly cancer, cerebrovascular disease and other forms affiliate department, only with the exception of some geriatric hospital. Due to the differences of economic in different region, different cultural levels of patients and doctors of medical technology, the diagnosis and treatment of neurosurgical patients in different regions of the elderly are of various levels. How to improve the quality of life of elderly patients in neurosurgery through multidisciplinary collaboration platform, while accurately weigh the priorities of the disease, careful preoperative evaluation performed, and make a reasonable choice of treatment strategies to improve the quality of life of elderly patients in neurosurgery in the future is a serious problem.

Written by Ma Jie

Advances in Minimally Invasive Neurosurgery

With the advent of several new imaging and surgical techniques in the late 20th century, neurosurgery entered the era of minimally invasive neurosurgery. At the same time, neurosurgery in China also established the platform of minimally invasive neurosurgery. The protection of anatomy was upgrading to the protection of brain function, which achieved the international advanced level.

Minimally invasive neurosurgery philosophy is to protect and restore nerve function in patients with minimal invasive operation. Minimally invasive neurosurgery is characterized by minimal invasion, intelligent and closed, thus enabling the operation safer and more effective. Minimally invasive neurosurgery technology platform includes: ① Image-guided neurosurgery, such as neuronavigation, multi-modal image guided surgery operation and compound operation. ② Neuromodulation and treatment technology, which refers the use of implantable and non-implantable technology, relying on electrical or chemical means to improve the quality of human life. ③ Neuroendoscopy assisted surgery, because of its surgical wide viewing angle, high illumination intensity, etc., the microscope has become an important tool for neurosurgery.

④ Stereotactic radiosurgery surgery, such as Intensity Modulated Radiation Therapy（IMRT）, photon radiation therapy, stereotactic radiosurgery robot, and concurrent chemoradiotherapy technologies.

Written by Zhou Dingbiao

New Technique in Neurosurgery

With the rapid development of computers and internet, neurosurgery and the emerging information industry has a growing number of intersection. Information industrial revolution brings unprecedentedly change and development opportunities to neurosurgery.

① Big data. In the era of big data, methods of data processing and analytical studies provides important development opportunities and some possible solutions to neurosurgical diseases and the development of neuroscience. The application of the analysis of big data to find the correlation between prognosis and treatment are of great importance to the treatment of neurosurgical diseases. ② BCI. BCI refers to the exchange of information and establishment of neural control channel between the brain and the external environment, the central nervous system and the direct interaction between devices in vivo or in vitro. It is useful to motor function restoration, and neuropsychiatric disorders treatment. ③ 3D printing. 3D printing technology is based on the biological model-based three-dimensional design, software and CNC forming discrete layered approach, using the method of forming 3D printing biological materials, particularly materials such as methods cell. It's great for the reconstruction of nerve tissue and the establishment of local networks of the brain and brings new hope to the treatment of certain brain diseases.

As various new technologies are emerging in neurosurgery, we should narrow the gap with advanced countries to control our own core technology in the application of new technologies. Meanwhile, enhancing the original innovation, so that the new technology could be used to serve the development of neurosurgery development better.

Written by Zhang Jianmin

Neurosurgery in Brain Project

In recent years, a series of important achievements in basic research in Department of Neurosurgery, effectively promoted the development of Department of Neurosurgery clinical diagnosis technology. This paper summarizes the latest progress of brain network, central nerve injury and regeneration, gene regulation, neural and molecular targeted therapy and biological basic research in the field of 3D printing in neurosurgery, and its prospects to promote the development of neurosurgery.

Written by Xu Ruxiang

Neurosurgeon Training

As our vast country has varying economic, cultural and health development, the training of neurosurgery specialist is also very uneven. For the identifying and safeguarding of the resident standardizedtraining from the national level, *The Guidance for the Residency Standardized Training System* was drafted in 2013. The establishment of strict standards for admittance is made by Neurosurgery Branch of the Chinese Doctor Association. That creates incentives for sustainable development in terms of doctors training. However, in the specialist standardized training program developed by provinces and autonomous regions, all professional residency training program in the surgical system is 3 years, of which about 1.5 years in general surgery rotation, the truly involving rotation time of neurosurgery is often less than six months. Such neurosurgery residency at a later stage is not available in the department of neurosurgery of clinical competence. It requires at least 3-5 more years of neurosurgery clinical practice in order to meet the basic needs of neurosurgery clinical work criterion. That makes students have to extend the training period; the growth slowed down, which is a serious impediment to the training and growth, also exacerbated the shortage of professionals. The above planning process is still in the process of being implemented. Future specifications may improve this situation. So that a new generation of neurosurgeons' comprehensive ability could be effectively improved and thus protect the benefit of millions of people.

Written by Wang Renzhi

索 引

1p19q　57

3D 打印　14，50，99，117，120，131

AMIGO　15，37，111

BD2K 计划　118

Broca　4

CENTER-TBI　25，26

CGGA 数据库　57

Chiari 畸形　13，96

CLEAR III 研究　29

CT 血管成像　49

DBS　13，75-79，87，90-93，115

GABA　80，87

IDH1 突变　57

IDH2　57

Meige 综合征　76，78

MGMT　57-59

microRNA　22

MISTIE III 研究　29

PCNSL　59，60，71

PPM1D　58

SAMMPRIS 研究　46，52

TCGA 数据库　57，58

TERT　58

TERT 启动子　58

Vim　76，77

Willis 环　52

B

边缘系统　81，82，90，91

C

苍白球内侧部　76，77

抽动秽语综合征　76，78，90

垂体腺瘤　6，13，55，62-66，111，144

磁共振频谱技术　5

D

大数据　58，117，118，122-125

蛋白质组学　53，123

癫痫外科　73-75，87，91，92，144

电生理　21，33，66-69，86，91，96，99，
　100

电阻抗技术　21

动脉瘤　11-13，30-37，39-41，111

多模态图像引导手术 111

F

放射外科 4，36，49，61，67，109，112–115

分裂性情感障碍 90

分子遗传学 53，65

复杂颅内动脉瘤 12，31，40，41

G

功能磁共振 4，11，22，36，49，74，109

功能区重构 49

功能神经外科学 73

光子放射治疗 112，114

光子放射治疗仪 112

国际神经外科联盟 8

H

海马硬化 73，78

核团毁损手术 75

亨廷顿舞蹈病 75

寰枢椎脱位 96，97

唤醒脑手术 56，59，72

J

机器人立体定向放射 114

基因治疗 4，13，71，128，129

急性颅脑创伤患者预测模型 19

棘波 74

脊髓背根入髓区 85，86

脊髓电刺激 85，86

脊髓电刺激技术 79

脊髓脊柱神经外科学 95

脊髓网状结构 79

脊柱脊髓外伤 100，101

脊柱生物力学 97–100，102

胶质瘤 6，13，55–62，110，129，137

胶质母细胞瘤 13，55

经典神经外科学 3

精神外科 82，90–93

精准医学 14，16

颈动脉内膜切除术 129

颈动脉狭窄 44，45，129

颈动脉造影术 3

颈椎退行性疾病 97

痉挛性斜颈 76，78

K

扣带回 74，82，85，87–90

L

老年神经外科 104，106，107

立体定向手术 74，81–83，90，93

颅底创伤 24

颅颈交界区畸形 96

颅脑创伤 19–22，24–26，104，134，144

颅脑肿瘤外科学 55

颅内外血管重建手术 52

颅内压监测 20，21

颅内置入电极 EEG 73

颅咽管瘤 68，69，112

M

迷走神经电刺激 74，79

迷走神经电刺激术 74

N

难治性癫痫 73，75，78，119

脑出血 12，28–30，47，115，144

脑磁图 4，14，56，74，93，109

脑动静脉畸形　12，33，36，41，42

脑功能成像技术　5

脑机接口　14，117-120，125

脑计划　14，127

脑科学　13，15，92，127，136

脑立体定向毁损性手术　74

脑淋巴瘤　55，59，60

脑膜瘤　55，60-62，68，69

脑皮层电刺激　75，80

脑深部电刺激　13，75-78，92，114

脑网络　117，121，122，127-131

脑网络重构　128，131

脑心同治　15

脑研究计划　14，92

脑转移瘤　55，60，61

内镜神经外科　111

P

胼胝体切开术　74

Q

启动子甲基化　57-59

气脑造影术　3

强迫症　77，78，88-91

丘脑底核　76，77，87

丘脑腹中间内侧核　75-77

丘脑前核　76，78，91

球囊　32，40，45，50，52，129

球囊扩张术　129

全球颅脑创伤合作研究计划　25

R

人类基因组计划　14，57

S

三叉神经痛　3，5，80，85

社会医学模式　118

射波刀　61，109，112-114

神经导航　11，24，56，63，108-110，112，114

神经电生理监测　4，21，66，67，95，96，99，100

神经干细胞　4，128，130，131

神经联结组学　123，124

神经麻醉　36，49

神经调控技术　13，85，93，109

神经重症管理　23，25

生物3D打印　117，120，121，131

生物标志物监测　21

生殖细胞肿瘤　55，61

时间窗　12，36

手术戒毒　11，80-82，88，92

术中MRI　56，63，69，74，110，131

术中超声多普勒　56

术中荧光　33，49，56，72

数字减影血管造影术　31

双相情感障碍　90

T

糖尿病性外周神经病　86

体素分析的结构成像　74

听神经瘤　55，66-68

W

微创介入治疗　84

微创神经外科学　3，4，11，12，108

微骨窗入路　31，32，67

微骨窗手术入路　4，32

未破裂AVMs　37，50

未破裂动脉瘤　31

无进展生存期　56

无框架神经调控　109

X

细胞 3D 生物打印　121

显微神经外科学　3，4

小儿神经外科　7，104–106，137，139

血管母细胞瘤　70，71，99

血管内治疗　39–46，50

血管神经外科　12，28

Y

烟雾病　13，16，46–49，52，53

腰椎退行性疾病　98

吲哚菁绿荧光造影　12，31–33

影像引导神经外科学　4，108

影像引导手术室　15，37

诱发电位监测　21，33

语言功能重塑　57

原发性颅内淋巴瘤　59

Z

杂交手术室　15，36，37，49，50

长期昏迷催醒治疗　22

正常灌注压突破　12，36，37

正电子发射断层显像　110

植物状态　21，78，115

质子束　109，113

中国脑胶质瘤分子诊疗指南　59

中华医学会神经外科分会　7–10，12，20，
　25，105，143

中枢神经损伤　127，128，130

重度抑郁　79，90

周围神经电刺激　80

专科医师培训　10，133，136，143–147

转化医学　8，14，15，91

椎管内肿瘤　95，99

椎间盘镜手术　98

总生存期　56

组织工程技术　101

最小意识状态　78